医学統計学シリーズ
丹後俊郎＝編集
2

新版
統計モデル入門

丹後俊郎
［著］

朝倉書店

新版への序

　初版では，統計モデルの具体的な適用例の統計解析は，統計ソフトウェア S-Plus を利用させていただいた．当時から，統計ソフトウェアとしては，SAS, SPSS などがよく利用されていたものの，「統計学的思考を刺激する」という点では全く物足りなかった．それに対して，S-Plus は，筆者にとっては，データと会話しながら，統計モデルを芸術的な感覚で visual に創作できる便利なツール，であったからである．S-Plus は John Chambers らのグループが開発した S 言語 (Becker et al., 1988) を採用しているが，市販のソフトで有料である．ところが，最近では，同じ S 言語に基づく，無料でダウンロード

$$\text{http://www.R-project.org}$$

できる統計システム R (the R system for statistical computing) の利用が増加している．基本的な演算プログラムは同じであり，ほぼ同様の統計解析が可能であるが，当然ながら利用できる方法に違いもある．また，世界中の多くの統計学者が開発した統計モデルを用意に追加できる機能が備わっている点もその利用に拍車をかけている．そこで，新版では，適用例の統計解析に，S-Plus に加えて R でも利用できるように改訂を行った．

　一方で，コンピュータの発展とともに，新しい統計モデルが登場してきているが，初版に搭載した「統計モデル」と「応用事例（トピックス）」は，時の流れによって陳腐化するものではなく，いつの時代においても，現実の問題解決に必要で，かつ，さまざまなアイデアに溢れたものであると確信しているので，多少の表現の加筆訂正を行ったものの，大きな変更はない．ただ，臨床応用の実例の一つとして，第 8 章「加齢に伴って変化する基準範囲の推

定」を新しく加えた．これは，推定すべき未知の関数に滑らかさを仮定してデータ自身に語らせようとするノンパラメトリック回帰モデルの応用例であり，今後の重要なモデリングの方向性を示す事例と考えたからである．

初版と同様，本書の主要な目的は，「統計モデルの面白さ」，を具体的事例を通して解説すること，それと同時に，読者が「計算」できることを目指している．本書によって「統計モデル」の面白さを実感し，統計学に興味を覚える読者が少しでも増えれば幸いである．

2019年2月

丹後俊郎

S-Plus について

日本では，データの統計解析のためのソフトとして SAS, SPSS などが有名である．S-Plus にも他のソフトに優るとも劣らない統計解析機能が備わっているが，その特徴はなんといっても，統計手法・統計モデルを芸術的な感覚で visual に創作できる便利なツールといえることにある．問い合わせは下記へ．

（株）NTT 数理システム，S-PLUS 担当，Tel: (03)3358-6681

http://www.msi.co.jp/splus/info/index.html

序

　統計モデル（statistical model）は，見かけの変動を示すデータの中に埋没している本当の姿を把握する重要なツールであると考えることができる．ここ 20 年間の間に，実際の問題解決をめざしたさまざまな新しい統計モデルがコンピュータの進歩・普及とともに急速に進歩してきた．
　伝統的な最尤法は依然としてその応用範囲は広いが，個体差など考慮した変量モデルが普及するにつれて登場する制限付き最尤法，理論的な展開が困難な状況でも推測のバラツキを評価できる bootstrap，モデルの良さを評価するクロス・バリデーション・情報量規準，正規線形モデルをより広い確率分布に拡張した一般化線形モデル，パラメトリックな関数を指定することなく，データに語らせるノンパラメトリック回帰モデル，Gibbs sampling に基づく Markov chain Monte Carlo 法を利用した Bayesian モデル，個体毎にあるイベントの発生とその共変量を経時的に観測した回帰モデル (longitudinal data analysis) において個体内相関構造を特定する必要のない一般化推定方程式法，などコンピュータを駆使した新しい方法が続々と生まれてきている．
　本書の主要な目的は，「統計モデルの面白さ」，「統計モデルの基礎」，「代表的な方法の原理」を具体的事例を通して解説することにあるが，それと同時に，読者が「計算」できることを目指している．プロ野球選手でもまずヒットを打つことが自信につながるのと同じように，自分で「計算できる」ことがわかると自信と興味につながるからである．また，本書では，いくつかのトピックスを交えながら，上記の新しいモデルを紹介し，なぜこのような「モデル」が必要なのか，どのようなアイデアの下に誕生してきたのかなどについても入門的な解説を行う．ただ，longitudinal data analysis の統計モデルの詳細に関しては，その内容の豊富さ，他の章とのバランス，から残

念ながら本書では割愛した．

また，具体的事例の統計解析には S-Plus を利用させて頂いた．なにも筆者は S-Plus の広報担当ではないけれども，新しい方法論を創造するための試行錯誤の道具として，また，学会発表，論文発表用の図表を作成するためのソフトとしても S-Plus はまことに便利であるからである．欧米において，S-Plus を利用した研究論文・テキストが増加していることはその便利さを雄弁に物語っている．

本書はまた，ここ数年の慶應義塾大学理工学部での講義テキストをベースに再構成したものであり，大学の学部・大学院における統計モデル，応用統計学に関する授業でのテキストとして利用できるよう，例題，練習問題を適宜配備し，それなりの工夫を凝らしたつもりである．

本書によって「統計モデル」の面白さを実感し，統計学に興味を覚える読者が少しでも増えれば幸いである．

2000 年 1 月

丹後俊郎

目　次

1. トピックス I：新記録の誕生と競技水準の向上 ……………… 1
   1.1 考　え　方 ……………………………………… 1
   1.2 新記録の数の確率分布 ………………………………… 2
   　　練習問題 ……………………………………………… 3

2. トピックス II：病原性大腸菌 O-157 による集団食中毒 ……… 6
   2.1 は じ め に ……………………………………… 6
   2.2 データをみる目 ………………………………………… 7
   2.3 統 計 モ デ ル ………………………………………… 8
   2.4 尤度関数と最尤推定値 ………………………………… 8
   2.5 対 数 正 規 分 布 ……………………………………… 9
   2.6 最尤推定値は最小値？ ………………………………… 12
   2.7 適　用　例 ……………………………………… 13
   2.8 なぜ対数正規分布 ……………………………………… 16
   　　練習問題 ……………………………………………… 16

3. bootstrap——中央値の標準誤差を求める？ …………………… 18
   3.1 は じ め に ……………………………………… 19
   3.2 古典的な統計学的推測 ………………………………… 19
   3.3 bootstrap による推測 …………………………………… 20
   3.4 bootstrap 信頼区間 ……………………………………… 26
   　　3.4.1 パーセンタイル法 ……………………………… 27

	3.4.2	BC 法	27
	3.4.3	BC_a 法	28
	練習問題	....	32

4. モデルを比較する 35
- 4.1 はじめに 36
- 4.2 Mallows の C_p 規準 36
- 4.3 Akaike の AIC 規準 40
- 4.4 自由度調整重相関係数 44
- 4.5 よく見かける変数選択法 46
- 4.6 Allen の CV 規準 49
- 4.7 モデル選択の例 No.1 51
- 4.8 Hjorth の CMV 規準 54
- 4.9 モデル選択の例 No.2 56
-    練習問題 58

5. 測定誤差のある線形モデル──測定法の比較 61
- 5.1 誤　　差 62
- 5.2 正確度の評価の基本 63
- 5.3 測定法の比較 63
  - 5.3.1 線形回帰式と線形関係式 65
  - 5.3.2 bootstrap による推測 68
  - 5.3.3 繰り返し測定のある場合 70
-    練習問題 72

6. 一般化線形モデル (GLIM) 75
- 6.1 はじめに 75
- 6.2 GLIM の三つの特徴 77
- 6.3 最尤推定 79
- 6.4 モデルの適合度の評価 81

6.5	analysis of deviance	83
6.6	over-dispersion	84
6.7	回帰係数の解釈	86
6.8	適 用 例	88
	練習問題	91

7. ノンパラメトリック回帰モデル … 92
- 7.1 基本的アイデア … 93
- 7.2 局所重み付き平均——kernel smoother … 94
- 7.3 局所重み付き線形回帰——loess … 96
- 7.4 スプライン関数の利用——smoothing splines … 98
- 7.5 smoother のバラツキと smoothing パラメータ … 102
- 7.6 一般化加法モデル——GAM … 106
-     練習問題 … 111

8. トピックス III：加齢に伴って変化する基準範囲の推定 … 114
- 8.1 基 準 範 囲 … 115
- 8.2 健常者標本のサンプリング … 115
- 8.3 基準範囲の定義 … 116
- 8.4 基準範囲の古典的な推定方法 … 116
  - 8.4.1 正規分布を利用する方法 … 116
  - 8.4.2 ノンパラメトリック法 … 117
- 8.5 加齢に伴って変化する基準範囲 … 117
  - 8.5.1 ノンパラメトリック分散安定化変換モデル … 119
  - 8.5.2 基準範囲推定のための $\hat{g}(y)$ の外挿の必要性 … 121
  - 8.5.3 血清アルカリ・フォスファターゼのデータへの適用 … 121
  - 8.5.4 その他のデータへの適用例 … 125

9. イベント発生までの時間の長さに関するモデル … 127
- 9.1 生存時間の確率分布 … 129

- 9.2 生存関数の推定 ································· 131
  - 9.2.1 パラメトリック法 ························· 132
  - 9.2.2 ノンパラメトリック法 ····················· 134
- 9.3 比例ハザード回帰モデル ························ 139
  - 9.3.1 パラメトリックモデル ····················· 141
  - 9.3.2 Cox のモデル——セミパラメトリックモデル ···· 143
  - 9.3.3 log-rank 検定 ····························· 146

10. Bayes 推測 ······································ 153
- 10.1 frequentist——伝統的統計学 ···················· 153
- 10.2 Bayesian ···································· 154
- 10.3 無情報事前分布 ······························ 155
- 10.4 事後分布 ···································· 157
- 10.5 階層的条件付き独立モデル ···················· 158
- 10.6 応用例 ······································ 162
- 練習問題 ·· 166

11. Markov 連鎖モンテカルロ法 ····················· 168
- 11.1 期待値の計算 ································ 168
- 11.2 Markov 連鎖 ································· 169
- 11.3 Metropolis–Hastings アルゴリズム ············· 172
- 11.4 2種類の sampler ····························· 174
- 11.5 収束診断 ···································· 178
- 11.6 single-component MH 法 ······················ 179
- 11.7 Gibbs sampling ······························ 182

12. トピックス IV：多施設共同臨床試験における施設間差 ······ 194
- 12.1 治療効果のモデル ···························· 195
- 12.2 balanced data での推測 ······················ 203
  - 12.2.1 分散分析 (ANOVA) 法 ····················· 205

    12.2.2　最尤 (ML) 法 ……………………………… 205
    12.2.3　制限付き最尤 (REML) 法 ……………………… 207
  12.3　unbalanced data での推測の留意点 ………………… 209
  12.4　解　析　例 …………………………………………… 210
    練習問題 ……………………………………………………… 213

13. トピックス V：疾病地図と疾病集積性 …………………… 215
  13.1　は じ め に …………………………………………… 215
  13.2　問 題 の 所 在 ………………………………………… 216
  13.3　年齢調整でも不十分 …………………………………… 218
  13.4　Bayesian approach …………………………………… 222
    13.4.1　empirical Bayes ………………………………… 222
    13.4.2　Bayesian hierarchical model ………………… 226
  13.5　疾病の集積性 …………………………………………… 227
    練習問題 ……………………………………………………… 234

付録 A：最 尤 推 定 …………………………………………… 235
  A.1　尤度に基づくモデル …………………………………… 235
  A.2　漸近的に同等な三つの検定統計量 ……………………… 237
  A.3　信 頼 区 間 ……………………………………………… 239
  A.4　デ ル タ 法 ……………………………………………… 240

付録 B：R, S-Plus プログラム他 …………………………… 241

文　　献 ………………………………………………………… 253

索　　引 ………………………………………………………… 257

1

トピックスⅠ：
新記録の誕生と競技水準の向上

　世界大会，オリンピックなどで，多くの競技種目の記録が年々「新記録」で塗り変えられているが，これは選手・競技の水準が向上している結果なのであろうか？　水準に向上が全くなくとも，何年かすると必ず更新される，すなわち「新記録」が生まれることも確かのように思われる．

　そこで，ここでは，最近のスポーツの世界での新記録のデータから，本当に競技水準が向上していると言えるのかどうか？を統計学的に検討してみよう！

1.1　考　え　方

　まず，ある競技種目に関する毎年の最高記録を考える．その記録が初めてとられた年を時点1としよう．もちろん，最初の年の最高記録は新記録であ

表 1.1　1975 年から 1985 年までの陸上競技における新記録の数

新記録の数	男子	女子
2	400 m，三段跳び	
3	100 m	1500 m
4	円盤投げ	200 m，800 m
5	200 m，800 m，1500 m，10000 m，砲丸投げ，やり投げ	100 m，砲丸投げ
6	マラソン，走り幅跳び，ハンマー投げ	走り幅跳び，円盤投げ
7	5000 m	400 m，走り高跳び
8	走り高跳び，棒高跳び	マラソン
9		やり投げ

る．そこで，次の帰無仮説を考えよう:

帰無仮説 H_0:競技の水準に変化がなく，各年の最高記録が同じ分布に従う

この帰無仮説の下では，k 年目の最高記録が新記録となる確率は $1/k$ となる．なぜなら，$1, 2, \ldots, k$ 年目のそれぞれの最高記録は同じ確率分布に従うのであるから，どれが最大になるかはすべて，等確率であるからである．この現象を記述するために，次の確率変数 X_k を導入しよう．

$$X_k = \begin{cases} 1, & k\text{ 年目の記録が新記録である} \\ 0, & k\text{ 年目の記録が新記録でない} \end{cases}$$

これらは，互いに独立で，

$$\Pr\{X_k = 1\} = 1/k \tag{1.1}$$

$$\Pr\{X_k = 0\} = (k-1)/k \tag{1.2}$$

であり，それらの期待値と分散はそれぞれ，

$$E(X_k) = 1 \cdot \frac{1}{k} + 0 \cdot \left(1 - \frac{1}{k}\right) = \frac{1}{k} \tag{1.3}$$

$$\begin{aligned}
\mathrm{Var}(X_k) &= E(X_k - E(X_k))^2 \\
&= E(X_k^2) - (E(X_k))^2 \\
&= E(X_k) - (E(X_k))^2 \\
&= \frac{1}{k} - \frac{1}{k^2}
\end{aligned} \tag{1.4}$$

1.2 新記録の数の確率分布

さて，以上の準備より，n 年間の新記録の数 S_n は

$$S_n = X_1 + X_2 + \cdots + X_n \tag{1.5}$$

であるから，その期待値と分散が

$$E(S_n) = \sum_{k=1}^{n} E(X_k) = 1 + \frac{1}{2} + \cdots + \frac{1}{n} \tag{1.6}$$

$$\text{Var}(S_n) = \sum_{k=1}^{n} \text{Var}(X_k) = \sum_{k=1}^{n} \frac{1}{k} - \sum_{k=1}^{n} \frac{1}{k^2}$$
$$= E(S_n) - \left(1 + \frac{1}{2^2} + \cdots + \frac{1}{n^2}\right) \tag{1.7}$$

となる.

さて, S_n の確率分布は次のようにして求めることができる. いま,
$$p(r, n) = \Pr\{S_n = r\} \tag{1.8}$$
とおこう. $\{S_n = r\}$ という事象は
$$\{S_{n-1} = r - 1 \text{ かつ } X_n = 1\} \cup \{S_{n-1} = r \text{ かつ } X_n = 0\}$$
という二つの排反な事象の和として表現されるから
$$p(1, 1) = 1 \tag{1.9}$$
$$p(r, n) = \frac{1}{n} p(r-1, n-1) + \frac{n-1}{n} p(r, n-1), \tag{1.10}$$
$$r = 1, \ldots, n; n = 2, 3, \ldots$$
という関係が成立する. ただし,
$$p(0, n) = p(n+1, n) = 0, \quad n = 1, 2, \ldots \tag{1.11}$$
とする. ここで, $r = 1$ とすると,
$$p(1, n) = \frac{n-1}{n} p(1, n-1)$$
$$= \frac{n-1}{n} \frac{n-2}{n-1} p(1, n-2) = \cdots = \frac{1}{n} \tag{1.12}$$
が得られる. つまり, $p(1, n)$ は最初の年の記録が n 年間更新されない確率を表す. さて, これ以降は次の練習問題をやりながら考えてみよう.

練習問題

[問題 1.1] 次式を証明せよ.
$$p(2, n) = \frac{1}{n}\left(1 + \frac{1}{2} + \cdots + \frac{1}{n-1}\right), \quad n = 2, 3, \ldots \tag{1.13}$$

[問題 1.2] $p(r,n)$ を $\{p(r-1,j) : j = r-1, r, \ldots, n-1\}$ を利用して求めよ.

[問題 1.3] ある競技の記録はここ 25 年間更新されていない. この競技の水準に関しては向上がみられないと評価してよいか？ 有意水準 5% で検定せよ.

[問題 1.4] $p(r, 11)$, $r = 1, 2, \ldots, 11$ をコンピュータを利用して計算し，上側 5% の棄却限界点 (critical value)s^*

> **離散分布の上側 5% の棄却限界点 s^***
> $$\Pr\{S_n \geq s^*\} \leq 0.05$$
> $$\Pr\{S_n \geq s^* - 1\} > 0.05$$

を求めよ. その際, 作成したプログラムと出力も添付せよ. なお, プログラ

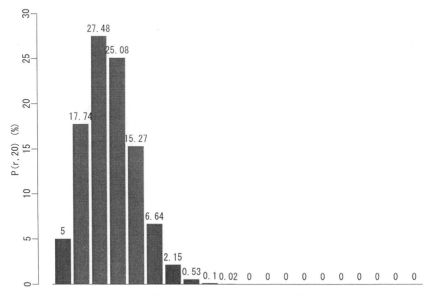

図 1.1 S-Plus で作成した $p(r, 20)$ の分布

ムチェックのために，図 1.1 に S-Plus で作成した $p(r, 20)$ の分布を示す．

[問題 **1.5**]　表 1.1 の，1975 年から 1985 年までの 11 年間に生まれた陸上競技の新記録の回数の成績に基づいて，競技水準の向上に関する解説を行え．

2

トピックス II：
病原性大腸菌 O-157 による集団食中毒

　表 2.1 は，平成 8 年 5 月岡山県邑久町の小学校で発生した O-157 による集団食中毒における発症日別度数分布である．感染源への曝露時点はいつと推定できるだろうか？

表 2.1　平成 8 年 5 月岡山県邑久町の小学校で発生した O-157:H7 による集団食中毒における発症日別度数分布 (市場，日本医事新報，No. 3785, 26–30, 1996)

	発症日	人数
5 月	24	6
	25	43
	26	56
	27	87
	28	60
	29	50
	30	16
	31	31
6 月	1	27
	2	11
	3	26
	4	5
計		418

2.1　はじめに

　平成 8 年，大阪で勃発した病原性大腸菌 O-157:H7 による食中毒の集団発生は食中毒の恐ろしさを再認識させるとともに，当時の管厚生大臣の「貝割れ大根が感染原因でないことが否定できない」旨の発言によるカイワレ・パ

ニックは食中毒の感染原因特定の重要性とその困難性を浮き彫りにした．一般に，集団食中毒の感染源の調査は，過去に食べた食品の細菌検査，症状の発現した人と発現しない人で比較する喫食調査などが実施される．しかし，事件が起きてから後ろ向きに行う調査であるだけに，時間が経過するにつれて，曝露時点と感染源の特定に必要な決め手となる食品に関するデータが入手困難となる．さらに，感度の低いといわれる細菌検査，大部分の人が同じ食事をとるという集団食中毒の性格から感染源を同定することは容易ではない．もっとも，感染源が体内に入ってから1日もたたないで症状が現れる食中毒では，感染菌の混入した食事を特定することは比較的容易である．

ところが，病原性大腸菌 O-157 の場合は潜伏期間が1週間以上にもなる厄介な代物なのである．1週間前に食べた食事の内容を明確に回答できる読者はどのくらいいるだろうか？　一般の関心と調査の目は食品のほうにばかり向けられるが，医療機関が中心となって実施する初発症状の問診調査に貴重な情報が隠されていることは意外と知られていない．それは「症状が発現し始めた時期」である．

2.2　データをみる目

具体例として表 2.1 のデータをみよう．これは平成8年5月に岡山県邑久町の小学校で発生した学校給食が感染源とみられる，O-157:H7 による集団食中毒事件の発症日の度数分布である．この食中毒事件では，脳症で児童2名が死亡している．この表をどうみるかが鍵となるが，このデータにはわれわれが知りたい未知の曝露時点からの症状発現までの潜伏期間の個人差に関する貴重な情報が入っている．感染しても，健康度，免疫力の違いから，外部の侵入者にすぐ負けて早々に発症する者もいれば，最初のうちは抵抗してその拡大を阻止していたが力尽きて発症する者，逆に侵入者が打ち負かされて発症しない強い者などさまざまである．この貴重なデータを上手に解析すれば曝露時点の候補をかなり絞りきれるかもしれない．

2.3 統計モデル

さて，この観察された潜伏期間の個人差の分布から，どのように O-157 に集団曝露した時点を特定するかが問題となるが，「潜伏期間の個人差」が 1) ある確率分布に従う確率変数であり，2) 表 2.1 がその実現値である発症日の分布である，という統計モデルを考えることができる．つまり，一斉に曝露した時点を γ，ある個人の発症日を X とすれば $X - \gamma (\geq 0)$ の分布に正値で定義される確率分布を適用するのである．そうすれば，問題は適用した確率分布が観察されたデータに最も適合するように，パラメータ（曝露時点 γ と確率分布がもっているパラメータ）を推定する統計学的推測に帰着する．

感染症の潜伏期間としては古くから対数正規分布 (log-normal distribution) が利用されているのでここでもそれを適用してみよう：

$$f(x;\gamma,\mu,\sigma^2) = \frac{1}{\sigma(x-\gamma)\sqrt{2\pi}} \exp\left[-\frac{1}{2}\left\{\frac{\ln(x-\gamma)-\mu}{\sigma}\right\}^2\right], \quad x > \gamma$$
$$= 0, \quad x \leq \gamma \qquad (2.1)$$

つまり，対数をとった $\ln(X - \gamma)$ が平均 μ，分散 σ^2 の正規分布に従うと仮定するのである．

2.4 尤度関数と最尤推定値

一般に確率変数 X の確率分布 $f(x;\boldsymbol{\theta})$ はパラメータ

$$\boldsymbol{\theta} = (\theta_1, \ldots, \theta_p) \qquad (2.2)$$

を固定した下での x の関数と考えたものである．この関係を逆にして，x にデータを入れて x を固定してパラメータ θ の関数と考えたものを尤度 (likelihood)，尤度関数とよび一般に $L(\boldsymbol{\theta})$ と表す．つまり，データに適合しているもっともらしさの度合いであり，この尤度が最大となるパラメータの値がデータに最も適合しているといえる．大きさ n の 1 組の独立な標本 $\boldsymbol{x} = (x_1, \ldots, x_n)$ が与えられる同時確率密度関数は

$$\prod_{i=1}^{n} f(x_i; \boldsymbol{\theta})$$

となるから，尤度関数は

$$L(\boldsymbol{\theta}) = \prod_{i=1}^{n} f(x_i; \boldsymbol{\theta}) \tag{2.3}$$

となる．この尤度関数を最大にするパラメータの値 $\hat{\boldsymbol{\theta}}$ は最尤推定量 (maximum likelihood estimator) とよばれ，一般に n が大きくなるにつれて最良の性質をもつ推定値であり実際問題の統計モデルによく登場する（付録 A 参照）．

最尤推定量を実際に求めるには，尤度関数を直接取り扱うことが面倒であるため，対数をとった対数尤度関数の最大値を考える．この対数尤度関数

$$l(\boldsymbol{\theta}) = \log L(\boldsymbol{\theta}) \tag{2.4}$$

が上に凸な滑らかな関数であることが多いことから次の連立偏微分方程式

$$\frac{\partial l(\boldsymbol{\theta})}{\partial \theta_1} = \cdots = \frac{\partial l(\boldsymbol{\theta})}{\partial \theta_p} = 0 \tag{2.5}$$

の解として求めるのが通常である．この連立方程式は一般には非線形方程式となる．非線形方程式を解くには Newton–Raphson 法を利用するのが一般的であるが....

2.5 対 数 正 規 分 布

まず，n 例の食中毒患者の症状の発生時点 $\{x_i, i = 1, \ldots, n\}$ のデータから計算される尤度関数は，一斉曝露で症状が独立に発生するという条件の下で

$$L(\gamma, \mu, \sigma^2) = \prod_{1}^{n} f(x_i; \gamma, \mu, \sigma^2)$$
$$= (2\pi\sigma^2)^{-n/2} \prod_{1}^{n} (x_i - \gamma)^{-1} \cdot \exp\left[-\frac{1}{2} \sum_{1}^{n} \left\{\frac{\ln(x_i - \gamma) - \mu}{\sigma}\right\}^2\right]$$

となる．三つのパラメータ (γ, μ, σ^2) の最尤推定量は，対数尤度関数の偏微分を計算して，連立方程式

$$\frac{\partial ll}{\partial \gamma} = \frac{\partial ll}{\partial \mu} = \frac{\partial ll}{\partial \sigma^2} = 0$$

の解として求めるのが通常であると述べたが，この非線形方程式には解が収束しないケースが少なくないという計算上の問題点が知られている (Cohen, 1988). そのためいろいろな工夫がされているが，ここでは，簡単でかつ収束問題のない線形探索法を利用して解を計算する方法を紹介する. まず，γ を所与とすると，(μ, σ^2) の最尤推定量は簡単に

$$\hat{\mu} = \hat{\mu}(\gamma) = \frac{1}{n}\sum_{1}^{n} \ln(x_i - \gamma) \tag{2.6}$$

$$\hat{\sigma}^2 = \hat{\sigma}^2(\gamma) = \frac{1}{n}\sum_{1}^{n}\{\ln(x_i - \gamma) - \hat{\mu}(\gamma)\}^2 \tag{2.7}$$

と計算できる. したがって，最大対数尤度は γ の関数として

$$l^{**}(\gamma) = -n(\hat{\mu}(\gamma) + \ln \hat{\sigma}(\gamma)) - \frac{n}{2}(1 + \log(2\pi)) \tag{2.8}$$

と計算できる. この最大対数尤度を γ のプロファイル対数尤度 (profile likelihood) とよぶ. つまり，このプロファイル対数尤度を最大にする $\hat{\gamma}$ が，求める最尤推定量であり，それは適当に用意した γ の数値列

$$\{\gamma_1 \leq \gamma_2 \leq \ldots \leq \gamma_M < \min x_i\}$$

に対応したプロファイル対数尤度 $l^{**}(\gamma_j), j = 1, \ldots, M$ を計算して最大値を探す一次元数値探索法で簡単に求められる.

さて，最尤推定量の次に，プロファイル対数尤度を利用した信頼区間の求め方について説明しよう. そのためには，まず，尤度比検定 (likelihood ratio test) を知る必要がある. そのために，次の仮説検定を考えよう.

$$H_0 : \gamma = \gamma_0, \quad H_1 : \gamma \neq \gamma_0$$

帰無仮説の下での最大尤度 $L^{**}(\gamma_0, \tilde{\mu}, \tilde{\sigma}^2 \mid H_0)$ と対立仮説の下での最大尤度 $L^{**}(\hat{\gamma}, \hat{\mu}, \hat{\sigma}^2 \mid H_1)$ の比を考える.

$$\lambda = \frac{L^{**}(\gamma_0, \tilde{\mu}, \tilde{\sigma}^2 \mid H_0)}{L^{**}(\hat{\gamma}, \hat{\mu}, \hat{\sigma}^2 \mid H_1)} \tag{2.9}$$

ここに，~ と ^ はそれぞれ帰無仮説，対立仮説の下での最尤推定量を示す記号である. 対立仮説の下では γ は γ_0 に縛られることなく自由に動き回れる

2.5 対数正規分布

ので，分母の尤度は分子のそれより小さくはならない．したがって，この尤度比は1以下であり，尤度比が1から遠ざかるにつれて帰無仮説の信憑性は小さくなる．この性質を利用した検定を尤度比検定とよび統計的検定の中で重要な位置を占めている．漸近的には

$$-2\log\lambda \sim \chi_1^2 \quad \text{分布} \tag{2.10}$$

なる性質を利用する．この χ^2 分布の自由度1は帰無仮説，対立仮説の下で自由に変化できるパラメータの数の差を意味する．いまの場合，帰無仮説での自由なパラメータ数は2，対立仮説の下では3であるからその差1が自由度となる．したがって，

$$-2l^{**}(\gamma_0) + 2l^{**}(\hat{\gamma}) \geq \chi_1^2(\alpha) \tag{2.11}$$

であれば，帰無仮説を棄却して対立仮説を採択する．ここに，$\chi_1^2(\alpha)$ は自由度1の χ^2 分布の上側 100α パーセンタイルである．

ところで，この検定の裏返しを考えよう．

$$-2l^{**}(\gamma_0) + 2l^{**}(\hat{\gamma}) \leq \chi_1^2(\alpha) \tag{2.12}$$

となる γ_0 の範囲は帰無仮説を棄却できない範囲であり，信頼区間と言い換えることができる．つまり，γ_0 を γ とおくと，γ の両側 $(1-\alpha)$ 水準の信頼区間が

$$\left\{ \gamma : l^{**}(\gamma) \geq l^{**}(\hat{\gamma}) - \frac{1}{2}\chi_1^2(\alpha) \right\} \tag{2.13}$$

として定義できるのである．この信頼区間をプロファイル対数尤度に基づく信頼区間 (profile likelihood based confidence interval) とよぶ．

なお，対数正規分布は一般に高値に裾を長く引く非対称な分布形状を示すが，観察されたデータによっては，正規分布のように対称性に近い分布を示すものも少なくない．このような場合には，式 (2.8) のプロファイル対数尤度関数が γ の単調減少関数となり $\hat{\gamma} \to -\infty$ となることがある．したがって，この場合には曝露日の推定はできないことに注意したい．正規分布の左側の裾が $-\infty$ へと伸びていることを考えれば，自然である．

2.6 最尤推定値は最小値？

ところで，データの最小値を $x_{(1)}$ とおくと

$$\lim_{\gamma \to x_{(1)}} L^{**}(\gamma) = +\infty \qquad (2.14)$$

となる．なぜなら $x_{(1)}$ に十分近い γ に対して

$$\hat{\sigma}^2(\gamma) \leq \frac{1}{n}\sum_{i=1}^{n} \ln^2(x_i - \gamma) \leq \ln^2(x_{(1)} - \gamma)$$

となるから，

$$L^{**}(\gamma) \geq |\ln(x_{(1)} - \gamma)|^{-n} \prod_{i=1}^{n}(x_i - \gamma)^{-1}$$
$$= H(x_{(1)} - \gamma)K(\gamma)$$

となる．ここで

$$H(x) = |\ln x|^{-n} x^{-1}, \quad K(\gamma) = \prod_{i=2}^{n}(x_i - \gamma)^{-1} < +\infty$$

である．ところが，$\lim_{x \to 0} H(x) = +\infty$ であるから式 (2.14) が成立するのである．つまり最尤推定値はデータの最小値となってしまう．しかし，後の事例でも示すように，通常の精度で計算するかぎり，式 (2.8) の最大値をとる $\hat{\gamma}$ を過ぎると尤度関数 $L^{**}(\gamma)$ は減少する．ところが，図 2.1 に $x = x_{(1)} - \gamma$ として $\log_{10} H(x)$ の挙動を $10^{-100} \leq x \leq 10^{-1}$, $n = 1(1)50$ の範囲で示したように驚くべき挙動を示すのである．小さい n を除けば，x が 0 に (γ が $x_{(1)}$ に) 近づくにつれて，$\log_{10}(x)$ も最初は減少して 0 に近づくが，ある点より減少から増加に転じ，徐々に増加し ∞ へと無限に増加するのである．したがって，式 (2.8) の最大値は極大値となってしまう．

この問題は，式 (2.1) の条件「$x > \gamma$」により，最尤推定量の正則条件のひとつ「データの範囲がパラメータに依存しないこと」を満たしていないことが原因である．したがって，式 (2.8) を常識的範囲で最大にする推定量 $\hat{\gamma}$ は厳密にいえば最尤推定量とはよべないものの，実際には十分有効であることが示され，実用的な意味での最尤推定量とよべるものである．つまり，正則条件を満足しない場合の最尤推定量 $x_{(1)}$ が実用上は正しくないことを示す

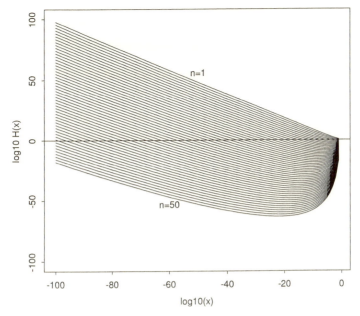

図 2.1 範囲 $10^{-100} \leq x \leq 10^{-1}$ and $n = 1(1)50$ での関数 $\log_{10} H(x) = \log_{10}\{|\ln x|^{-n} x^{-1}\}$ のプロット．x 軸のスケールは $\log_{10}(x)$

興味深い例の一つである (コンピュータシミュレーションで確認してみよ).

2.7 適 用 例

平成 8 年 5 月岡山県邑久町の小学校で発生した O-157 による集団食中毒における発症日別度数分布のデータ（表 2.1）に適用してみよう．

計算のため，4 月 30 日正午を原点 $x = 0$ としよう．例えば，5 月 24 日正午は $x = 24$，6 月 1 日は $x = 32$ である．実際の計算では，γ の数値列を

$$\gamma = \frac{j}{10}, \quad j = 190, 191, \ldots, 239$$

として小数点以下 1 桁の精度でプロファイル対数尤度 $l^{**}(\gamma)$ を S-Plus を利用して計算した結果を図 2.2 に示した（S-Plus または R のプログラムは付録 B.1 参照[*1]）．曝露時点の最尤推定値はプロファイル対数尤度が最大とな

[*1] この S-Plus，あるいは，R プログラムは http://www.medstat.jp/downloadspluscode.html からダウンロードできる．

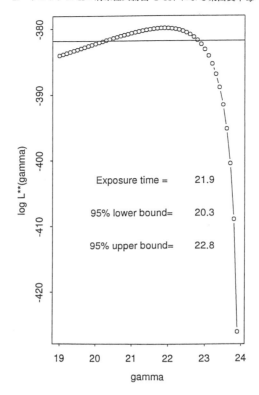

図 2.2 表 2.1 のデータのプロファイル対数尤度 $l^{**}(\gamma)$ と推定値

る γ の値で，$\hat{\gamma} = 21.9$，最大値は $l^{**}(21.9) = -379.93$ であった．すなわち，5 月 22 日の給食が最も疑われる．図 2.2 には x 軸に平行な線が描かれているが，これは

$$y = l^{**}(\hat{\gamma}) - \frac{1}{2}\chi_1^2(0.05) = -381.85$$

となる線である．式 (2.13) より，この水平線と $l^{**}(\gamma)$ との曲線との交点が 95%信頼限界を与える．このようにして求めた 95%信頼区間は $(20.3, 22.8)$ であった．つまり，確率 95%で曝露時点が 5 月 20 日から 5 月 23 日までの学校給食のいずれかであると推測できる．なお，学校給食の料理の調査からも曝露日として 5 月 22 日と 23 日が最も疑われるとしているが，原因食品の特定は難航していると報告している．

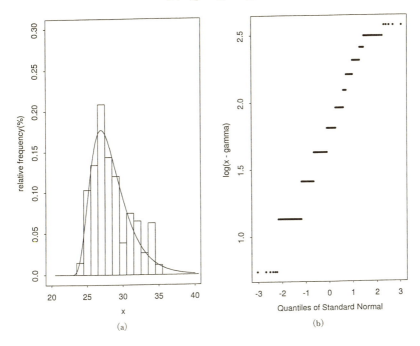

図 2.3 表 2.1 のデータについて (a) ヒストグラムと対数正規分布の推定値, (b) 対数正規性の良さをチェックするための $\log(x-\hat{\gamma})$ の正規プロット

さて,対数正規分布の適合度を視覚的に検討するために,
1) 発症日の相対度数分布の図上に推定された対数正規分布を重ね合わせた図を図 2.3(a),
2) 推定された潜伏期間の対数変換値, $\log(x-\hat{\gamma})$, の正規プロットを図 2.3(b),

にそれぞれ示した.図 2.3(a) の視覚的適合性と図 2.3(b) の点の並びのほぼ直線性により,対数正規分布への適合度はまずまずということになる.区間頻度データに基づいているので正規プロットの点が階段関数となっていることに注意したい.他のパラメータは $\hat{\mu}=1.79, \hat{\sigma}=0.41$ と推定された.これから潜伏期間の中央値は $\exp(\hat{\mu})=5.99, 95\%$ 点は $\exp(\hat{\mu}+1.645\hat{\sigma})=11.73$ と推定される.

2.8 なぜ対数正規分布

これまでは,対数正規分布を利用してO-157への曝露時点を追いつめてきたが,「病原性大腸菌O-157に,一斉に曝露することによって発生する集団食中毒の潜伏期間が対数正規分布に従うか?」という本質的な仮定の生物学的根拠は希薄である.動物実験モデルなどで確認されているわけではなく,O-157とは異なる他の感染症の流行事例の潜伏期間の分布をよく記述できたという経験を利用しただけである.したがって,対数正規分布の仮定の下では漸近的に最良の推定値を与える方法も,対数正規分布の仮定が正しくない場合には,推定された曝露日が非現実的なものとなることも十分予想されるので,対数正規分布の適合度を十分チェックする必要がある(本章で紹介した方法は明らかに,robustではない).もし対数正規分布の妥当性が強く疑われるケースでは,まず,収集されたデータの信頼性を再検討する必要がある.

練習問題

[問題 2.1] 表2.2に示す平成8年7月に石川県の中学校で発生した学校給食が感染源とみられる集団食中毒事件に適用してみよう.この原因菌はO-157:H7ではなくO-118:H2であった.使用するデータは初発症状の日別推移

表 2.2 平成8年7月石川県の中学校で発生したO-118:H2による集団食中毒における発症日別度数分布 (蓮井他,日本医事新報, No. 3788, 27–29, 1996)

発症日		人数
7月 10 (水)		1
11 (木)		2
12 (金)		15
13 (土)		22
14 (日)		17
15 (月)		10
16 (火)		2
17 (水)		5
21 (日)		1
22 (月)		1
計		76

2.8 なぜ対数正規分布

のデータである．

[問題 2.2]　過去の O-157 の食中毒事件簿より，曝露時点が判明した事例 K 件のデータから，対数正規分布を仮定して推定された

$$(n_k, \hat{\mu}_k, \hat{\sigma}_k), \quad k = 1, \ldots, K$$

のデータが利用可能である．このデータを利用すると，これから起きる O-157 の食中毒の曝露時点の推定にどのようなモデル化が可能か？

[問題 2.3]　式 (2.1) の対数正規分布について，

$$E(X) = \gamma + \exp(\mu)\omega^{1/2}$$
$$\mathrm{Var}(X) = \exp(2\mu)\omega(\omega - 1)$$
$$\alpha_3(X) = (\omega + 2)(\omega - 1)^{1/2}$$

を示せ．ここに，

$$\omega = \exp(\sigma^2)$$

である．

[問題 2.4]　最尤推定量 $\hat{\boldsymbol{\theta}} = (\hat{\gamma}, \hat{\mu}, \hat{\sigma})^t$ の漸近分散・共分散が次式で与えられることを示せ．

$$\mathrm{Var}(\hat{\theta}) \doteq \frac{\sigma^2}{n} \begin{pmatrix} AC^2 & -AC & \sigma AC \\ & 1 + A & -\sigma A \\ & & 1 + 2\sigma^2 A \end{pmatrix}$$

ここに，

$$A = \{\omega(1 + \sigma^2) - (1 + 2\sigma^2)\}^{-1} \quad \text{および} \quad C = \frac{\exp(\mu)}{\sqrt{\omega}}$$

である．

[問題 2.5]　本章では，発症時点を連続変数として扱ったが，実際には表 2.1，表 2.2 にもみられるように日単位のように区間頻度データであることが多い．区間頻度であることを積極的に利用するとどのようなモデル化が可能か？

[問題 2.6]　HIV に感染してから AIDS を発症するまでの潜伏期間に Weibull 分布がよく仮定される．表 2.1 の食中毒のデータについても，潜伏期間の分布に Weibull 分布

$$f(x; \gamma, \eta, c) = \frac{c}{\eta}\left(\frac{x - \gamma}{\eta}\right)^{c-1} \exp\left\{-\left(\frac{x - \gamma}{\eta}\right)^c\right\}, \quad x > \gamma$$
$$= 0, \quad \text{その他}$$

を仮定するとどうなるか？

3

bootstrap——中央値の標準誤差を求める？

「中央値の標準誤差？」と聞いて，はて？，と思う人は多いのではないだろうか？ 平均値の標準誤差 (standard error, SE) は，母分散を σ^2 とすれば無作為標本の背後の分布が何であれ，

$$\mathrm{SE}(\bar{X}) = \sqrt{\mathrm{Var}(\bar{X})} = \frac{\sigma}{\sqrt{n}} \tag{3.1}$$

で計算できるのに，中央値 $X_{0.5}$ の標準誤差は？ 一般の統計学のテキストではあまりなじみがないかもしれないが，もう少し数理に詳しいテキストを調べてみるとあるだろう．それは漸近的に

$$\mathrm{SE}(X_{0.5}) = \frac{1}{2f(X_{0.5})\sqrt{n}} \tag{3.2}$$

で与えられる．しかし，ここに $f(X_{0.5})$ は $x = X_{0.5}$ での密度関数 $f(x)$ の値であり確率分布 F が未知の場合には求められないのである．

表 3.1 ある疾患患者 11 人の血清酵素 GPT 値のデータ

No.	value	
1	16	
2	41	
3	57	
4	76	
5	124	
6	129	中央値
7	193	
8	215	
9	280	
10	363	
11	914	

3.1 はじめに

1979年にアメリカの数理統計学の雑誌 *Annals of Statistics* に,コンピュータ時代の到来にふさわしい新しい方法論 bootstrap method が Efron (1979) によって提案された.この方法はあるパラメータ推定における推定誤差,バイアスを表現する統計量をコンピュータ乱数を利用するだけで簡単に導ける方法論を示したものである.実に簡単な方法であるにもかかわらず,理論的には構築不可能な困難な問題に対してエレガントな解答を与えてくれるため,その研究はそれ以来数理統計学者の一大テーマとなり,さまざまな問題に拡張され今日の統計学の発展の中核をなす方法論にまで成長している (Efron and Tibshirani, 1993).

ここで,議論する問題は,未知の確率分布 F からの無作為標本から分布のあるパラメータ θ を推定量 $\hat{\theta}$ で推定する場合の

1) 推定誤差の大きさ
2) バイアスの大きさの推定,バイアスを修正した推定量の導出
3) 信頼区間の構成

に関するノンパラメトリック bootstrap の問題である.分布型を仮定した場合にはパラメトリック bootstrap という.ここでは,古典的な統計学的推測の形式と比較して bootstrap 推測の考え方を説明しよう.回帰モデルへの適用は第5章,第7章を参照のこと.

3.2 古典的な統計学的推測

まず,当たり前のことを記述しよう.$(x_1, \ldots, x_n)$ をある確率分布 $F(x)$ に従うサイズ n の独立な無作為標本の実現値としよう.θ を「標本の関数」

$$\hat{\theta} = \hat{\theta}(x_1, \ldots, x_n) \qquad (3.3)$$

として推定したいパラメータとする.期待値は当然

$$E_F(\hat{\theta}) = \int \ldots \int \hat{\theta}(x_1, \ldots, x_n) f(x_1) \ldots f(x_n) dx_1 \ldots dx_n \qquad (3.4)$$

となる．ここで E_F は分布 F で期待値を計算するという意味である．この推定量のバイアスは

$$\text{Bias}(\hat{\theta}) = E_F(\hat{\theta} - \theta) \tag{3.5}$$

である．すべての θ に対して $E_F(\hat{\theta} - \theta) = 0$ のとき推定量 $\hat{\theta}$ は不偏であるという．また，その分散は

$$\text{Var}(\hat{\theta}) = E_F\{(\hat{\theta} - E_F(\hat{\theta}))^2\} \tag{3.6}$$

であり，標準誤差 $\text{SE}(\hat{\theta})$ はその平方根である．さて，パラメータの推定量の性質，例えば，その分布，期待値，分散などは未知の分布 F の関数で定義されている．つまり

$$\theta = g(F) \tag{3.7}$$

したがって，F が未知である以上これらの統計量を古典的な推測では正確に計算することはまず不可能である．多くの古典的な統計学的推測では，指数型分布族に含まれる一つの分布型を仮定し，未知のパラメータに依存しない統計量を構成することでこの問題を回避してきたともいえる．例えば，$F(x; \mu, \sigma^2)$ が平均 μ，分散 σ^2 の正規分布であるとき，

$$T = \frac{\bar{X} - \mu}{S/\sqrt{n}}$$

が (μ, σ^2) の値にかかわらず自由度 $n-1$ の t 分布することはよく知られている．また，$(n-1)S^2/\sigma^2$ が σ^2 の値にかかわらず自由度 $n-1$ の χ^2 分布をすることも．これらの性質を利用して μ, σ^2 それぞれの信頼区間が構成されてきたのである．また，標本サイズ n が大きくなるにつれて正規分布へ収束するという，便利な中心極限定理 (central limit theorem) を利用してさまざまな推定量の漸近分布を導いてきたのであるが，その適用には多くの限界がある．

3.3 bootstrap による推測

さて，(ノンパラメトリック) bootstrap 法の原点は経験分布関数である．分布関数 F 自身は経験分布関数

3.3 bootstrap による推測

$$F_n(x) = \frac{\#\{x_i \leq x\}}{n} = \begin{cases} 0, & x < x_{(1)} \\ j/n, & x_{(j)} \leq x < x_{(j+1)}, \quad j < n \\ 1, & x_{(n)} \leq x \end{cases} \quad (3.8)$$

により推定できることはよく知られている．つまり，未知の分布関数 $F(x)$ から観察された標本 $(x_1, \ldots, x_n)$ を基にして

$$(x_1, \ldots, x_n) \overset{\text{random}}{\sim} F(x) \quad (3.9)$$

というフレームを経験分布関数 $F_n(x)$

$$(x_1^*, \ldots, x_n^*) \overset{\text{random}}{\sim} F_n(x) \quad (3.10)$$

に置き換えて推測する．つまり，式 (3.9) で定義される「現実の世界」が式 (3.10) で定義される「bootstrap の世界」で simulate できるというのが bootstrap 法の基本的アイデアである．ここで

$$(x_1^*, \ldots, x_n^*)$$

を bootstrap sample という．したがって，式 (3.7) で与えられたパラメータの定義は

$$\tilde{\theta} = g(F_n) \quad (3.11)$$

に置き換えられる．標本 $(x_1, \ldots, x_n)$ が得られている下では $F_n(x), \tilde{\theta}$ は既知，つまり，bootstrap の世界での母集団パラメータに相当する．分布 F_n に従うサイズ n の bootstrap sample とは，標本 $(x_1, \ldots, x_n)$ の中から重複を許した無作為抽出 (with replacement) を独立に n 回繰り返すことによって得られる標本を意味するので，コンピュータ乱数を利用すればきわめて簡単に実現できる．つまり，$\tilde{\theta}$ の推定が

$$\hat{\theta}^* = \hat{\theta}(x_1^*, \ldots, x_n^*) \quad (3.12)$$

とできることになる．この操作 bootstrap simulation を繰り返せば，

$$\text{Bias}^* = E^*(\hat{\theta}^*) - \tilde{\theta} \quad (3.13)$$

$$\text{Var}^*(\hat{\theta}^*)$$

$$\text{Pr}^*\{\hat{\theta}^* - \tilde{\theta} \leq t\}$$

などの推定量の近似値が簡単に得られる．実はこれらの値が

$$\text{Bias} = E(\hat{\theta}) - \theta$$

$$\mathrm{Var}(\hat{\theta})$$

$$\mathrm{Pr}\{\hat{\theta} - \theta \leq t\}$$

を simulate している点が重要である．ここで bootstrap simulation の繰り返し数を B とすると

$$E^*(\hat{\theta}^*) \Longleftarrow \sum_{i=1}^{B} \frac{\hat{\theta}_i^*}{B} \tag{3.14}$$

$$\mathrm{Var}^*(\hat{\theta}^*) \Longleftarrow \sum_{i=1}^{B} \frac{(\hat{\theta}_i^* - \hat{\mu}^*)^2}{B-1} \tag{3.15}$$

で推定できる．たとえば，バイアス Bias* が大きければ，バイアスが

$$\hat{\mathrm{Bias}}^* = \hat{E}^*(\hat{\theta}^*) - \tilde{\theta}$$

で推定できるから，バイアス修正推定値が

$$\hat{\theta}_c = \hat{\theta} - \hat{\mathrm{Bias}}^* = \hat{\theta} + \tilde{\theta} - \hat{E}^*(\hat{\theta}^*) \tag{3.16}$$

で定義できる．もちろん Bias* が十分に正確に推定できる程度の大きさの繰り返し数 B が必要である．興味深いことは Bias* がいま手元にある一つの標本だけから定義された経験分布関数の関数として構成できる点である．このような性質は古典的な統計学的推測では考えもしなかった新しい発見ではないだろうか？

もちろん，このような性質を利用できるのは，ある条件の下で次の性質（概収束）

$$\mathrm{Pr}^*\{\sqrt{n}(\hat{\theta}^* - \tilde{\theta}) \leq t\} - \mathrm{Pr}\{\sqrt{n}(\hat{\theta} - \theta) \leq t\} \xrightarrow{\mathrm{a.s.}} 0, \quad n \to \infty \tag{3.17}$$

を満たす推定量 $\hat{\theta}$ でなければならない．さらに，中央値については

$$\sqrt{n}(\hat{\theta}^* - \hat{\theta}) \xrightarrow{\mathrm{d}} N\left(0, \frac{1}{4f^2(\theta)}\right), \quad n \to \infty \tag{3.18}$$

という法則収束が成立する．式 (3.2) とどこか似ているであろうか？

[例題 3.1] 表 3.1 のデータにおける中央値 θ について

1) 標準誤差
2) バイアス
3) バイアス修正推定値

を bootstrap 法で計算してみよう．

[解答] まず，実世界では，通常の推定値

$$\hat{\theta} = x_{(6)} = 129 \qquad (3.19)$$

を利用しよう．経験分布関数からは中央値の定義から

$$\tilde{\theta} = x_{(6)} = 129 \qquad (3.20)$$

が導かれる．この場合は $\hat{\theta} = \tilde{\theta}$ となった．実際には，同じ推定量が利用されることは少なくないが，異なった（間違った）推定量が利用されることもある．しかし，bootstrap 法では後でみるようにそれはあまり問題ではない．

いま，一つの bootstrap sample をコンピュータ乱数で抽出してみると

$$41, 41, 57, 124, 193, 215, 215, 215, 280, 280, 363$$

となった．式 (3.19) より

$$\hat{\theta}^* = x_{(6)}^* = 215$$

と推定される．$B = 100$ とした bootstrap simulation を S-Plus で行った一つの結果は次に示すとおりである．

平均 　　　　　　　　　$E^*(\hat{\theta}^*) = 152.7$
標準偏差 　　　　　　　$\sqrt{\mathrm{Var}(\hat{\theta}^*)} = 54.8$
バイアス 　　　　　　　$\mathrm{Bias}^* = 23.8$
バイアス修正推定値 　　$\theta_c = 129 - 23.8 = 105.23$

S-Plus または R の program：表 3.2

```
g ← rep(0,nb) # nb is a value of B
x ← c(16,41,57,76,124,129,193,215,280,363,914)
med ← x[6]
for (i in 1:nb){
y ← sort(sample(x,replace=T))
g[i] ← y[6] }
gmean ← mean(g) ; gsd ← sqrt(var( g ))
gbias ←gmean-med ; gmod ← med-gbias
```

繰り返し数を $B = 200, 500, 1000, 2000$ と増加させていったときの結果を表 3.2 に示した．1000 を越えるとそれぞれの推定量がほぼ一定の値に収束していることがわかる．表 3.2 には $B = \infty$ とした，つまり，理論的な計算（例題 3.2）の結果も示した．理論値にほぼ近い結果が得られているだろう．

次に，bootstrap の面白さを味わっていただくために，平均値で中央値を推定しようとするとどうなるかをみてみよう．この場合，式 (3.19) が

$$\hat{\theta} = \bar{x} = 218.91$$

となる．つまり

$$\hat{\theta}^* = \bar{x}^* = \sum_{k=1}^{n} \frac{x_k^*}{n}$$

と変更される．$B = 100$ の結果は

平均	$E^*(\hat{\theta}^*) = 228.4$
標準偏差	$\sqrt{\mathrm{Var}(\hat{\theta}^*)} = 77.6$
バイアス	$\mathrm{Bias}^* = 99.4$
バイアス修正推定値	$\theta_c = 218.9 - 99.4 = 119.5$

となる．表 3.3 には繰り返し数を $B = 200, 500, 1000, 2000$ と増加させていったときの結果を示した．同様に，1000 を越えるとそれぞれの推定量がほぼ理論値に収束していることがわかる．ここで興味深い結果は，「平均値を中

表 3.2 表 3.1 のデータの中央値に関する bootstrap simulation の結果と理論値

B	100	200	500	1000	2000	理論値
$E^*(\hat{\theta}^*)$	152.7	144.6	147.8	150.1	150.6	149.8
$\sqrt{\mathrm{Var}(\hat{\theta}^*)}$	54.8	55.2	57.1	59.0	58.3	58.6
Bias*	23.8	15.6	18.8	21.1	21.6	20.8
$\hat{\theta}_c$	105.2	113.4	110.2	107.9	107.4	108.2

表 3.3 表 3.1 のデータの中央値に関して「中央値を平均値」で推定した bootstrap simulation の結果と理論値

B	100	200	500	1000	2000	理論値
$E^*(\hat{\theta}^*)$	228.4	210.9	219.6	219.5	219.0	218.9
$\sqrt{\mathrm{Var}(\hat{\theta}^*)}$	77.6	68.4	73.1	74.1	72.1	73.0
Bias*	99.4	81.9	90.6	90.5	90.0	89.9
$\hat{\theta}_c$	119.5	137.0	128.3	128.4	128.9	129

央値の推定値」として利用した bootstrap であるが，そのバイアス修正推定値が理論的には中央値そのものとなったということである．なぜだろうか？そこで，理論的にこれらの値を計算してみよう．

$$E^*(\hat{\theta}^*) = E^*(x_1^*) = \sum_{k=1}^{11} \frac{1}{11} x_k = \hat{\theta} = 218.9$$

$$\mathrm{Var}(\hat{\theta}^*) = \frac{\mathrm{Var}(x_1^*)}{11} = \frac{1}{11} \sum_{k=1}^{11} \frac{(x_k - 218.9)^2}{11} = 5329$$

$$\sqrt{\mathrm{Var}(\hat{\theta}^*)} = 73.0$$

つまり，バイアスは式 (3.13) から，もとのデータの平均値と中央値との差であり

$$\mathrm{Bias}^* = 218.9 - 129 = 89.9$$

したがって，バイアス修正推定値は平均値からバイアスを引くので中央値に一致するわけである．一般には，式 (3.16) より，たとえ，実世界で使用しているパラメータの推定値が誤っていても (mis-specified)

$$\hat{\theta} = E^*(\hat{\theta}^*)$$

であれば bootstrap により正しい推定値 $\tilde{\theta}$ がバイアス修正推定値として推定される．

[例題 3.2] 表 3.2 の理論値を導け．

[解答] 理論的な計算には，bootstrap sample の中央値 $X^*_{(6)}$ が第 k 番目に大きい観測値 $x_{(k)}$ に等しい確率を計算すればよい．まず，$x_{(k)}$ より大きくならない確率は，6 個以上の X_i^* が $x_{(k)}$ を越えない確率に等しいので

$$a_k = \mathrm{Pr}^*\{X^*_{(6)} \leq x_{(k)}\} = \sum_{i=6}^{11} \binom{11}{k} \left(\frac{k}{11}\right)^i \left(1 - \frac{k}{11}\right)^{11-i}$$

とおく．すると，

$$\mathrm{Pr}^*\{X^*_{(6)} = x_{(k)}\} = a_k - a_{k-1} = p_k$$

となる．したがって，

$$E^*(\hat{\theta}^*) = \sum_{k=1}^{11} p_k x_{(k)}$$

$$\text{Bias}^* = \sum_{k=1}^{11} p_k x_{(k)} - x_{(6)}$$

$$\text{Var}^*(\hat{\theta}^*) = \sum_{k=1}^{11} p_k (x_k - E^*(\hat{\theta}^*))^2$$

$$\hat{\theta}_c = 2x_{(6)} - E^*(\hat{\theta}^*)$$

と計算できる．これを実際に計算すると表 3.2 の理論値となる．

3.4　bootstrap 信頼区間

信頼区間の構成法については少々議論の多いところである．また，分布の裾を推定するわけであるからバラツキも大きく，精度良く推定しようとすれば，繰り返し数 B も必然的に 1000, 2000 と大きさが要求される．例えば，$B = 1000$ 個の bootstrap sample から計算された bootstrap 推定値を小さい順に並べて

$$\hat{\theta}^*_{(1)} \leq \hat{\theta}^*_{(2)} \leq \cdots \leq \hat{\theta}^*_{(1000)}$$

とすると，θ の 90% 信頼区間は bootstrap の世界での関係

$$\text{Pr}^*\{\hat{\theta}^*_{(50)} - \tilde{\theta} < \hat{\theta}^* - \tilde{\theta} < \hat{\theta}^*_{(951)} - \tilde{\theta}\} = 0.90 \tag{3.21}$$

の $\hat{\theta}^* - \tilde{\theta}$ を $\hat{\theta} - \theta$ に置き換えることにより

$$\hat{\theta} + \tilde{\theta} - \hat{\theta}^*_{(951)} < \theta < \hat{\theta} + \tilde{\theta} - \hat{\theta}^*_{(50)} \tag{3.22}$$

と推定できる．もし，$\hat{\theta} = \tilde{\theta}$ であれば，式 (3.18) は

$$2\hat{\theta} - \hat{\theta}^*_{(951)} < \theta < 2\hat{\theta} - \hat{\theta}^*_{(50)} \tag{3.23}$$

となる．しかし，式 (3.23) は bootstrap sample 自身の分布に基づく non-parametric 推定であり，F_n は F とある程度ずれているのでその安定性に欠け（推定のバラツキが大きい）あまり推奨できるものではない．実際のデータ解析でも正規分布に近づける変数変換をよく行うように，推定値の分布をある単調増加関数 h により正規分布に変換することを考えよう．ここでは

$$\hat{\theta} = \tilde{\theta} \tag{3.24}$$

というより一般的な場合を考える．

3.4.1 パーセンタイル法

まず，任意の θ に対して

$$h(\hat{\theta}) - h(\theta) \quad \sim \quad N(0,1) \tag{3.25}$$

が達成できたとしよう．bootstrap の世界でも同様の正規性が期待されるから

$$\Pr{}^*\{h(\hat{\theta}^*) - h(\tilde{\theta}) \leq +z_\alpha\} = \Pr{}^*\{\hat{\theta}^* \leq h^{-1}(h(\hat{\theta}) + z_\alpha)\} = \alpha$$

となる．ここで，z_α は $N(0,1)$ の下側 α パーセント点とする．$\hat{\theta}^*$ の bootstrap 分布の下側 α 点を $\hat{\theta}^*_\alpha$ とすると，

$$h^{-1}(h(\hat{\theta}) + z_\alpha) = \hat{\theta}^*_\alpha \tag{3.26}$$

と推定できる．一方，式 (3.25) の実世界と式 (3.26) から

$$\alpha = \Pr\{h(\hat{\theta}) - h(\theta) < z_\alpha\} \tag{3.27}$$

$$= \Pr\{\theta \geq h^{-1}(h(\hat{\theta}) - z_\alpha)\} \tag{3.28}$$

$$= \Pr\{\theta \geq h^{-1}(h(\hat{\theta}) + z_{1-\alpha})\} \tag{3.29}$$

$$= \Pr\{\theta \geq \hat{\theta}^*_{1-\alpha}\} \tag{3.30}$$

となる．つまり，両側 $100(1-\alpha)\%$ 信頼区間は単純に

$$\hat{\theta}^*_{\alpha/2} \leq \theta \leq \hat{\theta}^*_{1-\alpha/2} \tag{3.31}$$

で計算できることになる．これは Efron のパーセンタイル法とよばれている．

3.4.2 BC 法

しかし，式 (3.25) を満たす良い変換はそうそう存在しない．より現実的には式 (3.25) に原点調整の定数 c を加えて，次のように変形するほうがよい．

$$h(\hat{\theta}) - h(\theta) + c \quad \sim \quad N(0,1) \tag{3.32}$$

c は原点修正のための定数である．こうすると，式 (3.26) は

$$h^{-1}(h(\hat{\theta}) + z_\alpha - c) = \hat{\theta}^*_\alpha \tag{3.33}$$

となり，式 (3.27) に相当する式は

$$\alpha = \Pr\{h(\hat{\theta}) - h(\theta) + c < z_\alpha\}$$

$$= \Pr\{\theta \geq h^{-1}(h(\hat{\theta}) - z_\alpha + c)\} \tag{3.34}$$

となるから β を

$$z_\beta - c = -z_\alpha + c$$

となる，すなわち，

$$\beta = \Phi(2c + z_{1-\alpha}) \tag{3.35}$$

と設定すれば，

$$\alpha = \Pr\{\theta \geq \hat{\theta}^*_\beta\} \tag{3.36}$$

となる．ここに，$\Phi(\cdot)$ は $N(0,1)$ の分布関数である．さらに，h は単調増加関数であるから

$$\begin{aligned}\Pr^*\{\hat{\theta}^* \leq \hat{\theta}\} &= \Pr^*\{h(\hat{\theta}^*) - h(\hat{\theta}) \leq 0\} \\ &= \Pr^*\{h(\hat{\theta}^*) - h(\hat{\theta}) + c \leq c\} \\ &= \Phi(c) \end{aligned} \tag{3.37}$$

となるから，

$$c = \Phi^{-1}\left(\frac{\#\{\hat{\theta}^*_i \leq \hat{\theta}\}}{B}\right) \tag{3.38}$$

となる．したがって，両側 $100(1-\alpha)\%$ 信頼区間は

$$\beta_L = \Phi(2c + z_{\alpha/2}) \tag{3.39}$$
$$\beta_U = \Phi(2c + z_{1-\alpha/2}) \tag{3.40}$$

とおくことにより

$$\hat{\theta}^*_{\beta_L} \leq \theta \leq \hat{\theta}^*_{\beta_U} \tag{3.41}$$

で計算できることになる．これは Efron の BC パーセンタイル法 (bias corrected percentile method) とよばれている．

3.4.3 $\mathbf{BC}_a$ 法

Efron は正規変換を考えるとき，推定すべきパラメータ θ の大きさによって分散が変化する，というより現実的なモデルも提案している．分散として平均の二次関数

$$\mathrm{Var}(h(\hat{\theta})) = (1 + ah(\theta))^2$$

を考え，

$$\frac{h(\hat{\theta}) - h(\theta)}{1 + ah(\theta)} + c \sim N(0,1) \tag{3.42}$$

というモデルを提案した．これは BC_a 法 (accelerated bias corrected percentile method) とよばれる．この場合も BC 法と同様に展開すると式 (3.39), (3.40) が次のように変更される．

$$\beta_L = \Phi\left\{c + \frac{c + z_{\alpha/2}}{1 - a(c + z_{\alpha/2})}\right\} \tag{3.43}$$

$$\beta_U = \Phi\left\{c + \frac{c + z_{1-\alpha/2}}{1 - a(c + z_{1-\alpha/2})}\right\} \tag{3.44}$$

ここに，a は推定値 $\hat{\theta}$ の分布の正規分布からの歪みの度合（skewness）を評価したもので，詳細は省略するが，Efron は次式を提案している．

1) k 番目のデータ x_k を除いた $(n-1)$ 個のデータから $\hat{\theta}_{(-k)}$ を計算する（jackknife 推定値とよばれている）．
2) $\hat{\theta}_{(\cdot)} = \sum_{k=1}^{n} \hat{\theta}_{(-k)}/n$ とする．
3) 次式で計算する．

$$a = \frac{\sum_{k=1}^{n}(\hat{\theta}_{(\cdot)} - \hat{\theta}_{(-k)})^3}{6\{\sum_{k=1}^{n}(\hat{\theta}_{(\cdot)} - \hat{\theta}_{(-k)})^2\}^{1.5}} \tag{3.45}$$

推定値 $\hat{\theta}$ の分布が正規分布に近い場合には $a = 0$ に近づき BC 法と同じになる．

[例題 3.3] 表 3.1 のデータについて中央値の 90% 信頼区間を bootstrap 法により，

1) パーセンタイル法
2) BC 法
3) BC_a 法

で推定せよ．

[解答] 表 3.2 の $B = 2000$ のデータを利用すると $\hat{\theta}^* = x^*_{(6)}$ の分布は図 3.1 に示すようになる．その詳しい頻度表は表 3.4 のようである．したがって，パーセンタイル法による 90% 信頼区間（対称）は

$$(\hat{\theta}^*_{100}, \hat{\theta}^*_{1901}) = (x_{(3)}, x_{(9)}) = (57, 280)$$

と推定される．さて，BC 法で求める場合には式 (3.38) による原点修正が必要となる．このデータの場合は $\hat{\theta}^*$ の分布は離散分布であるため定数 c の推定は

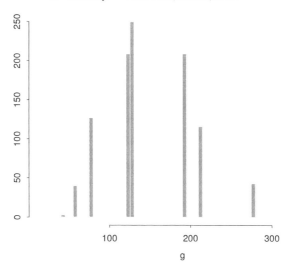

図 3.1　表 3.1 のデータの中央値の $B = 2000$ の bootstrap 推定値の分布

表 3.4　表 3.1 のデータの中央値の $B = 2000$ の bootstrap の頻度表

data	16	41	57	67	124	129	193	215	280	363	914
frequency	0	13	99	234	396	480	419	248	100	11	0

$$c = \Phi^{-1}\left(\frac{1}{B}\frac{\#\{\hat{\theta}_i^* < \hat{\theta}\} + \#\{\hat{\theta}_i^* \leq \hat{\theta}\}}{2}\right)$$

$$= \Phi^{-1}\left(\frac{742 + 1222}{4000}\right) = -0.0226$$

したがって，式 (3.39), (3.40) より

$$\beta_L = \Phi(2 \times -0.0226 - 1.645) = 0.0455$$

$$\beta_U = \Phi(2 \times -0.0226 + 1.645) = 0.9452$$

となる．つまり，

$$2000 \times 0.0455 = 91, \quad 2000 \times 0.9452 = 1890$$

であるから求める 90% の対称な信頼区間は

$$(\hat{\theta}_{91}^*, \hat{\theta}_{1890}^*) = (x_{(3)}, x_{(9)}) = (57, 280)$$

と離散分布よりパーセンタイル法と同じ信頼区間となった．

次に，BC_a 法で計算すると，$(\hat{\theta}_{(-1)}, \ldots, \hat{\theta}_{(-n)})$ は，10 個のデータの中央

値は 5 番目と 6 番目のデータの平均値であるから,

$$(161, 161, 161, 161, 161, 158.5, 126.5, 126.5, 126.5, 126.5, 126.5)$$

と計算され,

$$\hat{\theta}_{(\cdot)} = 149.09$$

となる. 式 (3.45) より

$$a = 0.00893$$

と計算される. この値はきわめて小さくその影響は少ないが, 試しに計算してみると, 式 (3.43), (3.44) より

$$\beta_L = \Phi\left\{-0.0226 + \frac{-0.0226 - 1.645}{1 - 0.00893(-0.0226 - 1.645)}\right\} = 0.0479$$

$$(2000 \times 0.0479 = 96)$$

$$\beta_U = \Phi\left\{-0.0226 + \frac{-0.0226 + 1.645}{1 - 0.00893(-0.0226 + 1.645)}\right\} = 0.9478$$

$$(2000 \times 0.9478 = 1896)$$

であるから求める 90% の対称な信頼区間は

$$(\hat{\theta}^*_{96}, \hat{\theta}^*_{1896}) = (x_{(3)}, x_{(9)}) = (57, 280)$$

とこれまた同じ結果が得られている.

[例題 3.4] 表 3.1 のデータの中央値の 90% 信頼区間をノンパラメトリック法で理論的に導け.

[解答] 理論的には対称な順序統計量のペアを $(X_{(r)}, X_{(n-r+1)})$ とすると, この範囲に中央値が含まれる確率は

$$\Pr\{X_{(r)} \leq X_{0.5} \leq X_{(n-r+1)}\} = \sum_{i=r}^{n-r} \binom{n}{i} \left(\frac{1}{2}\right)^n \quad (3.46)$$

で与えられる. したがって, 信頼係数 $(1-\alpha)$ の信頼区間は

$$Q = 2\sum_{i=0}^{r-1} \binom{n}{i} \left(\frac{1}{2}\right)^n \leq \alpha \quad (3.47)$$

を満たす最大の r で推定される. $n=11$ の場合の計算をしてみると表 3.5 のようになるから, 90% 信頼区間は, 式 (3.47) より $r=3$ となるから理論的には

$$(x_{(3)}, x_{(9)}) = (57, 280)$$

と推定される. この結果は例題 3.3 の bootstrap 推定値と同じであった.

表 3.5 式 (3.47) の r と Q との関係

r	Q
1	0.00098
2	0.0117
3	0.0654
4	0.227

練習問題

[問題 3.1]　未知の分布 F（平均 μ，分散 σ^2）からの無作為標本の実現値を $(x_1, \ldots, x_n)$ とし，その平均値

$$\hat{\mu} = \tilde{\mu} = \bar{x} = \frac{\sum_{i=1}^n x_i}{n}$$

を問題にしよう．いま，この標本からの bootstrap sample を $(x_i^*, \ldots, x_n^*)$ として bootstrap 推定値

$$\hat{\mu}^* = \frac{\sum_{i=1}^n x_i^*}{n}$$

について $B \longrightarrow \infty$，つまり，

$$E^*(\hat{\mu}^*) = \bar{x} \tag{3.48}$$

$$\text{Bias}^* = 0 \tag{3.49}$$

$$\text{Var}^*\{\hat{\mu}^*\} = \frac{n-1}{n^2} S^2 \tag{3.50}$$

となることを示せ．ここに

$$S^2 = \frac{\sum_{i=1}^n (x_i - \bar{x})^2}{n-1}$$

である．

[問題 3.2]　いま，手元にある標本 $(x_1, \ldots, x_n)$ は，次の式で定義される確率変数の n 回の独立試行の実現値であるとする：

$$\Pr\{X=1\} = p, \quad \Pr\{X=0\} = 1-p$$

p の推定値は通常不偏推定値

$$\hat{p} = \frac{\sum_{i=1}^n x_i}{n}$$

で与えられ，その分散推定値は

$$\hat{\text{Var}}(\hat{p}) = \frac{\hat{p}(1-\hat{p})}{n}$$

であった．さて，この標本からの bootstrap 推定を考えよう．経験分布関数は

$$F_n(x) = \begin{cases} 0, & x < 0 \\ 1 - \hat{p}, & 0 \leq x < 1 \\ 1, & 1 \leq x \end{cases}$$

であるから，

$$\tilde{p} = \hat{p}$$

となる．このとき，bootstrap 推定値

$$\hat{p}^* = \frac{\sum_{i=1}^n x_i^*}{n}$$

について

$$E^*(\hat{p}^*) = \hat{p} \tag{3.51}$$

$$\mathrm{Bias}^* = 0 \tag{3.52}$$

$$\mathrm{Var}^*\{\hat{p}^*\} = \hat{\mathrm{Var}}(\hat{p}) \tag{3.53}$$

となることを示せ．

[問題 3.3] 次の命題を証明せよ．

1) ある連続分布 F から抽出したサイズ n の独立な無作為標本において，「$(k-1)$ 個が x 未満，1 個が $X = x$，残りが x を越える」確率は

$$g(F) = F(x)^{k-1}(1 - F(x))^{n-k} dF(x)$$

に比例する．$n \to \infty$ のとき，この確率を最大にする値 x は

$$F(x) = p, \quad k = np$$

で与えられる．つまり，分布の p パーセンタイル X_p である．

2) X_p の付近の確率分布 $g(x)$ (定数は省略) を調べるために

$$\delta = F(x) - p \tag{3.54}$$

とおこう．そうすると，δ の確率分布は漸近的に $N\{0, p(1-p)/n\}$ に従う (ヒント：

$$g(F) \to (\delta + p)^{np}(1 - p - \delta)^{n(1-p)}, \quad n \to \infty$$

となるので，対数変換した後に Taylor 展開を行う)．

3) 式 (3.54) の Taylor 展開の一次近似を利用して，

$$\mathrm{Var}(\delta) = (f(x))^2 \mathrm{Var}(x)$$

となる．つまり，

$$\mathrm{Var}(X_p) = \frac{p(1-p)}{n(f(X_p))^2} \tag{3.55}$$

となる.

4) 式 (3.2) を示せ.

[問題 3.4] ある分布 F からの無作為標本での順序統計量を $(X_{(1)} \leq \ldots \leq X_{(n)})$ としよう. このとき,

1)
$$\Pr\{X_{(r)} \leq x\} = \sum_{i=r}^{n} \binom{n}{i} F(x)^i (1-F(x))^{n-i} \tag{3.56}$$

2)
$$B_z(s,t) = \int_0^z u^{s-1}(1-u)^{t-1} du$$

とするとき,

$$I_{1-p}(n-r-1, r) = \frac{B_{1-p}(n-r-1, r)}{B_1(n-r-1, r)} = \sum_{i=0}^{r-1} \binom{n}{i} p^i (1-p)^{n-i} \tag{3.57}$$

3) 分布 F の p パーセンタイルを X_p とする. このとき,

$$\Pr\{X_{(r)} \leq X_p \leq X_{(s)}\} = I_{1-p}(n-s+1, s) - I_{1-p}(n-r+1, r) \tag{3.58}$$

4) 式 (3.46), (3.47) を示せ.

4

モデルを比較する

　表 4.1 は，1960 年代後半のアメリカ合衆国の主要な都市 60 における大気汚染の健康影響を検討するためのデータの一部である（データの全貌は付録 B.2）．全死因の年齢調整死亡率 (**MORT**) の変動を説明するための変数が六つ上げてある．年平均降水量 (**RAIN**)，25 歳以上のメディアン就学年数 (**EDUC**)，人口密度 (**POPD**)，人口に占める非白人の割合 (**NONW**)，一酸化+二酸化窒素濃度 (**NOX**, oxides of nitrogen)，二酸化硫黄濃度 (**SO2**, sulfur dioxide) である．NO_x, SO_2 のデータは対数変換 ($\log_{10}$) して使用するものとして，それぞれ変数名を **LNOX**, **LSO2** をとして

$$\text{MORT} = \beta_0 + \beta_1 \text{RAIN} + \beta_2 \text{EDUC} + \beta_3 \text{POPD} + \beta_4 \text{NONW}$$
$$+ \beta_5 \text{LNOX} + \beta_6 \text{LSO2} + 誤差$$

を最大の回帰モデルとして最適な変数の組み合せからなる最適回帰モデルを検討してみよう．

表 4.1　アメリカ合衆国の 60 の主要都市における大気汚染の健康影響を検討するためのデータセットの一部

City	RAIN	EDUC	POPD	NONW	NOX	SO2	MORT
akronOH	36	11.4	3243	8.8	15	59	921.9
albanyNY	35	11.0	4281	3.5	10	39	997.9
allenPA	44	9.8	4260	0.8	6	33	962.4
⋮	⋮	⋮	⋮	⋮	⋮	⋮	⋮

4.1 はじめに

まず,線形回帰モデル

$$y = \beta_0 + \beta_1 x_1 + \cdots + \beta_p x_p + \epsilon \tag{4.1}$$

の良さを評価する,比較するとはどういうことかを考えよう. n 組の観測値

$$\{y_k; x_{k1}, x_{k2}, \ldots, x_{kp}\}, \quad k = 1, 2, \ldots, n$$

を用いて,式 (4.1) をベクトルと行列表現に変えておこう.

$$\boldsymbol{y} = (y_1, \ldots, y_n)^t$$
$$\boldsymbol{\beta} = (\beta_0, \beta_1, \ldots, \beta_p)^t$$
$$\boldsymbol{X} = (x_{ki}), \quad k = 1, \ldots, n; i = 0, \ldots, p$$
$$\boldsymbol{X}^t = (\boldsymbol{x}_1, \boldsymbol{x}_2, \ldots, \boldsymbol{x}_n)$$
$$\boldsymbol{x}_k = (x_{k0}, x_{k1}, \ldots, x_{kp})^t, \quad x_{k0} = 1$$
$$\boldsymbol{\epsilon} = (\epsilon_1, \ldots, \epsilon_n)^t$$

とすれば,式 (4.1) は

$$\boldsymbol{y} = \boldsymbol{X}\boldsymbol{\beta} + \boldsymbol{\epsilon} \tag{4.2}$$

となる.

4.2 Mallows の C_p 規準

もともと,モデル自体は真ではなく,ある現象を記述するための近似にすぎない. 回帰モデルでいえば,真実は

$$E(\boldsymbol{y}) = \boldsymbol{\theta} \tag{4.3}$$

$$\mathrm{Var}(\boldsymbol{y}) = \tau^2 \boldsymbol{I}_n, \quad \boldsymbol{I}_n は n \times n の単位行列 \tag{4.4}$$

であるのに,われわれは式 (4.2) の回帰モデルで近似しようとするわけである. この場合,

$$E(\boldsymbol{\epsilon}) = \boldsymbol{0}, \quad \boldsymbol{0} は n \times 1 のゼロベクトル \tag{4.5}$$

$$\mathrm{Var}(\boldsymbol{\epsilon}) = \sigma^2 \boldsymbol{I}_n \tag{4.6}$$

4.2 Mallows の C_p 規準

を通常仮定する（等分散性はかならずしも必要はない）．最小2乗法を適用して β を推定すると

$$\|\epsilon\|^2 = (y - X\beta)^t(y - X\beta)$$
$$= y^t y - 2\beta^t X^t y + \beta^t (X^t X)\beta$$

となるので β で偏微分して 0 とおくと

$$-2X^t y + 2X^t X\beta = 0$$

つまり，

$$\hat{\beta} = (X^t X)^{-1} X^t y \tag{4.7}$$

$$= \left(\sum_{i=1}^n x_i x_i^t\right)^{-1} \sum_{i=1}^n x_i y_i \tag{4.8}$$

が得られる．また，その期待値は，仮定 (4.5), (4.6) の下では

$$E(\hat{\beta}) = (X^t X)^{-1} X^t E(y)$$
$$= (X^t X)^{-1} X^t X\beta = \beta \quad (\because \text{不偏推定量})$$

であり，分散は

$$\mathrm{Var}(\hat{\beta}) = \sigma^2 (X^t X)^{-1} \tag{4.9}$$

となる．なぜなら，

$$\hat{\beta} = (X^t X)^{-1} X^t y$$
$$= (X^t X)^{-1} X^t (X\beta + \epsilon)$$
$$= \beta + (X^t X)^{-1} X^t \epsilon$$

であるから

$$\mathrm{Var}(\hat{\beta}) = E(\hat{\beta} - E(\beta))(\hat{\beta} - E(\beta))^t$$
$$= E((X^t X)^{-1} X^t \epsilon)((X^t X)^{-1} X^t \epsilon)^t$$
$$= (X^t X)^{-1} X^t E(\epsilon\epsilon^t) X (X^t X)^{-1}$$
$$= E(\epsilon\epsilon^t)(X^t X)^{-1}$$
$$= \sigma^2 (X^t X)^{-1}$$

となるからである．さて，われわれのモデルでは θ の推定値として

を考えていることになる．ここで，
$$H = X(X^tX)^{-1}X^t = (h_{ij}) \tag{4.10}$$
はハット行列とよばれる．ここで，
$$H^t = H$$
$$H^2 = H$$
$$\mathrm{tr}H = \mathrm{tr}X(X^tX)^{-1}X^t$$
$$= \mathrm{tr}(X^tX)^{-1}X^tX$$
$$= \mathrm{tr}I_{p+1} = p+1$$
が成立することに注意しよう．つまり，われわれのモデルを真の世界で評価すると
$$E(\hat{\boldsymbol{\theta}}) = H\boldsymbol{\theta} \neq \boldsymbol{\theta} \tag{4.11}$$
となっていることに注意しよう．さて，真の世界では不偏ではない推定値の良さを評価する尺度としては
$$\hat{\boldsymbol{\theta}} - \boldsymbol{\theta} = (\hat{\boldsymbol{\theta}} - E(\hat{\boldsymbol{\theta}})) + (E(\hat{\boldsymbol{\theta}}) - \boldsymbol{\theta})$$
$$= (偏差) + (バイアス)$$
に注意すると，分散とバイアスのバランスを考慮した平均2乗誤差 (mean square error)
$$\Delta_p = E\|\hat{\boldsymbol{\theta}} - \boldsymbol{\theta}\|^2 = E(\hat{\boldsymbol{\theta}} - \boldsymbol{\theta})^t(\hat{\boldsymbol{\theta}} - \boldsymbol{\theta}) \tag{4.12}$$
を考えるのが自然である．つまり，Δ_p が最小となるモデルが最も良いことになる．実際のデータからモデルを評価するのであるから，問題は Δ_p の不偏推定量を求めることに帰着される．

さて，Δ_p を変形していくと
$$\Delta_p = E\|Hy - H\boldsymbol{\theta} - \boldsymbol{\theta} + H\boldsymbol{\theta}\|^2$$
$$= E\|H(y - \boldsymbol{\theta})\|^2 + \|(I - H)\boldsymbol{\theta}\|^2, \quad H(I - H) = 0$$
$$= E\{(y - \boldsymbol{\theta})^t H(y - \boldsymbol{\theta})\} + \boldsymbol{\theta}^t(I - H)\boldsymbol{\theta}$$
$$= E\{\mathrm{tr}\,(y - \boldsymbol{\theta})^t H(y - \boldsymbol{\theta})\} + \boldsymbol{\theta}^t(I - H)\boldsymbol{\theta}$$

4.2 Mallows の C_p 規準

$$= E\{\mathrm{tr}\, \boldsymbol{H}(\boldsymbol{y}-\boldsymbol{\theta})(\boldsymbol{y}-\boldsymbol{\theta})^t\} + \boldsymbol{\theta}^t(\boldsymbol{I}-\boldsymbol{H})\boldsymbol{\theta}$$
$$= \mathrm{tr}\, \boldsymbol{H}\mathrm{Var}(\boldsymbol{y}) + \boldsymbol{\theta}^t(\boldsymbol{I}-\boldsymbol{H})\boldsymbol{\theta}$$
$$= (p+1)\tau^2 + \boldsymbol{\theta}^t(\boldsymbol{I}-\boldsymbol{H})\boldsymbol{\theta} \tag{4.13}$$

となることがわかる。第1項はモデルに入っている変数（独立なパラメータ）の数に対するペナルティであり，第2項はバイアスの2乗和でバイアスの大きさを表現している．ところで，式 (4.2) の回帰の残差平方和 RSS_p (residual sum of squares) は

$$RSS_p = \sum_{i=1}^{n}(y_i - \hat{y}_i)^2 = \|\boldsymbol{y}-\hat{\boldsymbol{\theta}}\|^2 = (\boldsymbol{y}-\hat{\boldsymbol{\theta}})^t(\boldsymbol{y}-\hat{\boldsymbol{\theta}}) \tag{4.14}$$

である．仮定 (4.5), (4.6) の下で RSS_p の期待値を考えると

$$E(RSS_p) = E\|(\boldsymbol{I}-\boldsymbol{H})\boldsymbol{y}\|^2$$
$$= E\|(\boldsymbol{I}-\boldsymbol{H})(\boldsymbol{y}-\boldsymbol{X}\boldsymbol{\beta}) + (\boldsymbol{I}-\boldsymbol{H})\boldsymbol{X}\boldsymbol{\beta}\|^2$$
$$= E\|(\boldsymbol{I}-\boldsymbol{H})(\boldsymbol{y}-\boldsymbol{X}\boldsymbol{\beta})\|^2 + (\boldsymbol{X}\boldsymbol{\beta})^t(\boldsymbol{I}-\boldsymbol{H})\boldsymbol{X}\boldsymbol{\beta}$$
$$= \mathrm{tr}((\boldsymbol{I}-\boldsymbol{H})\,\mathrm{Var}(\boldsymbol{y})) + 0$$
$$= (n-p-1)\sigma^2 \tag{4.15}$$

となり，誤差分散 σ^2 の不偏推定値は

$$s^2 = \hat{\sigma}^2 = \frac{RSS_p}{n-p-1} \tag{4.16}$$

で与えられる．ところが，真の世界では，

$$E(RSS_p) = E\|(\boldsymbol{I}-\boldsymbol{H})\boldsymbol{y}\|^2$$
$$= E\|(\boldsymbol{I}-\boldsymbol{H})(\boldsymbol{y}-\boldsymbol{\theta}) + (\boldsymbol{I}-\boldsymbol{H})\boldsymbol{\theta}\|^2$$
$$= E\|(\boldsymbol{I}-\boldsymbol{H})(\boldsymbol{y}-\boldsymbol{\theta})\|^2 + \boldsymbol{\theta}^t(\boldsymbol{I}-\boldsymbol{H})\boldsymbol{\theta}$$
$$= (n-p-1)\tau^2 + \boldsymbol{\theta}^t(\boldsymbol{I}-\boldsymbol{H})\boldsymbol{\theta} \tag{4.17}$$

となる．つまり，真の分散 τ^2 を既知とすれば

$$RSS_p + \{2(p+1)-n\}\tau^2$$

が最小2乗誤差 Δ_p の不偏推定量となることがわかる．したがって，この値が小さいモデルほど式 (4.2) の回帰モデルは望ましいことになる．Mallows(1973)

はこの式を τ^2(の推定量 $\hat{\tau}^2$) で割って,

Mallows の C_p 規準

$$C_p = \frac{RSS_p}{\hat{\tau}^2} + 2(p+1) - n$$
$$= \frac{RSS_p}{\hat{\tau}^2} + 2 \times (\text{モデルに含まれる独立なパラメータ数}) - n \tag{4.18}$$

をモデル選択の規準とすることを提案した．$\hat{\tau}^2$ の決め方に特別に良い方法があるわけではないが，一般には，いま考えている最も複雑な（変数の最も多い）モデル（フルモデルという）の誤差分散の不偏推定量を $\hat{\tau}^2$ に置き換えることがよく行われる．つまり，フルモデルの変数の数を $p_{\max}$ とすると，

$$\hat{\tau}^2 = \frac{RSS_{p_{\max}}}{n - p_{\max} - 1} \tag{4.19}$$

と設定し，C_p の値が最も小さくなる最適な変数の組み合せを選ぶ (subset selection) 規準としてよく利用される．この場合 $C_{p_{\max}} = p_{\max} + 1$ であるから，最適モデルでは

$$C_p \leq p_{\max} + 1 \tag{4.20}$$

となる．

4.3 Akaike の AIC 規準

式 (4.2) に対して

$$\epsilon \sim N(\mathbf{0}, \sigma^2 \mathbf{I}) \tag{4.21}$$

という正規性を仮定しよう．このとき明らかに y は

$$y \sim N(\mathbf{X}^t \boldsymbol{\beta}, \sigma^2 \mathbf{I}) \tag{4.22}$$

に従う．

このように，回帰モデルに限らず，一般に観測値 W にある確率密度関数 $f(w \mid \boldsymbol{\beta})$ を仮定できる場合，真の未知の確率密度 $g(w)$ をモデル $f(w \mid \boldsymbol{\beta})$

で近似する場合を考えよう.このモデル間の距離を計る尺度の一つとして Kullback–Leibler 情報量

$$J(g,f) = \int g(w) \log \frac{g(w)}{f(w \mid \boldsymbol{\beta})} dw$$
$$= \int g(w) \log g(w) dw - \int g(w) \log f(w \mid \boldsymbol{\beta}) dw \quad (4.23)$$

を導入しよう.モデルの相対的な比較を考えるときこの距離が小さいほど良いモデルということになる.言い換えれば

$$L(\boldsymbol{\beta}) = E_w(\log f(w \mid \boldsymbol{\beta})) = \int g(w) \log f(w \mid \boldsymbol{\beta}) dw \quad (4.24)$$

が最大となるモデルが良いモデルということになる.さて,確率分布が与えられた場合のパラメータ $\boldsymbol{\beta}$ の推定は,漸近的に最良な最尤推定量 $\hat{\boldsymbol{\beta}}$ を計算するから,われわれは最大尤度をもつモデル $f(w \mid \hat{\boldsymbol{\beta}})$ で真のモデル $g(\cdot)$ を近似することになり,

$$L(\hat{\boldsymbol{\beta}}) = E_w(\log f(w \mid \hat{\boldsymbol{\beta}})) = \int g(w) \log f(w \mid \hat{\boldsymbol{\beta}}) dw \quad (4.25)$$

を最大にするモデルが良いモデルということになる.しかしながら,これは推定量 $\hat{\boldsymbol{\beta}} = \hat{\boldsymbol{\beta}}(\boldsymbol{y})$ の関数としての確率変数であるから,$\boldsymbol{y}$ で期待値を計算することにより

$$\Lambda_p = E_y\{L(\hat{\boldsymbol{\beta}}(\boldsymbol{y}))\} = \int g(\boldsymbol{y}) E_w(\log f(w \mid \hat{\boldsymbol{\beta}})) d\boldsymbol{y} \quad (4.26)$$

でそのモデルの評価が可能となる.つまり,ここでは,規準 Λ_p を最大にするモデルが最良となるので,問題はその不偏推定量を求めることに帰着される.

さて,一般に確率変数 X の関数 $h(X)$ における期待値 $E(h(x))$ の自然な不偏推定量は,n 個の独立な確率標本を $(X_1, \ldots, X_n)$ とすれば

$$\frac{1}{n}(h(X_1) + \cdots + h(X_n))$$

であることに注意すれば,式 (4.26) の「自然な不偏推定量」は最大対数尤度の平均値

$$\frac{1}{n} l(\hat{\boldsymbol{\beta}}) = \frac{1}{n} \log f(\boldsymbol{y} \mid \hat{\boldsymbol{\beta}}) = \frac{1}{n} \sum_{i=1}^{n} \log f(y_i \mid \hat{\boldsymbol{\beta}}) \quad (4.27)$$

で与えられる．問題はこの最大対数尤度 $l(\hat{\boldsymbol{\beta}})$ の平均が式 (4.26) の Λ_p の不偏推定量となっているか否かである．もし不偏であれば尤度最大モデルが最良となる．そこで，その関係を検討するために，ここでは，真のモデルは

$$g(w) = f(w \mid \boldsymbol{\beta}^*) \tag{4.28}$$

で表現できると仮定しよう（一般論では，この仮定はかならずしも必要はないが簡単のため）．まず，式 (4.25) の漸近的分布を検討するために真のパラメータ $\boldsymbol{\beta}^*$ の近傍で Taylor 展開してみると

$$L(\hat{\boldsymbol{\beta}}) = L(\boldsymbol{\beta}^*) + (\hat{\boldsymbol{\beta}} - \boldsymbol{\beta}^*)^t E_w \left[\frac{\partial \log f(w \mid \boldsymbol{\beta})}{\partial \boldsymbol{\beta}} \right]_{\beta=\beta^*}$$
$$+ \frac{1}{2} (\hat{\boldsymbol{\beta}} - \boldsymbol{\beta}^*)^t E_w \left[\frac{\partial^2 \log f(w \mid \boldsymbol{\beta})}{\partial \boldsymbol{\beta} \partial \boldsymbol{\beta}^t} \right]_{\beta=\beta^*} (\hat{\boldsymbol{\beta}} - \boldsymbol{\beta}^*) + \cdots \tag{4.29}$$

となる．ところで，最尤推定量はある正則条件の下で漸近的に

$$\sqrt{n}(\hat{\boldsymbol{\beta}} - \boldsymbol{\beta}^*) \sim N(\boldsymbol{0}, (\boldsymbol{I}_F^*)^{-1}) \tag{4.30}$$

が成立する．ここに，$\boldsymbol{I}_F^*$ は Fisher 情報行列といい，それは

$$\boldsymbol{I}_F^* = -E_w \left[\frac{\partial^2 \log f(w \mid \boldsymbol{\beta})}{\partial \boldsymbol{\beta} \partial \boldsymbol{\beta}^t} \right]_{\beta=\beta^*} = \left(-E_w \left[\frac{\partial^2 \log f(w \mid \boldsymbol{\beta})}{\partial \beta_i \partial \beta_j} \right]_{\beta=\beta^*} \right) \tag{4.31}$$

で定義される．したがって，式 (4.29) の第 2 項は $\boldsymbol{0}$，第 3 項の $2n$ 倍は $\boldsymbol{\beta}$ の次元数の自由度（ここでは，$p+1$）をもつ χ^2 分布に従うことがわかる：

$$L(\hat{\boldsymbol{\beta}}) = L(\boldsymbol{\beta}^*) - \frac{1}{2n} \chi_{p+1}^2$$

したがって，

$$\Lambda_p = E_y\{L(\hat{\boldsymbol{\beta}}(\boldsymbol{y}))\} = L(\boldsymbol{\beta}^*) - \frac{1}{2n}(p+1) \tag{4.32}$$

一方，式 (4.27) の対数尤度 $l(\boldsymbol{\beta})$ の平均について最尤推定量 $\hat{\boldsymbol{\beta}}$ の近傍で Taylor 展開すると

$$\frac{1}{n} l(\boldsymbol{\beta}) = \frac{1}{n} l(\hat{\boldsymbol{\beta}}) + \frac{1}{n} (\boldsymbol{\beta} - \hat{\boldsymbol{\beta}})^t \left[\frac{\partial l(\boldsymbol{\beta})}{\partial \boldsymbol{\beta}} \right]_{\beta=\hat{\beta}}$$
$$+ \frac{1}{2n} (\boldsymbol{\beta} - \hat{\boldsymbol{\beta}})^t \left[\frac{\partial^2 l(\boldsymbol{\beta})}{\partial \boldsymbol{\beta} \partial \boldsymbol{\beta}^t} \right]_{\beta=\hat{\beta}} (\boldsymbol{\beta} - \hat{\boldsymbol{\beta}}) + \cdots \tag{4.33}$$

4.3 Akaike の AIC 規準

となる.ところで,対数の法則により

$$\frac{1}{n}\left[\frac{\partial^2 l(\boldsymbol{\beta})}{\partial\boldsymbol{\beta}\partial\boldsymbol{\beta}^t}\right]_{\beta=\hat{\beta}} = \frac{1}{n}\sum_{i=1}^{n}\left[\frac{\partial^2 \log f(y_i\mid\boldsymbol{\beta})}{\partial\boldsymbol{\beta}\partial\boldsymbol{\beta}^t}\right]_{\beta=\hat{\beta}}$$
$$\longrightarrow E_w\left[\frac{\partial^2 \log f(w\mid\boldsymbol{\beta})}{\partial\boldsymbol{\beta}\partial\boldsymbol{\beta}^t}\right]_{\beta=\hat{\beta}}$$
$$\longrightarrow E_w\left[\frac{\partial^2 \log f(w\mid\boldsymbol{\beta})}{\partial\boldsymbol{\beta}\partial\boldsymbol{\beta}^t}\right]_{\beta=\beta^*}$$
$$= -\boldsymbol{I}_F^*, \quad (n\to\infty) \tag{4.34}$$

となる.したがって,式 (4.33) で $\boldsymbol{\beta}\to\boldsymbol{\beta}^*$ と置き換えれば

$$l(\boldsymbol{\beta}^*) = l(\hat{\boldsymbol{\beta}}) - \frac{1}{2}\chi_{p+1}^2 \tag{4.35}$$

つまり

$$E_y\{l(\boldsymbol{\beta}^*)\} = E_y\{l(\hat{\boldsymbol{\beta}})\} - \frac{1}{2}(p+1) \tag{4.36}$$

が成立する.ところで,

$$L(\boldsymbol{\beta}^*) = E_w(\log f(w\mid\boldsymbol{\beta}^*))$$
$$= E_y\left(\frac{1}{n}\sum_{i=1}^{n}\log f(y_i\mid\boldsymbol{\beta}^*)\right)$$
$$= \frac{1}{n}E_y\{l(\boldsymbol{\beta}^*)\} \tag{4.37}$$

が成立するから

$$\Lambda_p = \frac{1}{n}\left[E_y\{l(\hat{\boldsymbol{\beta}})\} - \frac{1}{2}(p+1)\right] - \frac{1}{2n}(p+1)$$
$$= E_y\left[\frac{1}{n}\{l(\hat{\boldsymbol{\beta}}) - (p+1)\}\right] \tag{4.38}$$

となる.つまり,

$$\frac{1}{n}\{l(\hat{\boldsymbol{\beta}}) - (p+1)\} \tag{4.39}$$

が Λ_p の不偏推定量となることがわかる.つまり,この値が大きいモデルほど良いモデルということがわかる.Akaike(1973) はこの式を変形して

> **Akaike の AIC 規準**
>
> $$AIC = -2l(\hat{\boldsymbol{\beta}}) + 2(p+1)$$
> $$= -2(\text{最大対数尤度}) + 2(\text{モデルに含まれる独立なパラメータ数}) \tag{4.40}$$

をモデル選択の規準とすることを提案した．式 (4.39) とは符号が逆であるから当然この値が小さいほど良いモデルということになる．式 (4.18) で定義されている Mallows の C_p 規準ときわめて形が似ていることが理解できるだろうか？ モデルの次元数（パラメータの数）に関するペナルティは全く同じ 2 倍である．

さて，式 (4.21) の回帰モデルの話しに戻ろう．定数項を除くと，

$$AIC = n\log\left(\frac{RSS_p}{n}\right) + 2(p+1) \tag{4.41}$$
$$= n\log\left[\frac{RSS_p}{n}\exp\left\{\frac{2(p+1)}{n}\right\}\right]$$
$$\approx n\log\left[\frac{RSS_p}{n}\left\{1+\frac{2(p+1)}{n}\right\}\right]$$
$$\approx n\log\left\{s^2\left(1+\frac{p+1}{n}\right)\right\} \tag{4.42}$$

となる．ここで，s^2 は誤差分散の不偏推定量である．つまり，$n \gg p$ のとき，AIC 規準は近似的に

$$s^2\left(1+\frac{p+1}{n}\right) \tag{4.43}$$

と等価であることに注意したい．

4.4 自由度調整重相関係数

さて，式 (4.2) の回帰分析の結果は表 4.2 に示すような分散分析表にまとめられることをここで思い出してみよう．式 (4.21) の下では，仮説検定

4.4 自由度調整重相関係数

表 4.2 回帰分析における分散分析

変動要因	平方和	自由度	分散
回帰	$SS_R = \sum(\hat{y}_i - \bar{y}_i)^2$	p	$V_R = SS_R/p$
残差	$SS_E = RSS_p = \sum(y_i - \hat{y}_i)^2$	$n-p-1$	$V_E = RSS_p/(n-p-1)$
全体	$SS = \sum(y_i - \bar{y}_i)^2$	$n-1$	$V = SS/(n-1)$

$$H_0 : \beta_1 = \cdots = \beta_p = 0 \tag{4.44}$$

には次の F 検定が有名である．

$$\begin{aligned} F &= \frac{V_R}{V_E} = \frac{(SS - SS_E)/p}{s^2} \\ &= \frac{1}{p}\left(\frac{SS}{s^2} - (n-p-1)\right) \sim F_{p, n-p-1} \end{aligned} \tag{4.45}$$

さて，回帰分析の有意性の指標として重相関係数 R，寄与率（決定係数）R^2

$$R^2 = \frac{SS_R}{SS} = 1 - \frac{RSS_p}{SS} = 1 - \frac{n-p-1}{SS}s^2 \tag{4.46}$$

がよく利用されるが，モデル選択にはこの重相関係数は適用できない．なぜなら，変数を増加させればいくらでも 1.00 に近くなり，$p = n-1$ とすればこの回帰分析の自由度は 0，$RSS_p = 0$ となるのだから $R = 1$ となってしまう．y を説明するのに全く情報がない変数を選んでも数学的に $R = 1$ となるのである．この自由度によるいたずらを除去するために，次の自由度調整重相関係数 R^* がモデル選択に利用されることも多い．R^{*2} は自由度調整寄与率とよばれ

$$\begin{aligned} R^{*2} &= 1 - \frac{V_E}{V} \\ &= 1 - \frac{n-1}{SS}s^2 \\ &= 1 - \frac{n-1}{n-p-1}(1 - R^2) \end{aligned} \tag{4.47}$$

$$= R^2 - \frac{p}{n-p-1}(1 - R^2) \tag{4.48}$$

と計算される．さて，いままでに紹介した統計量をここで整理してみよう

不偏誤差分散：s^2

$$\text{寄与率}: R^2 = 1 - \frac{n-p-1}{SS}s^2$$

$$\text{自由度調整寄与率}: R^{*2} = 1 - \frac{n-1}{SS}s^2$$

$$C_p : \frac{n-p-1}{\tau^2}s^2 + 2(p+1) - n \quad (4.49)$$

$$AIC : n\log\left(\frac{n-p-1}{n}s^2\right) + 2(p+1) \quad (4.50)$$

となる．つまり，p が一定であれば，これらの規準は s^2 だけの関数であるので同等である．例えば，10 の変数群の中から五つの変数からなるモデル群

$$\binom{10}{5} = 252 \text{ 個}$$

を考えたとき，この中から最適モデルを選ぶ規準は単純に s^2 だけでよいことになる．したがって，これらの規準の違いが出てくるのは，明らかに，「変数の数が変化するモデル選択」である．そこで次節ではその挙動の違いを，よく統計パッケージで使われる F-to-enter ($\geq$) F-to-remove の F 検定統計量との関連でみてみよう．

4.5 よく見かける変数選択法

変数選択，つまり，各変数の有意性（寄与の度合い）を議論する場合，重要な点は絶対的評価はできず，あくまで相対的評価でしかないということである．式 (4.1) の回帰モデルでいえば，p 個の変数 $(x_1, \ldots, x_p)$ の「組み」の線形結合

$$\beta_0 + \beta_1 x_1 + \cdots + \beta_p x_p$$

で y の変動を説明しようというモデルであるから，ある変数 "x_k" の有意性はあくまでこの p 個の変数群の中での相対的なものである．したがって，もし，新しい変数 x_{p+1} をモデルに加えたり，既存の変数の中から変数 x_j，$1 \leq j \leq p; j \neq k$ を削除したりすると，変数 x_k の有意性が変化してしまう．

さて，フルモデルのサイズが p であるとき，すべてのサブモデルを合わせた数は

$$\binom{p}{1} + \binom{p}{2} + \cdots + \binom{p}{p} = 2^p - 1$$

となる．このすべての組み合せの中から最適なモデルを選択する方法を総当たり法 (best subset regression) というが，p が大きくなるにつれて組み合せの総数は天文学的な数字となりスーパーコンピュータでも実用上計算不可能となる．したがって，実用上は逐次的に変数を選択していく逐次選択法 (stepwise regression) が利用される．簡単にその概略を説明すると，

- 変数増加法 (forward)

  まず，y と相関の最も高い変数 $x_{(1)}$ を選ぶ．次に，残りの変数から $x_{(1)}$ と組み合わせたとき最大の寄与率 R^2（最小の s^2）をもつ変数 $x_{(2)}$ を追加する．．．このように変数の数を一つずつ追加していく方法で，指定されたモデル選択の規準でこのプロセスを継続するか終了するかを決める．

- 変数減少法 (backward)

  まず，フルモデルでの寄与率を計算する．次に，一つの変数を削除したときの寄与率の減少量が最小の変数 $x_{(p)}$ を選ぶ．この変数を除いた残りの変数からさらに 1 個除いて，寄与率の減少量の最小の変数を除く．．．このように変数の数をフルモデルから一つずつ削除していく方法で，指定されたモデル選択の規準でこのプロセスを継続するか終了するかを決める．

- 変数増減法 (stepwise forward)

  変数増加法の各ステップですでに取り込まれた変数の中に相対的に寄与率の小さくなってしまった変数を削除する方法．

- 変数減増法 (stepwise backward)

  変数減少法の各ステップですでに落とされた変数の中に相対的に寄与率の大きくなった復活すべき変数を追加する方法．

ただ，解析の目的によっては，必ずモデルの中に入れるべき変数があり，全くの自動選択の結果とその解釈には注意が必要である．

さて，逐次変数選択の stopping rule を考えるために，まず，回帰モデル (4.1) の残差平方和 RSS_p と変数 x_k を除いた残差平方和 $RSS_{p-1}(-x_k)$ の差

を考えてみよう．つねに，前者のほうが小さいわけで，

$$\Delta(x_k) = RSS_{p-1}(-x_k) - RSS_p$$
$$= SS(R^2 - R^2(-x_k)) \qquad (4.51)$$

が p 個の変数群の中における変数 x_k の寄与の度合いを表現していると考えられる．ここに，$R^2(-x_k)$ は変数 x_k を除いた残りの $p-1$ 個の変数からなる回帰モデルの寄与率である．この差が大きければ，変数の寄与は大きいので，回帰モデルから除く（に入れる）ことはモデル寄与率が減少（増加）することを意味するだろう．もし，小さい差であれば変数 x_k があってもなくてもモデルの寄与率には影響がない，必要ないと考えるのが自然である．代表的なモデル選択規準による stopping rule を比較してみよう．

(1) F 検定　　もし，正規性の条件，式 (4.21) を満足するならば次の検定仮説

$$H_0 : \beta_k = 0 \quad (\Delta(x_k) = 0) \qquad (4.52)$$

に対しては次の F 検定が知られている．

$$F(-x_k) = \frac{\Delta(x_k)}{V_E}$$
$$= \frac{R^2 - R^2(-x_k)}{(1-R^2)/(n-p-1)} \sim F_{1,n-p-1} \qquad (4.53)$$

ここで,

$$F_{1,\infty}(0.05) = 3.84, \quad F_{1,\infty}(0.10) = 2.71 \qquad (4.54)$$

$$F_{1,\infty}(0.15) = 2.07, \quad F_{1,\infty}(0.30) = 1.07 \qquad (4.55)$$

となることをよく覚えておこう．

(2) 自由度調整寄与率　　自由度調整寄与率の大小で変数選択を考えてみよう．式 (4.47) から

$$R^{*2} - R^{*2}(-x_k) = \frac{n-1}{n-p}(1-R^2(-x_k)) - \frac{n-1}{n-p-1}(1-R^2)$$
$$= \frac{n-1}{n-p}(R^2 - R^2(-x_k)) - \frac{n-1}{(n-p)(n-p-1)}(1-R^2)$$

であるから

$$R^{*2} \geq R^{*2}(-x_k) \iff F(-x_k) \geq 1 \tag{4.56}$$

となる．つまり，式 (4.55) より，有意水準 30% 前後の F 検定を実施していることになる．

(3) Mallows C_p 規準　　式 (4.18), (4.19) より，
$$C_{p-1}(-x_k) - C_p = \frac{\Delta(x_k)}{s^2} - 2 = F(-x_k) - 2$$
であるから，
$$C_{p-1}(-x_k) \geq C_p \iff F(-x_k) \geq 2.00 \tag{4.57}$$
となる．つまり，ほぼ 15% の有意水準の F 検定と等価である．

(4) AIC 規準　　式 (4.50) より
$$AIC(-x_k) - AIC = n \log \left(\frac{RSS_{p-1}(-x_k)}{RSS_p} \right) - 2$$
であるから
$$AIC(-x_k) > AIC \iff \frac{RSS_{p-1}(-x_k)}{RSS_p} > \exp \frac{2}{n}$$
$$\iff F(-x_k) > (n-p) \left(\exp \frac{2}{n} - 1 \right)$$
$$\approx F(-x_k) > 2 \left(1 - \frac{p}{n} \right) \tag{4.58}$$

となる．この規準は漸近的には Mallows の C_p 規準と等価となるが，一般には，C_p 規準より条件が緩い．Mallows の C_p 規準，AIC 規準から判断すると，統計パッケージの変数選択の規準のオプションとして

F-to-enter $= 2.01 > F$-to-remove $= 2.00$ 　（有意水準 15 〜 20% 前後）

と設定するのは，モデル選択の観点から一見合理的のようにみえるだろう．この規準（有意水準 15 〜 20%）は他の多変量解析，たとえば，ロジスティック回帰分析，Cox の比例ハザードモデルなどでも採用されているようである．

4.6　Allen の CV 規準

これまでのモデル選択の議論，特に，Mallow の C_p 規準，Akaike の AIC 規準においては，

「データへの適合度 + モデルの複雑さへのペナルティ」

をバランスさせた内容であった.これを言い換えると,変数を多く取り込んだ複雑なモデルになればなるほど,現在のデータには適合度が良くなるが,将来のデータに対する予測の精度は悪くなる,つまり

「予測誤差を最小」

を目的としたモデル選択の規準も考えられる.しかし,現在の n 組のデータから選ばれたモデルの予測誤差を評価することは理論的には簡単ではない.しかし,昔から,直感的にナイーブな方法として,現在の n 組のデータを

① 回帰モデル推定のためのデータセット D_{EST}

② 予測の良さを検証するためのデータセット D_{PRED}

に分割する方法が考えられてきた.この方法はクロス・バリデーション法 (cross validation) とよばれている.Allen(1971) は $D_{\mathrm{PRED}} = (y_i; \boldsymbol{x}_i)$ と 1 組のデータに限定し,これを繰り返す,効率的なクロス・バリデーション法を提案した.ここではこの方法を Allen の CV 規準とよぶ.

Allen の CV 規準のアルゴリズム

1) Step 1: $i \leftarrow 1$.
2) Step 2: 第 i 組目の y_i を予測するのに i 組目のデータを除いた残り $(n-1)$ 組みのデータ
$$D_{\mathrm{EST},i} = \{y_k; x_{k1}, x_{k2}, \cdots, x_{kp}\}, \quad k = 1, 2, \ldots, n; k \neq i$$
から推定された式 (4.1) の回帰モデルで推定値 $\hat{y}_i(D_{\mathrm{EST},i})$ を計算する.
3) Step 3: $i \leftarrow i + 1$; go to step 2.
4) Step 4: 最後に,予測平方和 (prediction sum of squares) の平均として予測誤差を計算する.
$$s_{\mathrm{CV}}^2 = \frac{1}{n} \sum_{i=1}^{n} (y_i - \hat{y}_i(D_{\mathrm{EST},i}))^2 \tag{4.59}$$

この規準は,特に難しい理論を必要とせず,論理も明快であるため,さまざまな統計モデルの検証によく利用されている方法である.ただ,この計算は一見すると回帰式の推定を n 回繰り返す必要性があり,計算時間が n 倍か

かるかのように思われるが，実は

$$s_{\mathrm{CV}}^2 = \frac{1}{n}\sum_{i=1}^{n}\left(\frac{y_i - \hat{y}_i}{1 - h_{ii}}\right)^2 \qquad (4.60)$$

と計算できるので1回の推定ですむのである．実は，この予測誤差が漸近的に AIC と等価な式 (4.43) に近いことが示される．さらに，Stone(1977) は漸近的にある種の CV 規準と AIC は等価であることを示した．

4.7　モデル選択の例 No.1

さて，ここでは表 4.1 のデータの回帰分析を行ってみよう．使用した変数全体の基礎統計量と相関行列をそれぞれ，表 4.3，表 4.4 に示した．例えば，回帰モデル

$$\mathrm{MORT} = \beta_0 + \beta_1\mathrm{EDUC} + \beta_2\mathrm{NONW} + \beta_3\mathrm{LSO2} + \epsilon$$

表 4.3　各変数の要約統計量

VARIABLE		MEAN	STANDARD DEVIATION	COEFFICIENT OF VARIATION	SMALLEST VALUE	LARGEST VALUE
3	RAIN	37.36667	9.98468	0.267208	10.00000	60.00000
4	EDUCATN	10.97333	0.84530	0.077032	9.00000	12.30000
5	POP_DEN	3866.05000	1464.47924	0.378805	1441.00000	9699.00000
6	NONWHITE	11.87000	8.92115	0.751571	0.80000	38.50000
10	LOG_SO2	1.38853	0.65040	0.468410	0.00000	2.44404
11	LOG_NOX	1.00914	0.51438	0.509726	0.00000	2.50379
9	MORTALTY	940.38167	62.21243	0.066157	790.70000	1113.00000

表 4.4　各変数間の相関係数

		RAIN 3	EDUCATN 4	POP_DEN 5	NONWHITE 6	LOG_SO2 10	LOG_NOX 11	MORTALTY 9
RAIN	3	1.000						
EDUCATN	4	-0.490	1.000					
POP_DEN	5	-0.009	-0.235	1.000				
NONWHITE	6	0.413	-0.209	-0.013	1.000			
LOG_SO2	10	-0.121	-0.256	0.470	0.052	1.000		
LOG_NOX	11	-0.368	0.018	0.347	0.190	0.733	1.000	
MORTALTY	9	0.509	-0.510	0.261	0.644	0.403	0.292	1.000

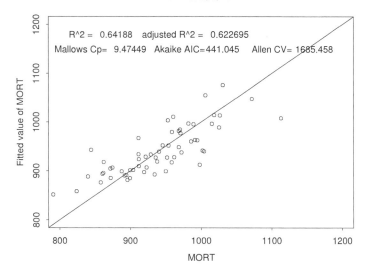

図 4.1 三つの変数 EDUC, NONW, LSO2 を利用した線形回帰モデルでの 4 種類の
モデル選択規準の値と被説明変数 MORT の値変数 MORT の値に対する推定
値のプロット

は，例えば，統計ソフト S-Plus または R を利用すると，線形回帰モデルに関数 **glm**，CV 規準の計算に必要なハット行列は関数 **hat** を利用すると付録 B.3 に示すようなプログラムで計算できる．その結果は図 4.1 である．

さて，最大 6 個の説明変数からなるモデルの数は $2^6 - 1 = 63$ 通りである．最適なモデルの選択を実施してみよう．R, S-Plus では変数選択に関数 **step** が利用できるが，特に S-Plus では関数 **stepwise** を利用すると，変数増加法，減少法，増減法，総当たり法などが簡単にできる．例えば，総当たり法は

S-Plus program：表 4.5

x ← cbind(rain,educ,popd,nonw,lnox,lso2)
y ← mort
stepwise(x,y,intercept="T",method="exhaustive")

と指定する．増加法では **method="forward"** と指定すればよい．ただ，この関数からは R^{*2}，Mallows の C_p，AIC は簡単に計算できるが，s^2_{CV} は付録 B.3 に示すように別に計算しなければならない．

表 4.5 subset selection に準じた回帰モデルのさまざまな選択規準の値. 同じモデルサイズでのモデルの多い場合には Allen の CV 規準によるベスト 5 のモデル

p	変数群	R^2	R^{*2}	C_p	AIC	s^2_{CV}
1	NONW	0.414	0.404	44.6	467	2393
1	RAIN	0.260	0.247	71.1	481	3076
1	EDUC	0.260	0.248	71.0	481	3087
1	LSO2	0.163	0.148	87.7	488	3535
1	LNOX	0.085	0.069	101.0	493	3827
1	POPD	0.068	0.052	103.9	494	3878
2	EDUC, NONW	0.562	0.547	21.2	451	1876
2	NONW, LSO2	0.551	0.535	23.0	453	2019
2	RAIN, LNOX	0.526	0.509	27.4	456	2072
2	POPD, NONW	0.487	0.469	34.1	461	2208
2	RAIN, NONW	0.486	0.468	34.3	461	2212
⋮						
3	RAIN, NONW, LSO2	0.660	0.642	6.39	438	1618
3	EDUC, NONW, LSO2	0.642	0.623	9.47	441	1686
3	RAIN, NONW, LNOX	0.611	0.590	14.8	446	1778
3	EDUC, NONW, LNOX	0.601	0.579	16.6	448	1807
3	EDUC, POPD, NONW	0.595	0.573	17.5	448	1947
⋮						
4	RAIN, EDUC, NONW, LSO2 (最適モデル)	0.683	0.660	4.37	436	1576
4	RAIN, EDUC, NONW, LNOX	0.661	0.636	8.17	440	1598
4	RAIN, POPD, NONW, LSO2	0.666	0.642	7.25	439	1695
4	EDUC, POPD, NONW, LSO2	0.646	0.620	10.8	442	1828
4	RAIN, NONW, LSO2, LNOX	0.662	0.638	7.94	440	1875
⋮						
5	RAIN, EDUC, POPD, NONW, LSO2	0.687	0.658	5.68	437	1726
5	RAIN, EDUC, POPD, NONW, LNOX	0.670	0.639	8.67	440	1747
5	RAIN, EDUC, NONW, LSO2, LNOX	0.688	0.659	5.57	437	1816
5	RAIN, POPD, NONW, LSO2, LNOX	0.669	0.638	8.90	440	1944
5	EDUC, POPD, NONW, LSO2, LNOX	0.648	0.615	12.45	444	2177
5	RAIN, EDUC, POPD, LSO2, LNOX	0.570	0.530	25.8	456	2542
6	RAIN, EDUC, POPD, NONW, LSO2, LNOX	0.691	0.656	7.0	438	1964

さて,総当たり法で計算した結果を表 4.5 に示す.最適なモデルとして $R^{*2}, C_p, AIC, s^2_{\text{CV}}$ いずれも

$p = 4 : \{\text{RAIN, EDUC, NONW, LSO2}\}, \quad s^2 = 1315.1, \quad R = 0.683$

を選択している.推定された回帰モデルは表 4.6 に示すとおりで,この結果はモデル選択規準にかかわらず同じ結果であった.

表 4.6 モデル選択規準により選択された最適回帰モデル

variable name	regression coefficient	standard error	stand. coef.	t-stat	2tail sig.
定数	943.769	93.8459	15.170	10.06	0.000
RAIN	1.64526	0.613783	0.264	2.68	0.010
EDUC	−13.8854	6.88777	−0.189	−2.02	0.049
NONW	3.31995	0.585299	0.476	5.67	0.000
LSO2	34.6385	7.90996	0.362	4.38	0.000

4.8　Hjorth の CMV 規準

　これまで議論してきたモデル選択の規準は，もちろん，あるモデルの良さを評価するためのものであるが，実は，現在のデータに基づいて，多くのモデルの中から最適なモデルを一つ選ぶという「モデル選択それ自身の不確定性」を考慮していないのである．例えば，あるモデル選択規準として AIC を考えてみよう．もちろん，Mallows の $C_p, s^2, R^2, R^{*2}, s_{\mathrm{CV}}^2$ でも何でもよい．いま，候補となるモデルが全部で K 個あり

$$\{M_1, M_2, \ldots, M_K\}$$

としよう．それぞれのモデルの AIC を AIC_k とすると，1.2節で示したように，それぞれのモデルの AIC は式 (4.26) の不偏推定量であった．いまデータをとって，それぞれの AIC を計算して最小のモデルがモデル M_j であったとしよう．とすると，つねにモデル M_j が選ばれることがなければ，すなわち

$$\Pr\{\min AIC_i = AIC_j\} < 1 \tag{4.61}$$

であれば，期待値は積分であることを考えて

$$AIC_j = \min_i AIC_i \leq AIC_i$$
$$\Downarrow$$
$$E(\min_i AIC_i) < E(AIC_i)$$

つまり，

$$E(\min_i AIC_i) < E(AIC_j) \tag{4.62}$$

となる．つまり，モデル選択という行為によりモデル M_j の本来の AIC が

4.8 HjorthのCMV規準

小さめに推定されてしまうというバイアスをもつことになるのである．もし，自由度調整重相関係数を利用したとしたら，最適なモデルの重相関係数は本来の重相関係数を大きめに推定するバイアスを示すことになる．

　この種類の欠点は，現在のデータだけに最もよくフィットした回帰モデルから推定された誤差分散 s^2 が過小評価されている点にきわめて類似している．この意味で，変数選択に伴う変動を評価する，つまり，モデルのクロスバリデーションを目的としたクロスモデル・バリデーション (cross model validation) という方法がHjorth (1982) により提案された．モデル選択の不確定性は残念ながら理論的には評価できないのでクロス・バリデーションで評価しようというものである．この方法は，市販の統計ソフトにも導入されていないという点で，まだ市民権を得るほどには至っていないが，コンピュータ時代にふさわしい，利用価値の高い手法である．ここでは，この方法を HjorthのCMV規準とよぶ．さて，その方法は以下に示すとおりであるが，その中で使用されるモデル選択規準はすでに述べた中の何でもよいが一つ決める必要がある．

HjorthのCMV規準のアルゴリズム

1) Step 1: $i \leftarrow 1$.
2) Step 2: 第 i 組目の y_i を予測するのに i 組目のデータを除いた残り $(n-1)$ 組のデータ
$$D_{\text{EST},i} = \{y_k; x_{k1}, x_{k2}, \cdots, x_{kp}\}, \quad k = 1, 2, \ldots, n; k \neq i$$
を推定用データセットとする．
3) Step 3: 事前に決めた選択規準に従って，すべてのモデルサイズ q $(q = 1, 2, \ldots, p)$ 毎に最適モデルを決定する．総当たり法が利用できない場合は，stepwise法を利用する．ここで，
$$\hat{M}(q, D_{\text{EST},i}) : \text{モデルサイズが } q \text{ の最適モデル}$$
とし，この最適モデルによる第 i 組の y_i の予測値を
$$\hat{y}_i(q) = \hat{y}_i(\hat{M}(q, D_{\text{EST},i})), \quad q = 1, 2, \ldots, p \qquad (4.63)$$
と定義する．

3) Step 4: $i \leftarrow i+1$; go to step 2.
4) Step 5: 予測誤差分散を
$$s^2_{\text{CMV}}(q) = \frac{1}{n}\sum_{i=1}^{n}(y_i - \hat{y}_i(q))^2, \quad q = 1, 2, \ldots, p \quad (4.64)$$
で計算する.
5) Step 6: 最後に，予測誤差分散が最小となるモデルの変数の数 q^* を決定する.
6) Step 7: モデルサイズ q^* の中からデータ全部を利用して最適モデル（変数の最適な組み合せ）を事前に決めた選択規準により決定する.

上記の Step 3 において，変数の数がある程度小さければ（$p < 20$ 程度），すべての組み合せの中から最適なモデルを選択する方法（best subset regression）が利用できるが，大きければ変数増加法，減少法，増減法，減増法を利用すればよいだろう．また，観測値の組み数 n が大きくなると時間がそれだけかかるが，D_{EST} をデータの $100(1-\alpha)\%$，D_{PRED} を $100\alpha\%$ 等とするなどの工夫も有効である．例えば，$n = 1000$ の場合，上記の方法では 1000 回の繰り返しが必要であるが，データの最初から 10 個毎に D_{PRED} として定義すれば，計 100 回の繰り返しで済む．この場合は式 (4.64) の予測誤差の分散は

$$s^2_{\text{CMV}}(q) = \frac{1}{1000}\sum_{i=1}^{100}\sum_{j=1}^{10}(y_{ij} - \hat{y}_i(q))^2, \quad q = 1, 2, \ldots, p$$

で計算する.

4.9　モデル選択の例 No.2

さて，CV 規準をモデル選択規準として利用した Hjorth の CMV 規準を表 4.1 のデータに適用してみよう．その結果は表 4.7 に示すように，CV 規準による最適モデルよりはモデルサイズが一つ小さいモデルが選ばれた．最

4.9 モデル選択の例 No.2

表 4.7 モデル選択の変動を考慮しない Allen の CV 規準と考慮した Hjorth の CMV 規準の比較

p	s^2_{CV}	s^2_{CMV}
1	2393	3076
2	1876	2616
3	1618	(最適モデル)1618
4	(最適モデル)1576	2033
5	1726	2169
6	1964	1964

表 4.8 Hjorth の CMV 規準により選択された最適回帰モデル

variable name	regression coefficient	standard error	stand. coef.	t-stat	2tail sig.
定数	759.941	22.7810	12.215	33.36	0.000
RAIN	2.28372	0.539958	0.367	4.23	0.000
NONW	3.27705	0.600701	0.470	5.46	0.000
LSO2	40.4798	7.55883	0.423	5.36	0.000

適モデルは表 4.8 に示したように,

$$p = 3 : \{\text{RAIN, NONW, LSO2}\}, \quad s^2 = 1387.0, \quad R = 0.660$$

の組み合せが選ばれた. まず, 表 4.7 から

$$s^2_{\text{CMV}}(q) \geq s^2_{\text{CV}}(q)$$

となっていることが理解できるであろう. モデル選択の変動の影響が出ており, 式 (4.62) で示したように, 通常のモデル選択規準が低めに推定するバイアスの実例である. $p = 6$ のときと $p = 3$ のときが両者が一致している. 前者の場合は最も大きいモデルの場合であるから, 比較するモデル (つまり, 選択による変動) がないので一致して当然である. 後者の場合に一致したことの意味は, 式 (4.61) の確率がつねに 1 であることを意味するのである. つまり, このケースでは

$$\Pr\{\hat{M}(q = 3, D_{\text{EST},i}) = \{\text{RAIN, NONW, LSO2}\}\} = 1,$$

で, $D_{\text{EST},i}$ にかかわらず, つねに組み合せ {RAIN, NONW, LSO2} が最適モデルであったことを示し, それだけこの組み合せが強いモデルであることを意味するのである. つまり, (1) 降水量が多く (天候条件), (2) 白人以外の人種が多く (低所得者階級を表現), しかも, (3) 工場を固定発生源とした大気汚染物質の代表である二酸化硫黄に汚染されている程度が高いほど全死

因の死亡率が高くなるという，reasonable なモデルである．

モデル選択の変動を考慮をせずに選ばれた最適モデルと CMV での最適モデルの (1) 予測値のプロットの比較，CMV での最適モデルの (2) 残差プロットを図 4.2, 図 4.3 に示した．残差プロットでみるとルイジアナ州の New Orleans が若干高値 (推定値が低値) に飛び離れている．

なお，表 4.1 のような死亡率を取り扱うときは，各都市の「人口」の大きさを考慮に入れた重み付き回帰モデル，死亡数に Poisson 分布を仮定した一般化線形モデル (generalized linear model) 等を利用するのが better である．式 (4.1) の単純な「正規線形」モデルでは人口が大きく異なると misleading な結果につながる危険性が大きい（第 13 章参照）．

練習問題

[問題 4.1]　$y = X\beta + \epsilon$, $z = X\beta + \delta$ とし，ϵ, δ は独立に $N(0, \sigma^2 I)$ に従

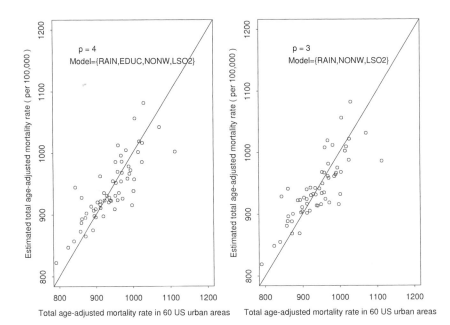

図 4.2　CV での最適モデル $(p = 4)$ と CMV での最適モデル $(p = 3)$ との予測値のプロットの比較

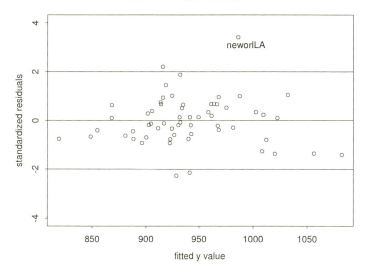

図 4.3 CMV での最適モデルの残差プロット

うとする.$\boldsymbol{\beta}$ は $\boldsymbol{y}$ から推定し $\hat{\boldsymbol{\beta}} = (\boldsymbol{X}^t\boldsymbol{X})^{-1}\boldsymbol{X}^t\boldsymbol{y}$ としよう.そのとき,この推定値を利用して同じ説明変数の値で $\boldsymbol{z}$ の予測に利用するとき次式を証明せよ.

$$\frac{1}{n}E\{(\boldsymbol{z}-\boldsymbol{X}\hat{\boldsymbol{\beta}})^t(\boldsymbol{z}-\boldsymbol{X}\hat{\boldsymbol{\beta}})\} = \sigma^2\left(1+\frac{p+1}{n}\right) \qquad (4.65)$$

この推定値は式 (4.43) に等しい,つまり AIC 規準と漸近的に等価である.

[問題 4.2] Allen の CV 規準の s_{CV}^2 が,式 (4.60) のようにハット行列を利用して 1 回の推定で計算可能となることを次のステップで証明せよ.

1) 式 (4.10) におけるハット行列の i 番目の対角成分は,$h_{ii} = \boldsymbol{x}_i(\boldsymbol{X}^t\boldsymbol{X})^{-1}\boldsymbol{x}_i^t$ であることに注意して次式が成り立つことを示せ.

$$(\boldsymbol{I} - (\boldsymbol{X}^t\boldsymbol{X})^{-1}\boldsymbol{x}_i\boldsymbol{x}_i^t)^{-1} = \boldsymbol{I} + \frac{1}{1-h_{ii}}(\boldsymbol{X}^t\boldsymbol{X})^{-1}\boldsymbol{x}_i\boldsymbol{x}_i^t$$

2) $\boldsymbol{X}^t\boldsymbol{X} = \sum_{i=1}^n \boldsymbol{x}_i\boldsymbol{x}_i^t$ であることに注意して $D_{\mathrm{EST},i}$ から推定された推定値 $\hat{\boldsymbol{\beta}}_{(-i)}$ は

$$\hat{\boldsymbol{\beta}}_{(-i)} = (\boldsymbol{X}^t\boldsymbol{X} - \boldsymbol{x}_i\boldsymbol{x}_i^t)^{-1}(\boldsymbol{X}^t\boldsymbol{y} - \boldsymbol{x}_iy_i)$$

3) 1), 2) から

$$\hat{\boldsymbol{\beta}}_{(-i)} = \hat{\boldsymbol{\beta}} - \frac{y_i - \hat{y}_i}{1 - h_{ii}} (\boldsymbol{X}^t \boldsymbol{X})^{-1} \boldsymbol{x}_i \qquad (4.66)$$

ここに，$\hat{y}_i = \boldsymbol{x}_i^t \hat{\boldsymbol{\beta}}$ である．

4) 結局，次式が成立する．

$$y_i - \hat{y}_i(D_{\text{EST},i}) = \frac{y_i - \hat{y}_i}{1 - h_{ii}}$$

なお，式 (4.66) は第 i 組目のデータが回帰係数の推定値 $\hat{\boldsymbol{\beta}}$ に与える影響の度合を検討する感度分析 (sensitivity analysis) に

$$\Delta \hat{\boldsymbol{\beta}} = \hat{\boldsymbol{\beta}} - \hat{\boldsymbol{\beta}}_{(-i)} \qquad (4.67)$$

が，また，その関数である Cook(1979) の距離は有名である．

[問題 4.3] モデル選択規準に Allen の CV 規準，変数選択に総当たり法，を利用して Hjorth の CMV 規準アルゴリズムのプログラムを作成し，表 4.7 の結果を再現せよ．

5
測定誤差のある線形モデル——測定法の比較

　ここでは，説明変数に測定誤差のある場合の回帰モデルの例として測定法の比較を取り上げる．表5.1は未熟児20例の検体から血清 Kanamycin の値を heelstick 法 (X), umbilical catheter 法 (Y) の2種類の検査法で測定したものである．2種類の測定法の比較を統計学的に推論せよ．

表 5.1　未熟児 20 検体から測定した血清 Kanamycin 値

Baby No.	測定法	
	heelstick 法	catheter 法
1	23.0	25.2
2	33.2	26.0
3	16.6	16.3
4	26.3	27.2
5	20.0	23.2
6	20.0	18.1
7	20.6	22.2
8	18.9	17.2
9	17.8	18.8
10	20.0	16.4
11	26.4	24.8
12	21.8	26.8
13	14.9	15.4
14	17.4	14.9
15	20.0	18.1
16	13.2	16.3
17	28.4	31.3
18	25.9	31.2
19	18.9	18.0
20	13.8	15.6

5.1 誤　　差

測定には誤差 (error) がつきものである．真値が θ である物質の測定値を x とすると誤差 ϵ は

$$\epsilon = x - \theta \tag{5.1}$$

で定義される．この誤差の中身は大きく分けて

1) 分析操作の誤り
2) 精密度（precision）または，偶然誤差（random error）
3) 偏り（bias），正確度（accuracy），または系統誤差（systematic error）

の三つに分解できる．すなわち，

$$\epsilon = (x - y) + (y - \mu) + (\mu - \theta) \tag{5.2}$$

となる．ここに，y は操作誤りのない場合の測定値である．操作誤りがないと仮定すれば真値 θ をもつ試料を n 回「繰り返し測定」したときの第 j 回目の測定値 x_j は母平均 μ，母分散 σ_e^2 の正規分布に従う変量と考えられる（誤差の法則）．さて，平均値 $\bar{x}$ を利用すると，第 j 回目の誤差は

$$\epsilon_j = (x_j - \bar{x}) + (\bar{x} - \theta) \tag{5.3}$$

と分解される．ここで，第 1 項は偏差（deviation）とよばれ，母平均 μ の推定値である平均値 $\bar{x}$ のまわりのバラツキ，つまり測定法の精密度を意味する．その平均的な大きさは母標準偏差 σ_E の推定値としての標準偏差 SD（standard deviation）

$$SD = \sqrt{\frac{\sum_{j=1}^{n}(x_j - \bar{x})^2}{n - 1}} \tag{5.4}$$

で推定できる．一方，第 2 項 $(\bar{x} - \theta)$ は真値からの偏り $(\mu - \theta)$ の推定値を表す．言い換えれば測定法の正確度を表すと考えられる．さて，精密度と正確度を含めた誤差の総合的指標としての測定精度 σ_T は

$$\sigma_T = \sqrt{\mathrm{Var}(\epsilon_j)} = \sqrt{\sigma_e^2 + (\mu - \theta)^2} \tag{5.5}$$

で与えられる．この精度 σ_T が臨床においてどの程度まで許容されるかとい

う精度の目標として許容誤差（tolerance limit）がよく用いられる．

ところで，測定誤差の大きさに関しては，現実に測定される値の全域での評価が必要不可欠となる．しかし，標準試料の値を連続的に動かすのも現実的ではなく，実際には低値，中値，高値，など数点適宜選定して測定誤差の評価を行う．この場合，真値 θ と測定値 x との間に

$$x = \mu + \epsilon = \alpha + \beta\theta + \epsilon \tag{5.6}$$

という線形関係が成立することが多い．α は一定系統誤差（constant systematic error），β は比例系統誤差（proportional systematic error）と呼ばれる．正確度の評価ではこの 2 種類の誤差は区別して評価しなければならない．

5.2 正確度の評価の基本

さて，最も基本的な正確度の評価方法は標準試料を利用して，2 種類の系統誤差の大きさを検討することである．すなわち，真（表示）値 θ_i の異なる標準試料を a 個用意し，それぞれ b 回繰り返し測定する実験を考える．測定順序に関してはなんらかの適当な randomization を施す．測定値を $\{x_{ij} : i = 1, \ldots, a; j = 1, \ldots, b; N = ab\}$ とし，一定系統誤差を α，比例系統誤差を β とすると

$$x_{ij} = \alpha + \beta\theta_i + \epsilon_{ij}, \quad \epsilon_{ij} \sim N(0, \sigma_e^2) \tag{5.7}$$

という回帰分析で α と β を推定する．ここでの統計学的推測の興味は，それぞれの信頼区間と

1) $H_0 : \beta = 1$ の検定
2) $H_0 : \alpha = 0$ の検定

等であろう．

5.3 測定法の比較

近年の臨床検査技術の進歩はめざましく，新しい測定法が次々と開発されている．測定法の取り換えに際しては，従来法と新しい方法の比較検討が

重要となる.この際,日常遭遇する患者検体を利用する場合が多い.表 5.1 に示す例では,図 5.1 に示すように,x 軸に従来法である heelstick 法,y 軸に新しい方法である umbilical catheter 法の測定値をプロットして回帰直線を計算して...という誘惑に駆られそうであるが,実はここに落とし穴が潜んでいるのである.表 5.2 には 1986 年の雑誌「臨床病理」に掲載された臨床検査法の比較に関する論文の中で使用されていた回帰直線の例を示す.なお,以下の議論は,臨床検査を例にあげるものの,測定法一般について適用

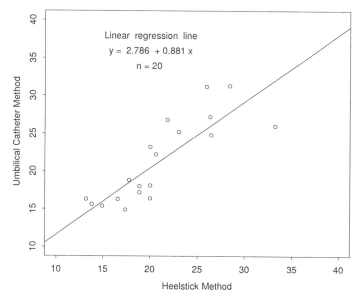

図 5.1 表 5.1 のデータの線形回帰式

表 5.2 1986 年の臨床病理 (Vol. 34) に掲載された測定法の比較に関する主な論文での主要な結果(丹後,1988)

著者	物質	測定法			相関	標本サイズ	線形関係式
		x 軸	y 軸		r	n	の傾き $\hat{\beta}$
1. 園田, 他	リンパ球表面抗原	En ロゼッタ法	DMAR 法	$y = 0.96x + 2.1$	0.93	73	1.035
2. 津田, 他	リンパ球比率	S. plus 4	E. 400	$y = 1.0122x + 1.0107$	0.988	276	1.012
3. 高宮, 他	第 IV 因子活性	本法	従来法	$y = 0.86x + 0.066$	0.92	20	0.929
4. 油野, 他	蛋白非結合ビリルビン	GOD-BOD 法	BOD	$y = 1.10x + 0.05$	0.8865	120	1.275
5. 竹立, 他	尿中 AAP 活性	Jung 法	本法	$y = 1.292x - 1.416$	0.988	30	1.312
6. 桜川, 他	Protein C	ELISA	教室法	$y = 0.98x + 8.2$	0.844	18	1.193
7. 松下, 他	クレアチニン	Folin-Wu	BOD	$y = 0.97x - 0.01$	0.988	40	0.972
8. 秦野, 他	Oxypurin	Reference	present	$y = 0.74x - 0.05$	0.964	?	0.760
9. 庄野, 他	ラットアルブミン	RIA	EIA	$y = 0.76x - 7.58$	0.9407	41	0.797
10. 園田, 他	リドカイン	HPLC	EMIT	$y = 1.05x + 0.12$	0.992	46	1.059

できる．

5.3.1 線形回帰式と線形関係式

従来法の測定値を x，新しい方法のそれを y としよう．同一試料を二分して測定値 $\{(x_i, y_i), i = 1, 2, \ldots, n\}$ を測定する場合を考えよう．測定法を比較する場合，まず精度が悪ければお話にならない．あらかじめ2種類の測定法の精密度を検討して，測定誤差の分散比

$$\lambda = \frac{\sigma_y^2}{\sigma_x^2} \tag{5.8}$$

を推定し，λ が許容される限界を越えれば新しい測定法には交換できないと判断するのが順当であろう．

さて正確度の比較の基本モデルは，i 番目の試料の真値を θ_i とすると，次の線形モデル

$$x_i = \theta_i + \delta_i, \quad \delta_i \sim N(0, \sigma_x^2) \tag{5.9}$$

$$y_i = \alpha + \beta\theta_i + \epsilon_i, \quad \epsilon_i \sim N(0, \sigma_y^2) \tag{5.10}$$

であり，通常の線形回帰式 (linear regression line)

$$y_i = \alpha' + \beta' x_i + \epsilon_i$$

ではないことにまず注意したい．期待値で表現すれば線形回帰式は

$$E(y) = \alpha' + \beta' x$$

であるのに対して，この場合のモデルは

$$E(y) = \alpha + \beta E(x) \tag{5.11}$$

という違いがある．線形回帰式では，x_i に誤差は許されていない，もしくは x 軸の測定誤差が y 軸に比較して無視できる場合を想定しており，パラメータ推定値は最小2乗法（最尤推定法）により

$$\hat{\beta}' = \frac{S_{xy}}{S_x^2} \tag{5.12}$$

$$\hat{\alpha}' = \bar{y} - \hat{\beta}'\bar{x} \tag{5.13}$$

で与えられることはよく知られている．しかし，式 (5.10) の α, β は後述の最小2乗法またはモーメント法により，

$$\hat{\beta} = \frac{S_y^2 - \lambda S_x^2 + \sqrt{(S_y^2 - \lambda S_x^2)^2 + 4\lambda S_{xy}^2}}{2S_{xy}} \quad (5.14)$$

$$\hat{\alpha} = \bar{y} - \hat{\beta}\bar{x} \quad (5.15)$$

で推定される．ここで，S_x^2, S_y^2, S_{xy} は標本分散，共分散である．もし，θ_i 間（検体間）のバラツキに正規分布が仮定できる場合にはこの推定値は最尤推定値に一致する．この関係式を線形関係式という．

[例題 5.1] 線形関係式は観測点 P (x_i, y_i) から直線上の点 Q $(\theta_i, \alpha + \beta\theta_i)$ までの x 軸方向，y 軸方向の距離をそれぞれの測定誤差 σ_x^2, σ_y^2 で規準化した距離の平方和

$$D^2 = \frac{1}{\sigma_x^2} \sum_{i=1}^n \left\{ (x_i - \theta_i)^2 + \frac{(y_i - \alpha - \beta\theta_i)^2}{\lambda} \right\} \quad (5.16)$$

を最小にする，最小 2 乗法で導かれることを示せ．ここで $\theta_i, i = 1, 2, \ldots, n$ は未知である．

[解答] 線形モデル (5.9), (5.10) より，測定値のペア $(x_i, y_i), i = 1, 2, \ldots, n$ はそれぞれ直線上の点 $(\theta_i, \alpha + \beta\theta_i)$ を中心に二次元正規分布（無相関）をすると考えられる．したがって，パラメータの最尤推定値を考えると，測定誤差で規準化された距離 D^2 (Mahalanobis distance)

$$D^2 = \sum_{i=1}^n \left\{ \frac{(x_i - \theta_i)^2}{\sigma_x^2} + \frac{(y_i - \alpha - \beta\theta_i)^2}{\sigma_y^2} \right\} \quad (5.17)$$

を最小化する問題に還元される．もし，x 軸方向の測定誤差がなければ x 軸方向にデータのバラツキはないので，

$$\theta_i = x_i, \quad i = 1, 2, \ldots, n$$

であるから，y 軸方向の誤差だけを考慮に入れればよく，それは通常の最小 2 乗法に一致する．

まず点 θ_i を推定するのに偏微分 $\frac{\partial D^2}{\partial \theta_i} = 0$ を計算すると，

$$\theta_i = \frac{\beta y_i + \lambda x_i - \alpha\beta}{\beta^2 + \lambda}$$

となる．これを D^2 に代入すると

5.3 測定法の比較

$$D^2 = \frac{1}{\sigma_x^2(\beta^2 + \lambda)} \sum_{i=1}^{n}(y_i - \alpha - \beta x_i)^2 \tag{5.18}$$

となる.この D^2 に関する連立偏微分方程式

$$\frac{\partial D^2}{\partial \alpha} = \frac{\partial D^2}{\partial \beta} = 0$$

を解くと β に関する二次方程式

$$S_{xy}\beta^2 - (S_y^2 - \lambda S_x^2)\beta - \lambda S_{xy} = 0 \tag{5.19}$$

が導かれる.これを解けば,式 (5.14) が得られる.もちろん α は式 (5.15) を満たす.この方法はそれぞれの真値 θ_i が固定されている (fixed) と考えた linear *functional* relationship とよばれる[*1)].

[例題 5.2] モーメント法によっても式 (5.14), (5.15) で与えられる推定値が導かれることを示せ.

[解答] 検体の真値 θ_i の期待値と分散を μ, σ^2 とすると,線形モデル (5.9), (5.10) より

$$E(x_i) = \mu \tag{5.20}$$

$$E(y_i) = \alpha + \beta\mu \tag{5.21}$$

$$\mathrm{Var}(x_i) = \sigma^2 + \sigma_x^2 \tag{5.22}$$

$$\mathrm{Var}(y_i) = \beta^2\sigma^2 + \sigma_y^2 \tag{5.23}$$

$$\mathrm{Cov}(x_i, y_i) = \beta\sigma^2 \tag{5.24}$$

が成立する.これらの式に標本平均,標本分散,標本共分散を代入すると式 (5.19) の二次方程式が得られ,式 (5.14),(5.15) の線形関係式が推定される.この方法はそれぞれの真値 θ_i がある分布に従う変量 (random variable) であると考えた linear *structural* relationship とよばれている.測定誤差を考慮した統計学的推測はこの考え方が利用される.

さて,式 (5.12),(5.22),(5.24) より

$$\beta' = \beta \frac{\sigma^2}{\sigma^2 + \sigma_x^2} \tag{5.25}$$

[*1)] なお,この方法では推定すべきパラメータが $\alpha, \beta, \theta_i (i = 1, 2, \ldots, n)$ とデータ数より 2 個多い $n+2$ であるため統計学的推測一般には適さない.

が導かれる．つまり測定誤差 σ_x^2 を無視して回帰直線を推定すると真の傾き β より小さめに推定されてしまう (attenuated to zero) ことがわかる．測定誤差 σ_x^2 が大きいほど小さくなる．

$$\frac{\sigma^2}{\sigma^2 + \sigma_x^2}$$

を attenuation factor とよぶ．

5.3.2 bootstrap による推測

推定値 $\hat{\alpha}, \hat{\beta}$ の標準誤差，帰無仮説 "$H_0: \beta = 1, \alpha = 0$" の検定，信頼区間の計算などの推測は通常の回帰モデルと異なり容易ではない．日常遭遇する患者検体の中から選ばれる検体（真値）の分布が正規分布する仮定も不自然であるし，そのように仮定しても理論的な推測は容易ではない．したがって，ここでは分布型に依存しない bootstrap 法（第 3 章参照）を利用するのが実際的でもあり便利であろう．例えば，勾配 β に関する一つの簡単な，しかし，少々過大評価ぎみのアルゴリズム（ノンパラメトリック bootstrap）は以下に示すとおりである（その問題点は問題 5.6 参照）．

1) $w_i = (x_i, y_i), i = 1, 2, \ldots, n$ とする．
2) n 組の測定値 $(w_i, \ldots, w_n)$ の中から重複を許して無作為に（コンピュータ乱数を利用して）n 組のサンプル $(w_1^*, \ldots, w_n^*)$ を抽出する．このサンプルを bootstrap sample とよぶ．
3) この bootstrap sample を式 (5.14) に代入して $\hat{\beta}^*$ を計算する．
4) Step 2)–3) を B 回繰り返し，$\{\hat{\beta}_1^*, \ldots, \hat{\beta}_B^*\}$ を得る．信頼区間を計算するのが最終目的の場合は $B = 2000$ くらいが必要である．
5) 式 (5.14) の推定値 $\hat{\beta}$ の標準誤差の bootstrap 推定値は

$$\mathrm{SE}(\hat{\beta}) = \sqrt{\frac{\sum_1^B (\hat{\beta}_j^* - \bar{\beta}^*)^2}{B-1}}$$

で与えられる．ここに，$\bar{\beta}^* = \sum_1^B \hat{\beta}_j^*/B$ である．

信頼区間は Efron の BC 法 (3.4.2 項) または，BC_a 法 (3.4.3 項) を利用するのが簡単である．

[例題 5.3] 表 5.1 の未熟児のデータについて解析してみよう.
[解答] ここでは測定誤差の分散比は $\lambda=1$ と仮定できるとしよう. 計算は S-Plus で行い，そのプログラムは付録 B.4 に示す. 推定された線形関係式は
$$E(y) = -1.16 + 1.07E(x)$$
であった. また $B=2000$ として bootstrap 法により推定した 2000 本の線形関係式 $y = \hat{\alpha}_j^* + \hat{\beta}_j^* x$, $j=1,\ldots,B$ を図 5.2，また，$\hat{\alpha}_j^*$ と $\hat{\beta}_j^*$ の散布図を図 5.3 に示した. また，BC 法により，α, β の信頼区間は

$$\beta: \ 0.72 \sim 1.53, \quad \text{SE} = 0.222$$
$$\alpha: -10.70 \sim 5.20, \quad \text{SE} = 4.279$$

と推定された. この結果より，帰無仮説 $H_0: \alpha=0$, $\beta=1$ を積極的に否定できず，2 種類の測定方法の差異認める十分な証拠はないと推測できる. また，二つの回帰直線は

$$y = 2.786 + 0.881x$$

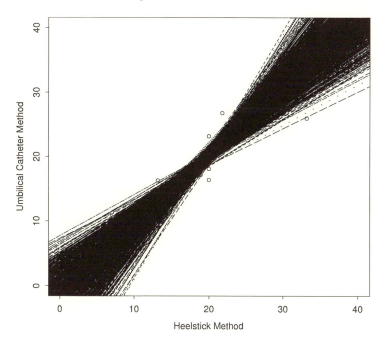

図 5.2 表 5.1 のデータの線形関係式の $B=2000$ 回の bootstrap 推定

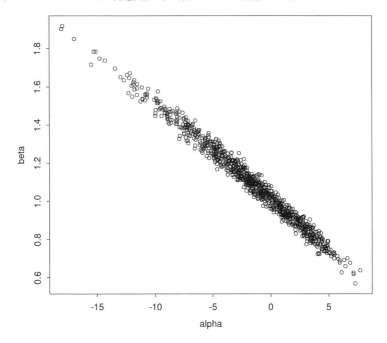

図 5.3 表 5.1 の bootstrap sample ($\hat{\alpha}_j^*, \hat{\beta}_j^*, j = 1, \ldots, B$) の散布図

$$x = -5.350 + 1.271y$$

であった. これらの 3 種類の直線を図 5.4 に示した. もちろん, 三つの直線は定点 $(\bar{x}, \bar{y}) = (20.86, 21.15)$ を通る.

5.3.3 繰り返し測定のある場合

繰り返しデータがない場合には, あらかじめ測定誤差の分散比を推定しておく必要があったが, もし, 同一試料を 4 等分してそれぞれ 2 回繰り返して測定したデータ $\{(x_{ij}, y_{ij}), i = 1, 2, \ldots, n; j = 1, 2\}$ が得られれば, その必要はなく, かつ, より完全な解析が一挙に可能となる.

1) 精密度の比較

まず, それぞれの精密度, 例えば,

$$\hat{\sigma}_x^2 = \sum_{i=1}^n \frac{(x_{i1} - x_{i2})^2}{2n} \tag{5.26}$$

5.3 測定法の比較

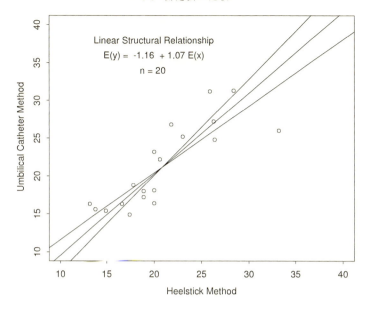

図 5.4 表 5.1 のデータの線形関係式

を計算して，分散比を

$$\hat{\lambda} = \frac{\hat{\sigma}_y^2}{\hat{\sigma}_x^2} \quad (5.27)$$

と推定するとともに信頼区間を計算することができる．帰無仮説

$$H_0 : \sigma_x^2 = \sigma_y^2 \quad (5.28)$$

の下では，式 (5.27) は自由度 (n,n) の F 分布に従うので，検定により新しい方法の精密度を検討することが可能である．

2) 正確度の比較

基本モデルは，式 (5.9),(5.10) と同様で，真値を θ_i とすると，次の線形モデルで与えられる．

$$x_{ij} = \theta_i + \delta_{ij}, \quad \delta_{ij} \sim N(0, \sigma_x^2) \quad (5.29)$$

$$y_{ij} = \alpha + \beta\theta_i + \epsilon_{ij}, \quad \epsilon_{ij} \sim N(0, \sigma_y^2) \quad (5.30)$$

このモデルでは α, β の推定が，

$$\frac{x_{i1} + x_{i2}}{2} \Longrightarrow x_i; \quad \frac{y_{i1} + y_{i2}}{2} \Longrightarrow y_i \quad (5.31)$$

と変換することにより，式 (5.14),(5.15) が利用できる．λ は式 (5.27) の推定値が利用できるのである．

3) 患者試料の大きさ

さらに，新しい測定法の精度が従来法に比較して，許容できない精度をもつものを検定で排除するために最低限必要な標本サイズを考えることが可能である．それには，まず，測定誤差の分散比（= 変動係数の比の 2 乗）

$$\lambda = \frac{\sigma_y^2}{\sigma_x^2} \simeq \frac{CV_y^2}{CV_x^2} \tag{5.32}$$

の許容限界 λ_0 を設定することである．そうすると，式 (5.28) の帰無仮説の下での等分散 F 検定において，$F_{n,n}(\alpha)$ を自由度 (n,n) の上側 $100\,\alpha\%$ 点とすると有意水準 α で有意差が出る（設定した λ_0 を検出する）確率，すなわち「検出力 $1-\beta$」が次式で計算できる．

$$1 - \beta = \Pr\{F > F_{n,n}(\alpha)/\lambda_0\} \tag{5.33}$$

したがって，標本サイズ n と λ_0 の値（CV の比の 2 乗）の組み合せに関する検出力を計算し，必要な n の値を検討する．表 5.3 に一部の値を示す．現実には，少なくとも，検出力 80% はほしい．

練習問題

[問題 5.1] 線形関係式の傾き β に関して次の命題を証明せよ．

① $\lambda \to \infty$ のとき $\hat{\beta} = \hat{\beta}_{y|x} = S_{xy}/S_x^2$（式 (5.12)）
② $\lambda \to 0$ のとき $\hat{\beta} = \hat{\beta}_{x|y} = S_{xy}/S_y^2$（$x$ の y に対する回帰式の傾き）
③ $\beta_{x|y} \leq \beta \leq \beta_{y|x}$
④ $\lambda = 1$ のとき β は 2 変数 x, y の主成分分析 (principal component

表 5.3 有意水準 5% での検出力 (%) の表

CV	n						
	40	60	80	100	120	140	200
1.2	30	40	49	57	63	69	82
1.3	50	65	75	83	93	95	98
1.4	68	82	91	96	98	99	100
1.5	81	93	97	100	100	100	100

analysis) を適用したときの第 1 主成分の傾きに等しい.

[問題 5.2] 例題 5.1 で，$\mathrm{T}(x_i, \alpha + \beta x_i)$ とすると
$$\tan \angle \mathrm{QPT} = \beta/\lambda$$
であることを証明せよ.

[問題 5.3] 式 (5.18) を変形すると
$$D^2 = \sum_{i=1}^{n} \left(\frac{y_i - \alpha - \beta x_i}{\sigma_x \sqrt{\beta^2 + \lambda}} \right)^2$$
となる．これから類推して，線形関係式のモデルの検証のための残差統計量は

表 5.4 患者検体 48 例から 2 種類の方法で測定したある臨床検査値

Patient No.	標準法		新しい方法		Patient No.	標準法		新しい方法	
	1 回目	2 回目	1 回目	2 回目		1 回目	2 回目	1 回目	2 回目
1	118	113	106	110	25	39	38	38	36
2	59	62	53	56	26	41	38	39	38
3	47	44	42	45	27	49	47	44	43
4	97	89	82	84	28	46	44	42	43
5	81	82	72	73	29	40	40	38	39
6	101	107	92	97	30	45	45	41	38
7	92	98	88	89	31	44	42	41	44
8	29	26	28	28	32	386	389	371	368
9	72	75	71	63	33	39	39	41	41
10	469	478	479	477	34	291	295	258	251
11	77	74	72	69	35	38	36	41	39
12	366	367	367	363	36	123	119	111	116
13	130	127	114	117	37	76	74	70	69
14	82	83	79	77	38	208	206	194	191
15	33	33	30	34	39	166	162	153	148
16	46	51	45	48	40	32	34	34	34
17	76	76	67	64	41	21	20	23	22
18	365	368	319	313	42	246	244	238	236
19	303	298	298	302	43	928	921	949	942
20	317	319	312	317	44	97	96	88	89
21	308	306	265	266	45	451	447	408	413
22	537	531	544	545	46	417	411	363	358
23	130	130	119	118	47	131	132	121	121
24	34	34	35	33	48	120	122	117	118

$$e_i = \frac{y_i - \hat{\alpha} - \hat{\beta} x_i}{\hat{\sigma}_x \sqrt{\hat{\beta}^2 + \lambda}} \tag{5.34}$$

であり，モデル (5.9), (5.10) が正しければ，残差の約 95% が区間 $(-2,2)$ に，約 99.7% が区間 $(-3,3)$ に入ると推測できそうであるが，このことを説明せよ．

[問題 5.4] 表 5.1 のデータの残差プロットを行え．

[問題 5.5] 表 5.4 はある検査に関する標準法 (reference method) と，新しく提案された方法 (proposed method) による 48 検体を利用して，それぞれの方法で 2 回繰り返して測定したデータである．線形関係式を推定せよ（答：$E(y) = -6.629 + 0.991 E(x)$）．

[問題 5.6] 5.3.2 項で解説した線形関係式での bootstrap sample ではつねに，計画行列が変化し，計画行列の sampling の影響で分散推定が大きめにされている．そこで，例題 5.1 を参考にして

$$\hat{\delta}_i = x_i - \hat{\theta}_i$$
$$\hat{\epsilon}_i = y_i - \hat{\alpha} - \hat{\beta} \hat{\theta}_i$$

とした誤差 $(\hat{\delta}_i, \hat{\epsilon}_i)$, $i = 1, \ldots, n$ からの bootstrap を考えたらどのようなアルゴリズムが考えられるか？ またその結果を比較してみよ．

[問題 5.7] 式 (5.9), (5.10) で

$$\theta_i \sim N(\mu, \ \sigma^2) \tag{5.35}$$

と仮定できる場合，α, β の最尤推定値は式 (5.14), (5.15) に一致することを示せ．

6

一般化線形モデル (GLIM)

表6.1は，ある薬剤の 50%致死量 (LD50, median lethal dose) を推定することを目的とした毒性試験のデータである．ロジスティック回帰モデルで推定してみよう．

6.1 はじめに

Nelder and Wedderburn(1972) により提案された一般化線形モデル (GLIM, generalized linear model) は今日の医学分野における統計学的推測の根幹をなす基本モデルである (McCullagh and Nelder, 1989). それは，古典的な線形モデルにおける誤差項に仮定されていた正規分布の枠組みを外し，正規分布になじまない確率変数に対しても統一的な線形推測が可能となるようにしたものである．いくつかの例を紹介しよう．

1) 正規線形モデル

表 6.1 毒性試験データ

$\log_{10}$(用量)	標本サイズ	死亡数
1.691	59	4
1.724	60	10
1.755	62	19
1.784	56	31
1.811	63	52
1.837	59	53
1.861	62	60
1.884	60	60

第4章で例題として利用した大気汚染の健康影響に関するデータの線形回帰モデルは，誤差に正規分布を仮定すると，次のように表現できる．

$$y_i \sim \text{Normal}(\mu_i, \sigma^2) \equiv N(\mu_i, \sigma^2) \qquad (6.1)$$

$$\mu_i = \beta_0 + \beta_1 x_{i1} + \cdots + \beta_p x_{ip} \qquad (6.2)$$

2) ロジスティック回帰モデル

表 6.1 に示す動物を利用した毒性試験のデータにおける解析の一つの方法は，各用量群の標本サイズ m_i の中の観測死亡数 d_i が死亡確率 p_i を母数にもつ二項分布 Binomial(p_i, m_i) に従う確率変数で，用量反応曲線がロジスティック曲線に従うモデルを導入することである．

$$d_i \sim \text{Binomial}(p_i, m_i) \qquad (6.3)$$

$$\log \frac{p_i}{1-p_i} = \beta_0 + \beta_1 x_i \qquad (6.4)$$

3) ロジスティック回帰モデル

アメリカのフラミンガムで開始された冠状動脈性疾患のリスクファクターに関する大規模コホート研究では，調査対象者 i 毎に (1) 検討するリスクファクター $\boldsymbol{x_i} = (x_{i1}, \ldots, x_{ip})$ を追跡開始時点で観測，(2) 12 年間の追跡期間での当該疾患の発生の有無 $d_i = 0$(無), 1(有) を観測した．当該疾患の発生確率 p_i に影響を与えるリスクファクターを検討する一つのモデルは次のように表現できる．

$$d_i \sim \text{Binomial}(p_i, 1) \qquad (6.5)$$

$$\log \frac{p_i}{1-p_i} = \beta_0 + \beta_1 x_{i1} + \cdots + \beta_p x_{ip} \qquad (6.6)$$

4) Poisson 回帰モデル

ある県内の市町村毎の死亡率の比較に標準化死亡比 (SMR, standard mortality ratio) がよく用いられる．それは観測死亡数 d_i を (県全体または国全体の年齢階級死亡率に基づいて計算される) ベースライン期待死亡数 E_{0i} で除した比である．死亡率の地域差を説明するために社会経済的要因 $\boldsymbol{x_i} = (x_{i1}, \ldots, x_{ip})$ を説明変数として行われる回帰モデルは，死亡数が期待死亡数 μ_i をもつ Poisson 分布 Poisson(μ_i) に従う確率変数と考えた，次の対数線形モデル (log-linear model) が標準

的な統計モデルである．

$$d_i \sim \text{Poisson}(\mu_i) \tag{6.7}$$

$$\log \mu_i = \log E_{0i} + \beta_1 x_{i1} + \cdots + \beta_p x_{ip} \tag{6.8}$$

この線形モデルから，説明変数で調整された SMR の推定値が

$$\hat{SMR}_i = \frac{\hat{\mu}_i}{E_{0i}} \tag{6.9}$$

として求められる．

6.2 GLIM の三つの特徴

GLIM は次の三つの成分で規定されるモデルである．

(1) ランダム成分 (random component)　　確率変数 Y_i の従う分布は，正規分布，二項分布，Poisson 分布などを含む指数型分布族

$$f(y \mid \theta_i, \phi) = \exp\left(\frac{\theta_i y - b(\theta_i)}{a_i(\phi)} + c(y, \phi)\right), \quad i = 1, 2, \ldots, n \tag{6.10}$$

である．ここに θ_i は正準母数 (canonical parameter)，ϕ は散らばりの母数（dispersion parameter），または局外母数 (nuisance parameter) とよばれる．Y_i の期待値と分散は

$$\mu_i = E(Y_i) = b'(\theta_i) \tag{6.11}$$

$$\text{Var}(Y_i) = a_i(\phi) b''(\theta_i) \tag{6.12}$$

で与えられる．ここで，$b''(\theta)$ は期待値 μ だけの関数であり，分散関数 (variance function) とよばれる．この意味で，

$$V(\mu_i) = b''(\theta_i) \tag{6.13}$$

としておく．また，$a_i(\cdot)$ は

$$a_i(\phi) = \phi/u_i, \quad (u_i \text{ は既知}) \tag{6.14}$$

の形に特定する．さて，指数型分布族の例を典型的な分布で調べてみると次のとおりである．

1) 正規分布：$Y \sim N(\mu, \sigma^2)$

$$a(\phi) = \phi, \quad u_i = 1$$

$$b(\theta) = \theta^2/2$$
$$\mu = \theta$$
$$V(\mu) = 1$$

2) 二項分布: $Y = d/m, \quad d \sim \text{Binomial}(\mu, m), \quad \mu = p$
$$a(\phi) = 1/m, \quad \phi = 1, \, u_i = m_i$$
$$b(\theta) = \log(1 + \exp(\theta))$$
$$\mu = 1/(1 + \exp(-\theta))$$
$$V(\mu) = \mu(1 - \mu)$$

3) Poisson 分布: $Y \sim \text{Poisson}(\mu)$
$$a(\phi) = 1, \quad \phi = 1, \, u_i = 1$$
$$b(\theta) = \exp(\theta)$$
$$\mu = \exp(\theta)$$
$$V(\mu) = \mu$$

(2) 系統的成分 (systematic component)　通常の線形モデルで考える説明変数,共変量の線形結合を GLIM では改めて線形予測子 (linear predictor) とよび, η で表す:
$$\eta_i = \sum_{j=0}^{p} \beta_j x_{ij} = \boldsymbol{x}_i^t \boldsymbol{\beta} \tag{6.15}$$

(3) 連結関数 (link function)　期待値 μ_i と線形予測子 η_i とを連結する関数 $g(\cdot)$:
$$g(\mu_i) = \eta_i = \boldsymbol{x}_i^t \boldsymbol{\beta} \tag{6.16}$$
を連結関数とよぶ. 連結関数の中で, 特別な, しかし, 標準的に利用されるのが正準連結関数 (canonical link function)
$$g(\mu_i) = \theta_i = \eta_i = \boldsymbol{x}_i^t \boldsymbol{\beta} \tag{6.17}$$
である. この連結関数による推測は θ の十分統計量が利用できるので, 他の連結関数より特に小標本で望ましい性質がある. 例えば, それぞれの分布での正準連結関数は次のとおりである.

1) 正規分布: $\mu = \eta$ (正規線形モデル)
2) 二項分布: $\log\{\mu/(1-\mu)\} = \eta$ (ロジスティック回帰モデル)
3) Poisson 分布: $\log \mu = \eta$ (Poisson 回帰モデル)

これ以外の連結関数としては

1) プロビット変換
$$\Phi^{-1}(\mu) = \eta \tag{6.18}$$

2) complementary log–log 変換
$$\log\{-\log(1-\mu)\} = \eta \tag{6.19}$$

3) Box–Cox 変換
$$\eta = \begin{cases} (\mu^\alpha - 1)/\alpha, & \alpha \neq 0 \\ \log \mu, & \alpha = 0 \end{cases} \tag{6.20}$$

等が利用される．

6.3 最 尤 推 定

さて，母数の推定は最尤推定が用いられる．最尤推定量 $\hat{\boldsymbol{\beta}}$ は対数尤度

$$l(\boldsymbol{\beta}) = \log L(\boldsymbol{\beta}) = \sum_{i=1}^{n} \left(\frac{\theta_i y_i - b(\theta_i)}{a_i(\phi)} + c(y_i, \phi) \right) \tag{6.21}$$

を最大にする．つまり，$\beta_s, s = 0, 1, \ldots, p$ で偏微分して

$$\begin{aligned}
\frac{\partial l}{\partial \beta_s} &= \sum_{i=1}^{n} \frac{1}{a_i(\phi)} (y_i - b'(\theta_i)) \frac{\partial \theta_i}{\partial \beta_s} \\
&= \sum_{i=1}^{n} \frac{1}{a_i(\phi)} (y_i - \mu_i) \frac{\partial \theta_i}{\partial \mu_i} \frac{\partial \mu_i}{\partial \beta_s} \\
&= \sum_{i=1}^{n} \frac{1}{a_i(\phi)} (y_i - \mu_i) \frac{1}{b''(\theta_i)} \frac{x_{is}}{g'(\mu_i)} \\
&= \sum_{i=1}^{n} v_i (y_i - \mu_i) x_{is} = 0
\end{aligned} \tag{6.22}$$

を満たす．ここに

$$v_i = \frac{1}{a_i(\phi)b''(\theta_i)g'(\mu_i)} \tag{6.23}$$

である.さて,正準連結関数を考えれば,

$$g(\mu) = \theta \Rightarrow \frac{\partial}{\partial \theta}g(\mu) = 1$$

$$\Rightarrow g'(\mu)\frac{\partial \mu}{\partial \theta} = 1$$

$$\Rightarrow g'(\mu)b''(\theta) = 1$$

となることに注意しよう.

次に,式 (6.22) を β_t で偏微分すると

$$\frac{\partial^2 l}{\partial \beta_s \partial \beta_t} = \sum_{i=1}^{n}\left\{\frac{\partial v_i}{\beta_t}(y_i - \mu_i)x_{is} + v_i(-1)\frac{\partial \mu_i}{\partial \beta_t}x_{is}\right\} \tag{6.24}$$

となる.その期待値をとると

$$E\left(\frac{\partial^2 l}{\partial \beta_s \partial \beta_t}\right) = -\sum_{i=1}^{n}v_i\frac{1}{g'(\mu_i)}x_{is}x_{it} = -\sum_{i=1}^{n}w_i x_{is}x_{it} \tag{6.25}$$

ここに,

$$w_i = \frac{1}{a_i(\phi)b''(\theta_i)(g'(\mu_i))^2} \quad (>0) \tag{6.26}$$

である.したがって,Fisher のスコア法を利用すれば,ベクトル表示で,

$$\hat{\boldsymbol{\beta}}^{(k+1)} = \hat{\boldsymbol{\beta}}^{(k)} - \left[E\left(\frac{\partial^2 l}{\partial \boldsymbol{\beta} \partial \boldsymbol{\beta}^t}\right)\right]^{-1}_{\hat{\boldsymbol{\beta}}^{(k)}}\left[\frac{\partial l}{\partial \boldsymbol{\beta}}\right]_{\hat{\boldsymbol{\beta}}^{(k)}} \tag{6.27}$$

$$= \hat{\boldsymbol{\beta}}^{(k)} + \left[\sum_{i=1}^{n}\hat{w}_i \boldsymbol{x}_i \boldsymbol{x}_i^t\right]^{-1}_{\hat{\boldsymbol{\beta}}^{(k)}}\left[\sum_{i=1}^{n}\hat{w}_i g'(\hat{\mu}_i)(y_i - \hat{\mu}_i)\boldsymbol{x}_i\right]_{\hat{\boldsymbol{\beta}}^{(k)}}$$

を解けばよい.最尤推定値の漸近分散は Fisher の情報行列の逆行列

$$\mathrm{Var}(\hat{\boldsymbol{\beta}}) = \left[\sum_{i=1}^{n}\hat{w}_i \boldsymbol{x}_i \boldsymbol{x}_i^t\right]^{-1} \tag{6.28}$$

で与えられる.

ここでは,式 (6.27) をさらに変形してみよう.

$$\hat{\boldsymbol{\beta}}^{(k+1)} = \left[\sum_{i=1}^{n}(\sqrt{\hat{w}_i}\boldsymbol{x}_i)(\sqrt{\hat{w}_i}\boldsymbol{x}_i^t)\right]^{-1}_{\hat{\boldsymbol{\beta}}^{(k)}} \cdot$$

$$\left[\sum_{i=1}^{n}(\sqrt{\hat{w}_i}\boldsymbol{x}_i)\left\{\sqrt{\hat{w}_i}\boldsymbol{x}_i^t\hat{\boldsymbol{\beta}}+\sqrt{\hat{w}_i}g^{'}(\hat{\mu}_i)(y_i-\hat{\mu}_i)\right\}\right]_{\hat{\boldsymbol{\beta}}^{(k)}}$$

となる．これは

$$\left[\sqrt{\hat{w}_i}\left\{\hat{\eta}_i+g^{'}(\hat{\mu}_i)(y_i-\hat{\mu}_i)\right\}\right]_{\hat{\boldsymbol{\beta}}^{(k)}}=(\sqrt{\hat{w}_i}\boldsymbol{x}_i)^t\boldsymbol{\beta}^{(k+1)}+\epsilon_i \quad (6.29)$$

という回帰モデルの最小2乗解の反復計算となることがわかる．言い換えれば，$\boldsymbol{\beta}$ の最尤推定の反復計算の各過程は，

- 重み: $\hat{w}_i = 1/\left\{a_i(\phi)b^{''}(\hat{\theta}_i)(g^{'}(\hat{\mu}_i))^2\right\}$
- 従属変数: $\hat{\eta}_i+g^{'}(\hat{\mu}_i)(y_i-\hat{\mu}_i)$
- 説明変数: $\boldsymbol{x}_i$

と設定した通常の重み付き線形回帰モデルで最小2乗解と同値となることがわかる．例えば，正規分布のケースであれば，重みは $\hat{w}_i = 1$，従属変数，説明変数はそれぞれ y_i, $\boldsymbol{x}_i$ となり，繰り返しなしの通常の線形回帰モデルに一致する．

ところで，式 (6.29) の重み付き最小2乗解の反復計算には従属変数の初期値が必要になるが，一般にはデータ自身 y_i を $\hat{\mu}_i$ に代入した $\eta(y_i)$ を用いるのが通常である．しかし，二項分布の場合の $\eta(y) = \log\{y/(1-y)\}$ においては $y=0,1$ で発散しまうので，そのような場合には微調整した $\eta(y_i+\epsilon)$ と設定する必要がある．

6.4 モデルの適合度の評価

一般化線形モデルのデータに対する適合度を評価する方法としては，尤度比検定規準の考え方を利用した "scaled deviance" を利用する．それは，データ自身を代入した

$$\text{full model } f : \tilde{\theta} = \theta(y_i)$$

の対数尤度 l_f と $p+1$ 個 (intercept を考慮しての「+1」) の母数をもつモデルの最大対数尤度 l_p との差の2倍で定義される:

$$S(p,f) = -2\log\frac{L(\hat{\boldsymbol{\beta}})}{L_f} = -2l(\hat{\boldsymbol{\beta}})+2l_f$$

$$= \sum_{i=1}^{n} 2u_i \frac{y_i(\tilde{\theta}_i - \hat{\theta}_i) - b(\tilde{\theta}_i) + b(\hat{\theta}_i)}{\phi}$$

$$= \frac{D(p,f)}{\phi} \tag{6.30}$$

ここで, $D(p,f)$ を "deviance" とよぶ. "scaled deviance" は, 現在のモデルが正しいという帰無仮説の下で漸近的に（正規線形モデルでは正確に）自由度 $n-p-1$ の χ^2 分布に従う. 例えば,

1) 正規線形モデル

$$S(p,f) = \frac{\sum_{i=1}^{n}\left\{2(y_i - \hat{\mu}_i)y_i - y_i^2 + \hat{\mu}_i^2\right\}}{\phi}$$

$$= \frac{\sum_{i=1}^{n}(y_i - \hat{\mu}_i)^2}{\sigma^2}$$

$$= \frac{\text{残差平方和}}{\sigma^2} \sim \chi_{n-p-1}^2 \text{ 分布} \tag{6.31}$$

とよく知られた性質が導かれる.

2) 二項分布モデル

$$\theta = \log\frac{\mu}{1-\mu}, \quad b(\theta) = -\log(1-\mu)$$

であることに注意して式を変形していくと

$$S(p,f) = D(p,f) = 2\sum_{i=1}^{n}\left\{m_i y_i \log\frac{y_i}{\hat{\mu}_i} + m_i(1-y_i)\log\frac{1-y_i}{1-\hat{\mu}_i}\right\}$$

$$= 2\sum_{i=1}^{n}\left\{d_i \log\frac{d_i}{m_i\hat{\mu}_i} + (m_i - d_i)\log\frac{m_i - d_i}{m_i - m_i\hat{\mu}_i}\right\}$$

$$\sim \chi_{n-p-1}^2 \text{ 分布} \tag{6.32}$$

が得られる.

3) Poisson モデル

$$S(p,f) = D(p,f)$$

$$= 2\sum_{i=1}^{n}\left\{y_i \log\frac{y_i}{\hat{\mu}_i} - (y_i - \hat{\mu}_i)\right\} \sim \chi_{n-p-1}^2 \text{ 分布} \tag{6.33}$$

が得られる.

二項モデル, Poisson モデルでは, deviance 統計量以外に Pearson χ^2 適合度統計量

$$X^2 = \sum_{i=1}^n \frac{(y_i - \hat{\mu}_i)^2}{V(\hat{\mu}_i)} \qquad (6.34)$$

が利用できる．また，その成分の Pearson 残差

$$\text{Resid}_i = \frac{y_i - \hat{\mu}_i}{\sqrt{V(\hat{\mu}_i)}} \qquad (6.35)$$

である．正規線形モデルの残差はこの Pearson 残差を散らばりのパラメータ ϕ の推定値で規準化した残差

$$\text{Resid}_i = \frac{y_i - \hat{\mu}_i}{\sqrt{\hat{\phi}}} \qquad (6.36)$$

を利用するのが通常である．二項モデル，Poisson モデルで，現在のモデルが適合していれば X^2 の値は deviance と同様

$$E(X^2) = n - p - 1 \quad (\text{現在のモデルが正しいという条件で}) (6.37)$$

の近くにあるはずである．しかし，多くの観測度数 m_i または，y_i が小さいと，これらの漸近性がくずれ，特に deviance（逸脱度）の性質が悪くなる．このような場合にはどちらかというと Pearson 統計量が better である．

6.5　analysis of deviance

さて，deviance は局外母数 ϕ を含まない統計量であるため，これを用いて正規線形モデルではいわゆる分散分析 (analysis of variance)，二項モデルや Poisson モデルでは analysis of deviance が展開できる．

その準備として

$$M_p = p + 1 \text{ 個の母数を含むモデル}$$

として，二つのモデル M_p と M_q $(p > q)$ を比較することを考えよう．つまり，ここで，興味ある検定仮説は

$$\begin{aligned} H_0 &: \text{モデル } M_p \text{ から除かれた } (p-q) \text{ 個の母数の効果はない} \\ H_1 &: \text{モデル } M_p \text{ から除かれた } (p-q) \text{ 個の母数の効果はある} \end{aligned} \qquad (6.38)$$

である．まず，正規線形モデルでは「最大モデルの母数の数を $p_{\max}$」として，その deviance (= 残差平方和) を $D(p_{\max}, f)$，自由度を $n - p_{\max} - 1$ と

すると,「最大モデルを前提にして」散らばりのパラメータ ϕ を,

$$\hat{\phi} = \hat{\sigma}^2 = \frac{D(p_{\max}, f)}{n - p_{\max} - 1} \tag{6.39}$$

と推定しておく. そうすると, 帰無仮説の検定統計量は F 検定統計量となる:

$$F = \frac{\left(\frac{D(p,f)}{\sigma^2} - \frac{D(q,f)}{\sigma^2}\right) \big/ (p - q)}{\hat{\sigma}^2 / \sigma^2} = \frac{\Delta D(p, q)/(p - q)}{\hat{\sigma}^2}$$
$$\sim F_{p-q, n-p_{\max} - 1} \text{ 分布} \tag{6.40}$$

つまり, これにより, 分散分析表が構築できる.

一方, 二項分布, Poisson 分布の場合には scaled deviance = deviance であるので単純に,「deviance の差として」尤度比検定統計量が定義できる. つまり, 大きいモデル M_p が正しいという帰無仮説の下で

$$\Delta D(p, q) = -2 \log \frac{l_q(\hat{\boldsymbol{\beta}})}{l_f} + 2 \log \frac{l_p(\hat{\boldsymbol{\beta}})}{l_f}$$
$$= -2 \log \frac{l_q(\hat{\boldsymbol{\beta}})}{l_p(\hat{\boldsymbol{\beta}})} \sim \chi^2_{p-q} \text{ 分布} \tag{6.41}$$

が成立し, モデル M_p から除かれた $p - q$ 個の母数の有意性検定が尤度比検定により計算できる. これを繰り返し適用することにより "analysis of deviance" ができるのである.

6.6　over-dispersion

正規線形モデルを除くと, 確率変数 Y_i の分散が期待値の関数となっている.

$$\text{二項分布} : V(\mu) = \mu(1 - \mu)$$
$$\text{Poisson 分布} : V(\mu) = \mu$$

これは, 同じ説明変数の値 $\boldsymbol{x}_i$ をもつ個体すべてが同じ確率分布, すなわち, 同じ期待値 μ_i, 同じ分散 $V(\mu_i)$ をもつというかなり強い条件が課せられている. 現実には, 全く同じ年齢, 同じ生活習慣を有していても個体差があり, 観測・制御不可能な要因により期待値が変化する. このような場合には観測値の分散が分布で規定されている分散より大きくなる. この現象を

over-dispersion といい，程良く適合しているモデルでも deviance, Pearson 統計量がかなり大きくなり，有意に適合が悪いという答えを出してしまう．いま，二項分布の例で，μ_i の個体差が平均 μ，分散 τ^2 を有する確率変数であるとすると

$$E(y_i) = E_\mu\left(E(y_i \mid \mu_i)\right) = \mu \tag{6.42}$$

$$\begin{aligned}
\mathrm{Var}(y_i) &= \mathrm{Var}_\mu\left[E(y_i \mid \mu_i)\right] + E_\mu\left[\mathrm{Var}(y_i \mid \mu_i)\right] \\
&= \tau^2 + \frac{1}{m_i} E_\mu\left\{\mu_i(1-\mu_i)\right\} \\
&= \tau^2 + \frac{1}{m_i}\left\{\mu - (\tau^2 + \mu^2)\right\} \\
&= \frac{1}{m_i}\mu(1-\mu) + \frac{m_i - 1}{m_i}\tau^2 \tag{6.43} \\
&> \frac{1}{m_i}\mu(1-\mu)
\end{aligned}$$

となる．ベータ二項分布はこの種の over-dispersion を積極的にモデル化するために利用されるが，一般的に適用できるほどの柔軟性はない．そこで，

$$\tau^2 = c\mu(1-\mu)$$

とおけば式 (6.43) は

$$\mathrm{Var}(y_i) = \{1 + c(m_i - 1)\}\frac{1}{m_i}\mu(1-\mu) = \sigma^2\frac{1}{m_i}\mu(1-\mu) \tag{6.44}$$

と表現される．Poisson モデルでも同様である．この方法を擬似尤度法 (quasi-likelihood approach) という．つまり，分散関数を

$$V(\mu) \Longleftarrow \sigma^2 V(\mu) \tag{6.45}$$

とする方法である．したがって，モデルをフィットさせた後で，残差などを検討しても系統的な不適合がみられない場合には式 (6.34) の Pearson χ^2 適合度統計量で

$$\hat{\sigma}^2 = X^2/(n - p - 1) \tag{6.46}$$

と推定し，パラメータ β の共分散行列を

$$\mathrm{Var}(\hat{\boldsymbol{\beta}}) = \hat{\sigma}^2 \left[\sum_{i=1}^n \hat{w}_i \boldsymbol{x}_i \boldsymbol{x}_i^t\right]^{-1} \tag{6.47}$$

と変更し，興味あるパラメータの検定，信頼区間を計算する．

6.7　回帰係数の解釈

　従来の線形モデル用いられる変数は基本的には間隔尺度である計量値，連続量であるが，名義尺度，順序尺度である k 個のカテゴリー（グループ）からなる変数を利用することが多い．その場合には，ダミー変数を作成しなければならない．その代表的な方法の一つが，基準カテゴリー (reference category) を定義してそれに対する「差」を表現する $(k-1)$ 個のダミー変数を定義することである．例えば，変数 x_j が5カテゴリーの場合，第1カテゴリーを基準カテゴリーとし，第2カテゴリー以降のダミー変数を $(x_{j2},\ldots,x_{j5})$ とすると，表6.2のように作成することになる．また，合成変量 Z の中の変数 x_i に対応する部分は

$$\beta_j x_j \Rightarrow \beta_{j2} x_{j2} + \ldots + \beta_{jK} x_{jK}$$

と変更されることに注意したい．例えば，式 (6.6) における冠状動脈性疾患のリスクファクターに関する大規模コホート研究において，喫煙（1日当たりの喫煙量）の影響をみるために，アンケート調査において

{1:=喫煙経験なし，2:= 1箱未満，3:= 1箱，4:= 1箱より多い }

という質問票が作成されている．この場合，「喫煙経験なし」を規準カテゴリーとして，喫煙の影響を考えてみよう．変数 x_1 を喫煙として，他の変数は連続変数として，式 (6.6) の対数 (ここでは，個人を表す添え字 i は繁雑になるので省略する) をとると，

表 6.2　ダミー変数のつくり方の例

カテゴリー	ダミー変数			
	x_{j2}	x_{j3}	x_{i4}	x_{i5}
1	0	0	0	0
2	1	0	0	0
3	0	1	0	0
4	0	0	1	0
5	0	0	0	1

6.7 回帰係数の解釈

$$\frac{p}{1-p} = \exp\left(\beta_0 + \beta_{12}x_{12} + \beta_{13}x_{13} + \beta_{14}x_{14} + \beta_2 x_2 + \cdots + \beta_p x_p\right) \tag{6.48}$$

となる.左辺はリスクファクター $\boldsymbol{x}$ をもつ個体の,冠状動脈性疾患を発症する確率 $p(\boldsymbol{x})$ の発症しない確率 $1-p(\boldsymbol{x})$ に対する比,すなわち発症オッズ (incidence odds) である.そこで,「喫煙経験のない人」の発症確率 $p(\boldsymbol{x}_A)$ と「1日1箱より多く喫煙する」人の発症確率 $p(\boldsymbol{x}_B)$ を比較してみよう.ここに

$$\boldsymbol{x}_A = (0, 0, 0, x_2, x_3, \ldots, x_p)$$
$$\boldsymbol{x}_B = (0, 0, 1, x_2, x_3, \ldots, x_p)$$

である.ここで,ある因子の効果を比較できるということは,他のリスクファクターの値が同じという条件が必要である.そこで,その条件の下で,それぞれの発症確率は

$$\frac{p(\boldsymbol{x}_A)}{1-p(\boldsymbol{x}_A)} = \exp\left(\beta_0 + \beta_2 x_2 + \cdots + \beta_p x_p\right)$$
$$\frac{p(\boldsymbol{x}_B)}{1-p(\boldsymbol{x}_B)} = \exp\left(\beta_0 + \beta_{14} + \beta_2 x_2 + \cdots + \beta_p x_p\right)$$

となり,その比をとると,オッズ比 (odds ratio) が

$$\phi_{B/A} = \frac{p(\boldsymbol{x}_B)}{1-p(\boldsymbol{x}_B)} \div \frac{p(\boldsymbol{x}_A)}{1-p(\boldsymbol{x}_A)} = \exp\left(\beta_{14}\right)$$

と計算できることがわかる.このオッズ比を他の変数(交絡因子)を調整した調整オッズ比 (adjusted odds ratio) とよぶ.このようにして,疫学研究におけるロジスティック回帰モデルの適用結果の解釈では表 6.3 のように変数毎に整理することが多い.

一方,Poisson 回帰モデルにおいて同様な計算により導かれる指標は相対

表 6.3 回帰係数の解釈

喫煙 x_j	カテゴリー	係数 β	オッズ比,または相対リスク(基準カテゴリーに対する)
x_{j1}	1	0	1.00
x_{j2}	2	β_{j2}	$\exp(\beta_{j2})$
$\vdots$	$\vdots$	$\vdots$	$\vdots$
x_{jK}	K	β_{jK}	$\exp(\beta_{jK})$

リスク (relative risk) とよばれる.

6.8 適用例

ここでは，2種類の適用例を紹介しよう．

(1) 量反応関係のロジスティック回帰モデル　表 6.1 に示す毒性データの量反応曲線にロジスティック回帰モデルを適用してみよう．表 6.1 の頻度データそのものを利用できる S-Plus または R の「**glim 関数**」を利用したプログラムは次に示した．

S-Plus または R の program：図 **6.1**, 表 **6.4**, 表 **6.5**

```
x<-c(1.691,1.724,1.755,1.784,1.811,1.837,1.861,1.884)
d<-c(4,10,19,31,52,53,60,60)
n<-c(59,60,62,56,63,59,62,60)
r <-n - d
dose<-data.frame(x, n, d, r)
out<-glm(cbind(d, r) ~ x, family="binomial", data=dose)
Pres<-residuals(out, type="pearson") #Pearson residuals
e<-n*out$fitted.value # expeceted number of deaths
```

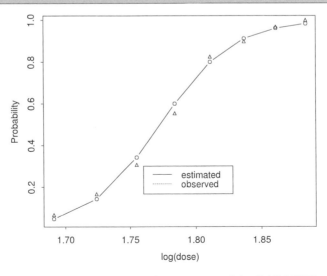

図 **6.1**　表 6.1 のロジスティック回帰モデルによる死亡率の推定値と観測値

6.8 適 用 例

表 6.4 deviance 分析表

model	deviance	自由度	Δ deviance
α	295.57	7	
α, β	4.072	6	291.50

表 6.5 ロジスティック回帰モデルによる Pearson 残差

用量	観測死亡数	期待死亡数	Pearson 残差
1.691	4	2.814129	0.7243993
1.724	10	8.595520	0.5175526
1.755	19	21.181350	-0.5841375
1.784	31	33.572048	-0.7014382
1.811	52	50.434568	0.4935732
1.837	53	53.813842	-0.3741935
1.861	60	59.609438	0.2576191
1.884	60	58.979104	1.0191012

推定結果は
$$\log \frac{p}{1-p} = -64.77 + 36.53x$$
となった.推定誤差は $\mathrm{SE}(\hat{\alpha}) = 5.51, \mathrm{SE}(\hat{\beta}) = 3.10$ である.推定された量反応曲線は図 6.1 に示した.したがって,LD_{50} は $p = 1/2$ つまり,$\alpha + \beta x = 0$ なる x であり,x 軸は対数目盛りであることに注意して,$x = 10^{64.77/36.53} = 59.29$ と推定される.また,deviance 表は表 6.4 のとおりである.モデルの適合度は尤度比検定で $\chi^2 = 4.07, \mathrm{df} = 6,$ two-tailed $p = 0.66$ と悪くない.また,モデルによる推定値,Pearson 残差を表 6.5 に示す.
特別に系統的な残差のパターンは観察されない.

(2) 放射線被曝従業員の追跡調査における Poisson 回帰モデル　あるエネルギー研究所での低濃度放射線の健康影響を調査するために実施された従業員 7778 名の追跡調査 (1943–1977) の解析に Poisson 回帰モデルを適用した例を紹介しよう.説明変数としては

1) $x_1 = $ 累積被曝線量 (dose): 4 カテゴリー
2) $x_2 = $ 年齢 (age at risk): 9 カテゴリー
3) $x_3 = $ 暦年 (year at risk): 4 カテゴリー
4) $x_4 = $ 就業期間 (employment): 4 カテゴリー
5) $x_5 = $ 追跡期間 (follow-up): 4 カテゴリー

を取り上げている．標本は全体で，最大 $4\times 9\times 4\times 4\times 4 = 2304$ 個の層に層別されるが，この場合には 390 の層に層別された．層毎に死亡数 d，人年 (person-years) N を集計して，期待死亡数 μ の Poisson 回帰モデル

$$d \sim \text{Poisson}(\mu)$$

$$\log \mu = \log N + \sum_{k=2}^{4}\beta_{1k}x_{1k} + \sum_{k=2}^{9}\beta_{2k}x_{2k} + \cdots + \sum_{k=2}^{4}\beta_{5k}x_k \quad (6.49)$$

を適用している．ここで，$d/N = p$ は観測死亡率である．その結果の一部として全死因に関する解析のプロセスと，累積被曝線量の第 1 カテゴリーを規準とした各線量カテゴリーにおける死亡相対リスクの推定値を表 6.6 に示す．

線量だけを入れたモデルでは，線量の増大につれて相対リスクの増大の傾向がみられ，特に 3 番目の線量カテゴリーで相対リスクが 1.47 を示した．しかし，モデルの deviance＝1699, df＝386 で適合度がきわめて悪い．他の交絡因子を説明変数に順々に入れていくとモデルの適合度が徐々に良くなり，全変数を入れた段階では deviance＝369, df＝369 ときわめて良くなり，ま

表 6.6 あるエネルギー研究所の低濃度放射線被曝に関する追跡調査の全死因に関する Poisson 回帰モデルの適合度と相対リスク

Model	No of parameters	deviance	df	relative risk for each dose category			
				0	0.1-0.9	1.0-4.9	5.0+
1. constant	1	1720	389				
2. (1)+dose	4	1699	386	1.00	1.04	1.47	1.05
3. (2)+age	12	414	378	1.00	0.91	1.00	0.73
4. (3)+year	15	406	375	1.00	0.91	1.00	0.75
5. (4)+follow-up	18	377	372	1.00	0.90	0.93	0.69
6. (5)+employment	21	369	369	1.00	0.92	1.05	0.83

表 6.7 あるエネルギー研究所の低濃度放射線被曝に関する追跡調査の全死因に関する Poissson 回帰モデル：各変数の有意性検定

Model	No of parameters	deviance	df	Δ deviance	Δ df	two-tailed p-value
1. constant	1	1720	389			
2. (1)+dose	4	1699	386	21	3	0.0001
3. (2)+age	12	414	378	1285	8	< 0.0001
4. (3)+year	15	406	375	8	3	0.0460
5. (4)+follow-up	18	377	372	29	3	< 0.0001
6. (5)+employment	21	369	369	8	3	0.0460

た，over-dispersion もみられない．その結果，線量の増大と死亡との間に正の傾向はみられない．また，式 (6.41) による各変数の有意性を尤度比検定で行うと，表 6.7 のごとくになる．年齢効果がはるかに大きいことがわかる．

練習問題

[問題 6.1] 正準連結関数を利用すれば，最尤推定における Fisher のスコア法と Newton–Raphson 法は同じとなることを示せ．

[問題 6.2] 一般化線形モデルでの AIC (Akaike's information criterion) はどのように定義できるか？

[問題 6.3] 帰無仮説
$$H_0 : \beta_1 = \cdots = \beta_p = 0$$
の下での最大尤度を $L(\mathbf{0})$ とすると、一般化線形モデルにおける p 個の説明変数の「寄与率」は
$$R^2 = 1 - \left(\frac{L(\mathbf{0})}{L(\hat{\boldsymbol{\beta}})}\right)^{\frac{2}{n}} \tag{6.50}$$
と定義できる．なぜなら，正規線形モデルでは式 (6.50) は式 (4.46) の通常の寄与率の定義に一致し，一般化線形モデルへの拡張と考えられるからである．一致することを示せ．

[問題 6.4] 式 (6.27) を利用してロジスティック回帰モデルのプログラムを作成し，表 6.1 に示す毒性データに適用し，S-plus の結果 (表 6.4, 表 6.5) を再現せよ．

[問題 6.5] 平均値を μ とするガンマ分布
$$f(y \mid \mu, \phi) = \frac{1}{\Gamma(\phi)} \left(\frac{\phi}{\mu}\right)^\phi y^{\phi-1} \exp\left(-\frac{\phi}{\mu}y\right)$$
もまた指数型分布族である．式 (6.10) の θ, $a(\phi)$, $b(\theta)$, $c(y, \phi)$ を求めよ．

7

ノンパラメトリック回帰モデル

　図 7.1 は茨城県龍ヶ崎地方城取清掃工場（以下，ごみ焼却施設）週辺の住民の中から公募で選ばれた，男性 57 名の血液中のダイオキシン濃度 (pg-TEQ/g 脂肪) と，住民の居住地の焼却施設からの距離との関係である．血中濃度は焼却施設周辺に高いといえるだろうか？

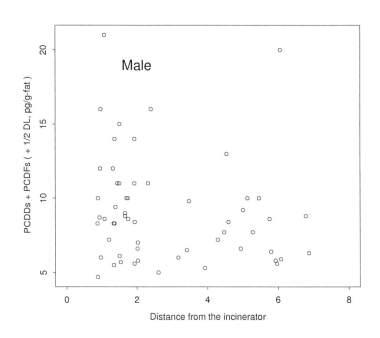

図 7.1　茨城県龍ヶ崎地方城取清掃工場週辺の住民 (男性) 57 名の血液中のダイオキシン濃度 (pg-TEQ/g 脂肪) と焼却施設からの距離との関係である

7.1　基本的アイデア

まず，手元にあるデータが
$$(y_i, x_i), \quad i = 1, \ldots, n \tag{7.1}$$
であるとし，y の変動を x で説明したい状況を考える．通常は，まず，(x, y) 軸上にプロットした散布図 (scatterplot) を眺めるだろう．そこで，神様だけが御存知のモデルが
$$y = s(x) + \epsilon, \quad (E(\epsilon) = 0, \text{Var}(\epsilon) = \sigma_e^2) \tag{7.2}$$
と表現できる場合を考えよう．ここで $s(\cdot)$ は未知の真の「滑らかな」関数である．未知の関数をパラメトリックに仮定せず，「滑らかさ」だけを仮定して，データ自身に語らせようという方法 (data-driven method) をノンパラメトリック回帰モデル，あるいは，scatterplot smoothing といい，その推定値 $\hat{s}$ を scatterplot smoother (本章では，smoother とよぶ) という．いわゆる移動平均 (moving average, running mean) がそのための最も基本的な方法であり，いまでもよく経済の時系列データの処理によく利用されている．それは，点 x を中心として幅 h の窓 (window) の中に入るデータの平均値を利用した方法で，

$$k(x_i - x \mid h) = \begin{cases} 1, & x_i \in [x - h, x + h] \\ 0, & \text{その他} \end{cases} \tag{7.3}$$

とおいたとき，

$$\hat{s}(x) = \sum_{i=1}^{n} k(x_i - x \mid h) y_i \bigg/ \sum_{j=1}^{n} k(x_j - x \mid h) \tag{7.4}$$

で表現できる．なぜならば，

$$\sum_{i=1}^{n} k(x_i - x \mid h) \tag{7.5}$$

は window $[x - h, x + h]$ の中に入るデータの数であるからである．式 (7.4) の平均という操作を「中央値」に置き換えれば，移動メディアン (running median) となり，平均値より robust な smoother となるが，等間隔で測定されているようなデータ以外にはあまり有用ではないので，ここでは議論の対

象外とする．

7.2 局所重み付き平均——*kernel* smoother

式 (7.3) を，より広い範囲の関数に拡張して，改めて重み関数を

$$w(x_i - x \mid h) = \frac{k(x_i - x \mid h)}{\sum_{j=1}^{n} k(x_i - x \mid h)} \tag{7.6}$$

とおくと，

$$\sum_{i=1}^{n} w(x_i - x \mid h) = 1 \tag{7.7}$$

となるから，

$$\hat{s}(x) = \sum_{i=1}^{n} w(x_i - x \mid h) y_i \tag{7.8}$$

で定義された局所重み付き平均 (locally weighted *average*) を，$k(z \mid h)$ を核 (kernel) にもつ *kernel* smoother という．*kernel* 関数の h を smoothing パラメータとよぶ．一般に，h は式 (7.3) のようにかならずしも利用するデータの範囲を定義する window を意味しない．しかし，それに似た範囲 (band) の幅 (width) を表すので bandwidth とよばれる．さて，式 (7.3) の *kernel* 関数では window 内のデータの重みは等しく設定されているが，「局所性 (local behaviour)」を考えれば，x の近くは重みを大きくし，遠くにいくに従って重みを小さくする方法が自然である．*kernel* 関数に要求される主な性質をまとめると

1) $k(z \mid h) \geq 0$
2) $\mid z_1 \mid \leq \mid z_2 \mid \rightarrow k(\mid z_1 \mid \mid h) \geq k(\mid z_2 \mid \mid h)$
3) $\int_{-\infty}^{\infty} k(z \mid h) dz = 1$
4) $k(z \mid h) = k(-z \mid h)$

となる．中でも，平均 0，分散 h^2 の正規分布

$$k(z \mid h) = \frac{1}{\sqrt{2\pi h^2}} \exp\left(-\frac{z^2}{2h^2}\right) \tag{7.9}$$

は代表的である．

7.2 局所重み付き平均——*kernel* smoother

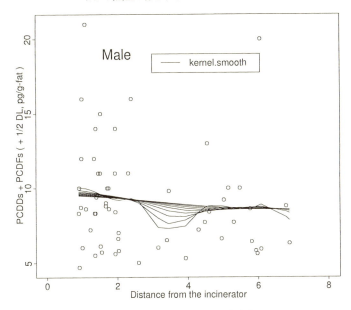

図 7.2 bandwidth h を 1.0(0.5)5.0 と変化させていったときの *kernel* smoother の推定値の変化

図 7.2 には,図 7.1 のデータ (変数名:ダイオキシン濃度を diox, 焼却施設からの距離を distance) に対して,式 (7.9) の正規分布を *kernel* 関数として,bandwidth h を 1.0(0.5)5.0 と変化させていったときの九つの *kernel* smoother を重ねて描いたものである.

S-Plus または R の program: 図 7.2

```
for (i in 2:10){
lines(ksmooth(distance, diox, kernel="normal",
              bandwidth=i*0.5),lty=1,col=i)
}
```

データが粗 (sparse) なところ (3 km 付近) は,bandwidth の値で大きく変化しているのが理解できよう.bandwidth の値が小さいほど,大きく下に凸な曲線を描いている.図 7.2 からの全体の印象としては,血液中のダイオ

キシン濃度が焼却施設付近からわずかに減衰曲線（直線）を描き，7km 離れた地点ではだいたい 1pg-TEQ/(g 脂肪) から 1.5pg-TEQ/(g 脂肪) 程度低下していると解釈できよう．

次に，式 (7.8) を各データポイント x_j で考えると

$$\hat{s}(x_j) = \sum_{i=1}^{n} w(x_i - x_j \mid h) y_i, \quad j = 1, \ldots, n \qquad (7.10)$$

つまり，ベクトル・行列で表現すると

$$\hat{y} = \hat{s} = Sy \qquad (7.11)$$

となる．この表現の意味は重要である．なぜなら，後述するすべての smoother は，データ $y = (y_1, \ldots, y_n)^t$ の変換 S として定義できるからである．一般線形モデル

$$y = X\beta + \epsilon$$

における推定量は

$$\hat{y} = X(X^t X)^{-1} X^t y = Hy$$

とハット行列で変換され，その自由度は

$$\mathrm{tr}(H) = p + 1, \quad y \text{ 切片を含むモデル} \qquad (7.12)$$

であった．つまり，smoother の自由度も

$$\text{smoother の df} = \mathrm{tr}(S) \qquad (7.13)$$

で定義できる．例えば，smoother の自由度がほぼ 2 に等しければそれはほぼ直線となっていることがわかる．

7.3　局所重み付き線形回帰――loess

式 (7.8) の局所重み付き平均 smoother に比べるともう少々回帰を意識した次の「局所重み付き線形回帰 (locally weighted linear regression)」型の smoother

$$\mathrm{Min}_{\alpha,\beta} \sum_{i=1}^{n} \{y_i - \alpha - \beta(x_i - x)\}^2 w(x_i - x \mid h) \qquad (7.14)$$

も自然である．つまり，

7.3 局所重み付き線形回帰——loess

$$\hat{s}(x) = \frac{1}{n}\sum_{i=1}^{n} \frac{q_2(x,h) - q_1(x,h)(x_i - x)}{q_2(x,h)q_0(x,h) - q_1(x,h)^2} \cdot w(x_i - x \mid h)y_i \quad (7.15)$$

で与えられる．ここで

$$q_r(x,h) = \sum_{i=1}^{n}(x_i - x)^r w(x_i - x \mid h)$$

である．なお，この smoother は，式 (7.8) の局所重み付き平均の smoother が上の回帰モデルで $\beta(x_i - x)$ の項を除いた回帰モデルの解と一致するという意味で拡張となっていることに注意しよう．kernel 関数は前節と同様なものが考えられる．また，式 (7.14) の回帰モデルを二次，三次と高次の多項式を考えることが可能であるが，多くの場合，そのメリットは少なく線形回帰で十分である．

さて，Cleveland(1979) はこの smoother の一つとして次のモデルを提案した．最近，lowess, loess などとよばれている smoother である．

1) データ x_j に近いデータのうち，k 番目までのデータの集合 (k nearest neighbors) を $N_p(x_j)$, $j = 1,\ldots,n$ とする．ここで，$p = k/n$ は span とよばれ，この smoother の smoothing パラメータである．

2) kernel 関数の bandwidth h の定義
$$h = d_k(x) = \underset{i \in N_p(x)}{\text{Max}} \mid x_i - x \mid$$

3) kernel 関数
$$k(x_i - x \mid d_k(x)) = \begin{cases} \left(1 - \left(\frac{|x_i-x|}{d_k(x)}\right)^3\right)^3, & \frac{|x_i-x|}{d_k(x)} \in [0,1) \\ 0, & \text{その他} \end{cases} \quad (7.16)$$

loess の特徴は，局所重み付き線形回帰に寄与する（正の重みをもつ）データの割合を示す span が smoothing の程度を表現するパラメータとしているため，bandwidth h を指定するより，理解しやすい．また，"loess" には上には記述していない異常値に影響されにくい robust な方法も導入されている．つまり，距離だけではなく，残差の大きいデータに対しては重みを小さくする工夫である．その詳細は原文を参照したい．

図 7.3 には，図 7.1 のデータに対して，span p を 0.2(0.1)1.0 と変化させて

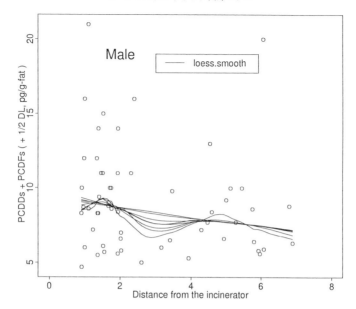

図 7.3 span p を 0.2(0.1)1.0 と変化させていったときの loess の推定値の変化

いったときの九つの loess を重ねて描いたものである．

S-Plus または R の program: 図 7.3

for (i in 2:10){
lines(loess.smooth(distance, diox, span=i/10, col=i))
}

全体としての推定値は，$kernel$ smoother とさほど違いはないようである．やはり，データが粗 (sparse) なところ（3 km 付近）は，span の値が変化するに従って，推定値も同様な変化をしている．

7.4 スプライン関数の利用——smoothing splines

明確に $kernel$ 関数を指定しているわけではないが，近似的に $kernel$ 型の

7.4 スプライン関数の利用——smoothing splines

smoother と同じような局所的性質をもつものに smoothing splines とよばれる smoother がある．それは，三次のスプライン関数 $s(x)$ を利用して

$$P = \sum_{i=1}^{n}(y_i - s(x_i))^2 + \lambda \int \left(\frac{\partial^2 s(x)}{\partial^2 x}\right)^2 dx \qquad (7.17)$$

を最小にする $\hat{s}(x)$ である．

まず，スプライン関数とは，二次元の問題でいえば，x 軸上のデータ点列を含むある区間 $a < t_1 < \cdots < t_k < b$ で，観測値のペア (t_j, z_j), $j = 1, \ldots k$ を通る滑らかな piecewise 多項式関数であり，区間上の任意の点 x の値 $z(x)$ を補間 (interpolation) するために使われる．それは次の性質をもっている．

1) 任意の区間 (t_j, t_{j+1}) では，$s(x)$ は r 次の多項式である，
2) $s(x)$ は $(r-2)$ 次までの連続な導関数をもつ，
3) $s(x)$ の $(r-1)$ 次導関数は，点 $t_1, \ldots, t_k$ で jump をもつステップ関数である．

実際の応用では三次のスプライン関数を利用することが多いので，cubic spline とよばれ，次の多項式の形で表現できる：

$$s(x) = \beta_0 + \beta_1 x + \beta_2 x^2 + \beta_3 x^3 + \sum_{j=1}^{k} \eta_j (x - t_j)_+^3 \qquad (7.18)$$

ここで，$()_+$ は $()$ 内が正の部分だけを表し，点列 $t_1, \ldots, t_k$ を節 (knots) という．もちろん，ここで推定するスプライン関数はデータの補間ではなく，式 (7.17) の関数を最小にするデータの smoothing である．関数 P の λ は正の smoothing parameter であり kernel smoother の bandwidth, loess の span, に相当するものである．第 2 項は「滑らかでない関数 $s(x)$」へのペナルティ (roughness penalty) であり，最も滑らかな「直線」の場合に 0 (二次微分 = 0) となり，変動の激しい曲線になるほど大きくなるペナルティ関数である．この意味で，P はペナルティ付き残差平方和 (penalized residual sum of squares) とよばれる．

さて，このペナルティ付き残差平方和を最小にするスプライン関数は一意に決まり，データポイント $(x_1, \ldots, x_n)$ を小さい順に並べた相異なるデータ $(x_{(1)} < \cdots < x_{(m)})$ を節とした cubic spline となることが導かれる：

$$s(x) = \beta_0 + \beta_1 x + \beta_2 x^2 + \beta_3 x^3 + \sum_{j=1}^{m} \eta_j (x - x_{(j)})_+^3 \quad (7.19)$$

もし，$\lambda = 0$ とすれば，第 1 項の残差平方和の最小化の問題となり，x のデータがすべて異なればスプライン関数の性質から，すべての点を通るデータ補間に対応し，すべての点の残差は 0 となってしまう．逆に $\lambda \to \infty$ とすると，第 2 項がきわめて小さくなり，その結果，smoother は直線となってしまう．したがって，λ の値により，「適合度と滑らかさ」のバランスを図っていると考えることができる．

さて，実際の推定にあたっては式 (7.19) の多項式表現はデータによってはきわめて大きな値となる可能性があり，それを避けるために，パラメータの数に相当する $(m+2)$ 個（両方の端の境界条件のため $m+4$ から二つ減少する）の B スプライン関数を基底 (base) とした

$$s(x) = \sum_{j=1}^{m+2} \theta_j B_j(x) \quad (7.20)$$

という形式で表現すると計算が容易となる．B スプライン関数の詳細は他のテキストを参照されたい（例，Boor, 1978）．そうすると，

$$\boldsymbol{B}_{ij} = B_j(x_{(i)}) \quad : n \times (m+2) \text{ 行列} \quad (7.21)$$

$$\boldsymbol{\Omega}_{jk} = \int \frac{\partial^2 B_j(x)}{\partial^2 x} \frac{\partial^2 B_k(x)}{\partial^2 x} dx \quad : (m+2) \times (m+2) \text{ 行列} \quad (7.22)$$

とおくと，ペナルティ付き残差平方和は

$$P = (\boldsymbol{y} - \boldsymbol{B}\boldsymbol{\theta})^t(\boldsymbol{y} - \boldsymbol{B}\boldsymbol{\theta}) + \lambda \boldsymbol{\theta}^t \boldsymbol{\Omega} \boldsymbol{\theta} \quad (7.23)$$

と表現できる．したがって，$\boldsymbol{\theta}$ での微分を 0 とおいて

$$(\boldsymbol{B}^t \boldsymbol{B} + \lambda \boldsymbol{\Omega})\hat{\boldsymbol{\theta}} = \boldsymbol{B}^t \boldsymbol{y} \quad (7.24)$$

となる．この推定値 $\hat{\boldsymbol{\theta}}$ を式 (7.20) に代入することにより $s(x)$ が推定される．

図 7.4 には，図 7.1 のデータに対して，λ の値ではなく，自由度 $\text{df} = \text{tr}(\boldsymbol{S})$ を 2(0.5)6 と変化させて推定した九つの smoothing splines を重ねて描いたものである．ここで，smoothing パラメータである λ の値は，どの値の範囲を動かせばよいかは一般にわからないので，S-Plus には自由度で指定でき

7.4 スプライン関数の利用——smoothing splines

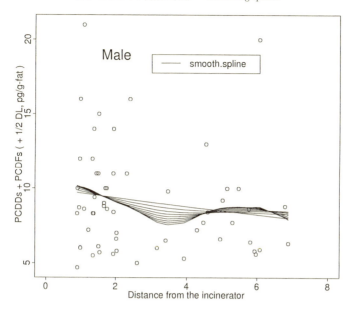

図 7.4 自由度 $df = \text{tr}(S)$ を $2(0.5)6$ と変化させたときの smoothing splines の推定値の変化

る機能が備わっている.自由度 2 の場合には回帰直線を意味することは既述した.

S-Plus または R の program: 図 7.4

```
for (i in 4:12) {
lines(smooth.spline(distance,diox,df=i/2),lty=1,col=i)
}
```

全体として,*kernel* smoother, loess と類似の推定値のパターンを示している.

7.5 smoother のバラツキと smoothing パラメータ

これまで,解説してきた smoother は

$$\hat{y} = \hat{s} = Sy \qquad (7.25)$$

と表現できる.この場合には,その分散が

$$\mathrm{Var}(\hat{s}) = SS^t \sigma_e^2 \qquad (7.26)$$

と計算できる.また,誤差分散 σ_e^2 は

$$\hat{\sigma}_e^2 = \sum_{i=1}^n (y_i - \hat{s}(x_i))^2 / \{n - \mathrm{tr}(2S - SS^t)\} \qquad (7.27)$$

と推定できるので,ポイントワイズの推定誤差,また,$\hat{s}$ のバイアスが小さければ,近似的な信頼区間などの計算ができる.

さらに,第3章で述べた bootstrap を利用すると,smoother のバラツキの様子が実際に推測できるので便利である.つまり,そのアルゴリズムは回帰の「残差」を bootstrap することに注意すれば,次のようになる.

---

bootstrap による smoother s のバラツキの推定

1) Step 1: 残差 $\hat{\epsilon}_i = y_i - \hat{s}(x_i)$ を計算する.
2) Step 2: 残差を平均 0 に正規化して $\epsilon_i = \hat{\epsilon}_i - \sum_i \hat{\epsilon}_i / n$ とおく.
3) Step 3: $(\epsilon_1, \ldots, \epsilon_n)$ からの bootstrap sample を $(\epsilon_1^*, \ldots, \epsilon_n^*)$ として,$y_i^* = \hat{s}(x_i) + \epsilon_1^*$ とおく.
4) Step 4: $(x_i, y_i^*), i = 1, \ldots, n$ を smoother s で smoothing して bootstrap 推定値 $\hat{s}^*(x_i)$ を求め,プロットする.
5) Step 5: Step 3)–4) を B 回繰り返す.

図 7.5 に loess (span $= 0.7$) の変動幅の bootstrap 推定値を示した ($B = 200$).やはり,わずかながら距離減衰しているパターンには変わりはない.

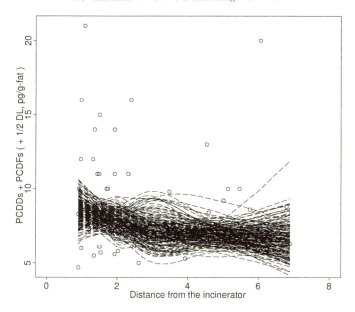

図 **7.5** loess (span = 0.7) の bootstrap 変動幅 ($B = 200$)

S-Plus または R の program：図 7.5

dd <− loess.smooth(distance,diox,span=0.7)
h <− approx(ddx,ddy,distance)
lines(dd,lty=1,col=2)
r <− diox-h$y
r <− r - mean(r)
for (i in 1:B){
lines(loess.smooth(distance, h$y+sample(r,replace=T)),lty=4)
}

次に，smoothing の程度をどの程度にすべきかという smoothing パラメータの選択の問題はまじめに考え出すと，簡単なことではないが，通常の線形モデルの評価法と同様に，バイアスと精度を考慮した平均 2 乗誤差 (mean square error)

$$MSE = \frac{1}{n}\sum_{i=1}^{n} E\left(\hat{s}(x_i) - s(x_i)\right)^2 \qquad (7.28)$$

を最小にするのが好ましいモデルと考えることができる．これは，

$$MSE = \frac{1}{n}\sum_{i=1}^{n}\left\{\text{Var}(\hat{s}(x_i)) + (E(\hat{s}(x_i)) - s(x_i))^2\right\}$$

$$= \frac{\text{tr}(\boldsymbol{S}\boldsymbol{S}^t)}{n}\sigma_e^2 + \frac{1}{n}\sum_{i=1}^{n}(E(\hat{s}(x_i)) - s(x_i))^2 \qquad (7.29)$$

と分散とバイアスの項に分解できる．ここで，$kernel$ 型の重み関数 $w(\cdot)$ をもつ smoother について期待値と分散を考えると，近似的に

$$E(\hat{s}(x)) \approx s(x) + \frac{h^2}{2}\left(\int z^2 w(z) dz\right)\frac{\partial^2 s(x)}{\partial^2 x} \qquad (7.30)$$

$$\text{Var}(\hat{s}(x)) \approx \frac{1}{nh}\frac{\int w(z)^2 dz}{\text{dense}(x)}\sigma_e^2 \qquad (7.31)$$

となる (Bowman and Azzalini, 1997)．dense (x) とは x の未知の密度関数であり，また，ここでは smoothing パラメータを h で代表させている．これから，smoothing パラメータを大きくするとバイアスが増加し，分散が減少し，smoothing パラメータを小さくすると逆の現象が生じることが理解できよう．したがって，バイアスと分散のバランスを図る必要がある．この目的のために一般によく利用される規準は，MSE の推定量としてのクロス・バリデーション (CV) 平方和の最小化である：smoothing パラメータを h で代表させると，

$$CV(h) = \frac{1}{n}\sum_{i=1}^{n}(y_i - \hat{s}_{-i}(x_i))^2 \qquad (7.32)$$

である．ここに，$\hat{s}_{-i}(x_i)$ は，1 組のデータ (x_i, y_i) を除いた残り $(n-1)$ 個のデータで推定した $\hat{s}$ に基づく y_i の推定値である．しかし，一般線形モデルと違って，$\hat{s}_{-i}(x_i)$ は $(n-1)$ 個のデータから他のデータポイントの推定問題となるので，n 個のデータの関数として導かれた $\hat{s}$ と異なり，一般には未定義の関数である．一つの自然な考え方は，ちょうど (x_i, y_i) への重み $\boldsymbol{S}_{ii}$

に相当する部分を 0 にし，その分だけ残りの重み $S_{ij}, j = 1, \ldots, n$ を引き上げた $\hat{s}$ による推定値と定義することである．

$$\hat{s}_{-i}(x_i) = \sum_{j=1; j \neq i}^{n} \frac{S_{ij}}{1 - S_{ii}} y_j \qquad (7.33)$$

したがって，線形モデルと同様に CV の計算がわざわざ「除去」の計算を繰り返すことなく，1 回の計算で

$$CV(h) = \frac{1}{n} \sum_{i=1}^{n} \left(\frac{y_i - \hat{s}(x_i)}{1 - S_{ii}} \right)^2 \qquad (7.34)$$

と計算できる．もちろん，smoothing パラメータ h を変化させて最小となる h^* を選ぶ．

S-Plus には smoothing splines にだけ，CV 規準で smoothing パラメータを選択できる（自由度や λ の指定をしない標準オプション）ので，実行してみたのが図 7.6 である．ほぼ，直線が選ばれている．さて，ここで，三つの smoother を比較するために，代表的な smoothing パラメータの値を選ん

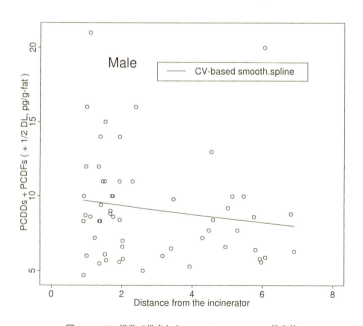

図 7.6 CV 規準で推定した smoothing splines 推定値

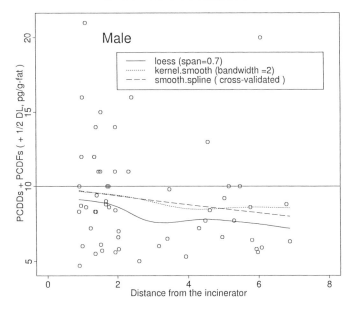

図 7.7 三つの smoother の比較

で比較したのが図 7.7 である．傾向は大差ないが，絶対値が loess に比べると，$kernel$ smoother, smoothing spline が約 1 pg 程度高い値を維持している．これは，loess には飛び離れた値に robust であるのに対して，他の二つは robust でないことを示している可能性が高い．事実，1 km 付近と 6 km 付近で 20 pg を越えた比較的飛び離れたデータが存在していることと，対数変換後のデータに適用した結果，これほどの差はみられなかったことから，その可能性が高いといえる．

7.6 一般化加法モデル——GAM

ここでは，これまでの $x - y$ の関係に影響を与える共変量がある場合

$$(y_i; x_{1i}, x_{2i}, \ldots, x_{pi}), \quad i = 1, \ldots, n$$

を考えよう．図 7.1 の例では，血中ダイオキシン濃度に関連が大きいと考えられる年齢 (age)，曝露年数（施設が稼働してからの居住年数）の二つを取

7.6 一般化加法モデル——GAM

り上げる.例えば,次の一般線形モデル

$$y_i = \beta_0 + \beta_1 x_{1i} + \beta_2 x_{2i} + \epsilon_i, \quad i = 1, \ldots, n \tag{7.35}$$

において,もし線形性 "$\beta_1 x_1$" が疑わしければ,二次,三次の多項式(例えば,$\beta_{12} x_1^2$)を追加したり,または非線形の項に変形(例えば,$\beta_{11} \exp(\beta_{12} x_1)$)したり試行錯誤を繰り返すことになる.このようなパラメトリックなアプローチは結構大変でかつ不満足な結果に終わることも少なくない.この未知の「関数」をデータ自身に語らせる,つまり,smoother を利用したノンパラメトリック回帰モデル

$$y_i = \beta_0 + s_1(x_{1i}) + s_2(x_{2i}) + \epsilon_i, \quad i = 1, \ldots, n \tag{7.36}$$

が Friedman and Stuetzle(1981), Hastie and Tibshirani(1990) 等によって提案,開発された.ここで,各 smoother が一意解を得るために

$$\sum_{i=1}^{n} s_j(x_{ji}) = 0, \quad \text{それぞれの } j \text{ について} \tag{7.37}$$

の条件がある.この条件は,分散分析における各要因効果の一意解のために,パラメータに課せられた条件と同一である.ただ,それぞれの変数の関数 $s_j(x)$ に適用する smoother はなんでもよいし,変数毎に変えてもかまわない.さて,推定の基本的な考え方は,additive model の特徴を利用して「順次,残差にフィットさせる」ということである.

1) まず,各変数の一意解の条件式 (7.37) を生かすために,定数項 β_0 の推定値は全平均 $\bar{y}$ とする.
2) 次に,残差 "$y - \bar{y}$" に変数 x_1 をフィットさせる,つまり,smoother の行列で表現すると

$$\hat{s}_1(x) = \boldsymbol{S}_1(y - \bar{y})$$

3) 次に,残差 "$y - \bar{y} - \hat{s}_1$" に変数 x_2 をフィットさせる.

$$\hat{s}_2(x) = \boldsymbol{S}_2(y - \bar{y} - \hat{s}_1) \tag{7.38}$$

4) 同様にして,$\hat{s}_1$ が更新される.

$$\hat{s}_1(x) = \boldsymbol{S}_1(y - \bar{y} - \hat{s}_2) \tag{7.39}$$

5) 3), 4) を収束するまで繰り返す.

この方式は "backfitting" アルゴリズムとよばれている．この方法は一般の回帰モデルに容易に拡張できる．

$$y_i = \beta_0 + \sum_{j=1}^{p} s_j(x_{ji}) + \epsilon_i, \quad i = 1, \ldots, n \qquad (7.40)$$

つまり，

$$\hat{s}_k = S_k \left(y - \bar{y} - \sum_{j \neq k} \hat{s}_j \right), \quad k = 1, \ldots, p \qquad (7.41)$$

を繰り返せばよい．ただ，理論的には，3変数以上になると，このアルゴリズムの「収束条件，その性質」等に関してはまだよくわかっていない．また，このbackfittingアルゴリズムを利用するにしても，各 smoother の smoothing パラメータの選択は別の問題である．例えば，各ステップでクロスバリデーションを適用して自動選択は可能であるが，計算時間がネックとなる可能性が高い．したがって，視覚的判断によって主観的に選ぶか，1変量毎の回帰モデルに CV を適用して得られた smoothing パラメータを参考にすることが考えられよう．

次に，通常の線形モデルと同様に，ノンパラメトリック回帰モデルにおいても各変数の有意性の検討は，近似的ではあるものの，残差平方和

$$RSS = \sum_{i=1}^{n} (y_i - \hat{y}_i)^2 \qquad (7.42)$$

を規準にすることが可能である．つまり，

1) 最大モデルでの残差平方和を RSS_1，自由度を df_1，
2) 最大モデルから変数 x_j を除いたモデルの残差平方和を RSS_2，自由度を df_2，

とすると，誤差の正規性の下に導かれる F 検定統計量

$$F = \frac{(RSS_2 - RSS_1)/(\mathrm{df}_2 - \mathrm{df}_1)}{RSS_1/\mathrm{df}_1} \sim F_{(\mathrm{df}_2 - \mathrm{df}_1),\,\mathrm{df}_1} \qquad (7.43)$$

による「近似的」な推論が可能である．ここで，変数 j の自由度は，共変量の組み合せによって変化するものの式 (7.27) より

$$\mathrm{tr}(2\boldsymbol{S}_j - \boldsymbol{S}_j \boldsymbol{S}_j^t)$$

となるので，残差平方和の自由度は

$$df = n - \sum_{j=1}^{p} \mathrm{tr}(2\boldsymbol{S}_j - \boldsymbol{S}_j \boldsymbol{S}_j^t) - 1 \quad (7.44)$$

となる．さらに，現実の解析では「線形性」を満たす変数もあるわけで，そのような変数までもノンパラメトリックに推測することはいたずらに推定精度と検出力を落とすことになる．したがって，より興味あるモデルは

$$y_i = \beta_0 + \sum_k \beta_k x_{ki} + \sum_j s_j(x_{ji}) + \epsilon_i, \quad i = 1, \ldots, n \quad (7.45)$$

というセミパラメトリック (semi-parametric) モデルである．この場合，変数 x_j が「線形」が良いか「曲線 $s(x_j)$」が良いかについても，

1) 変数 x_j は曲線「$s(x)$」を仮定したモデルでの残差平方和を RSS_1，自由度を df_1，
2) 変数 x_j は線形「$\beta_j x_j$」を仮定したモデルでの残差平方和を RSS_2，自由度を df_2，

とすると，式 (7.43) と同様の F 検定を利用した推論が可能である．ここで，$\mathrm{df}_2 - \mathrm{df}_1$ は変数 x_j の項を smoother から線形に変えたことによる残差平方和の自由度の増加分に等しい．

本章では正規線形モデルの枠組みの下で，smoother，ノンパラメトリック回帰モデルを解説したが，全く同様の展開が一般化線形モデル (GLIM)，例えば，ロジスティック回帰モデル，Poisson 回帰モデル，Cox の比例ハザードモデルなどに対しても可能である．加法モデルを一般化線形モデルに拡張したモデルを特に一般化加法モデル (GAM, generalized additive model) とよんでいる．

さて，図 7.1 のデータに戻ろう．血液中のダイオキシン濃度 (pg-TEQ/g 脂肪) に関連が大きい項目として，年齢と曝露年数（施設が稼働してからの居住年数）の二つの変数を加えて解析してみよう（変数名：年齢 = age，曝露年数 = expyear）．それぞれの散布図は図 7.8 に示すとおりである．年齢とは正の相関がありそうである．一方，曝露年数に関しては調査対象と選ばれ

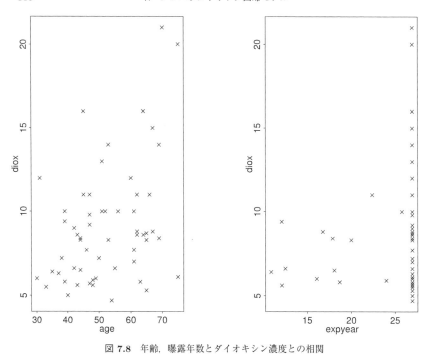

図 7.8 年齢, 曝露年数とダイオキシン濃度との相関

た住民が焼却施設が稼働する前 (27 年前) から住んでいたため, ほとんど 27 となっているため, あまり明確な関連が観察されていない. いずれにしてもこの二つの共変量を調整するための第 1 段階として, まず線形モデルで解析してみると表 7.1 に示す結果が得られた.

S-Plus program: 表 7.1

model ← glm(diox ∼ age + expyear + distance)
summary(model)

年齢とは有意な関連が認められたが, 距離と負の関連が認められるが, 有意ではない. 次にノンパラメトリック回帰モデル (additive model) を適用した結果を表 7.2 に示す. いずれも, loess を使用し, span = 0.7 と設定した.

7.6 一般化加法モデル――GAM

表 7.1 血液中のダイオキシン濃度とごみ焼却施設からの距離：線形モデルでの解析

Variable	$\hat{\beta}$	Std. Error	t value	p value
(Intercept)	1.0542	3.0915	0.341	
age	0.1117	0.0380	2.939	0.005
expyear	0.1182	0.1003	1.179	0.243
distance	−0.2456	0.2415	−1.016	0.314

$RSS = 561.285$, df $= 53$, $\hat{\sigma}_e^2 = 10.59$

表 7.2 血液中のダイオキシン濃度とごみ焼却施設からの距離：ノンパラメトリック回帰モデル GAM での解析

variable	Df	Npar Df	Npar F	Pr(F)
(Intercept)	1			
lo(expyear, span = 0.7)	1	2.1	0.242246	0.7913535
lo(age, span = 0.7)	1	1.7	1.313664	0.2752483
lo(distance, span = 0.7)	1	1.8	0.279676	0.7282261

$RSS = 525.863$, df $= 47.505$, $\hat{\sigma}_c^2 = 11.0697$

いずれの変数も「非線形部分」(Npar Df, Npar F, Pr(F)) は有意でないが，ここではそれぞれの smoother による推定値を考えよう．図 7.9 に，それぞれの変数の他の変数を調整した smoother の推定値と推定誤差を示す．ここで，特に興味深いのは，距離の smoother である．もちろん，有意ではないものの，焼却施設付近がわずかに高く，徐々に減少し，2〜3 km 以降はほぼ直線となっている点である．

S-Plus program: 表 7.2, 図 7.8

model ← gam(diox ∼ lo(age, span = 0.7) + lo(expyear, span=0.7)
　　　　　+ lo(distance, span = 0.7))
plot(model, se=T)

R での gam の利用については，mgcv package が必要である．

練習問題

[問題 7.1] 式 (7.25) で表現できる smoother S は線形 smoother といわれる．そのように表現できないものは非線形 smoother といわれる．移動メディアン (running median) は線形か非線形か？

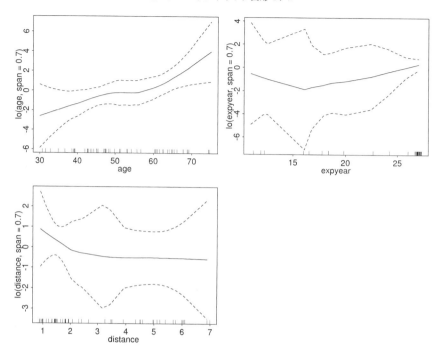

図 7.9　年齢，曝露年数，距離それぞれに，他の変数を調整した smoother の推定値と推定誤差

[問題 7.2]　一つの局所重み付き線形 smoother が式 (7.15) で与えられることを示せ．

[問題 7.3]　式 (7.18) の多項式がその上の三つの性質を満足することを証明せよ．

[問題 7.4]　Taylor 展開の一次近似を利用して，式 (7.30),(7.31) を導出せよ．

[問題 7.5]　式 (7.33) で新しく定義した $\hat{s}_{-i}(x_i)$ は，式 (7.6) の型の $kernel$ smoother, smoothing splines では，線形回帰モデルと同様に，smoother 自体の定義から導かれることを示せ．

[問題 7.6]　式 (7.27) を線形回帰モデルでの式 (4.17) の analogy から導け．

[問題 7.7]　線形 smoother の自由度を式 (7.13) で $\mathrm{tr}(\boldsymbol{S})$ と定義したが，これ以外にも二つの自由度，$\mathrm{tr}(2\boldsymbol{S}-\boldsymbol{S}\boldsymbol{S}^t)$（式 (7.27) の意味で、残差平方和のための自由度）と $\mathrm{tr}(\boldsymbol{S}\boldsymbol{S}^t)$（式 (7.29) の意味で，分散のための自由度），

が定義されている．もし，S が対称行列であれば，線形回帰モデルのようにこれらの三つは一致することを示せ．

8

トピックス III：
加齢に伴って変化する基準範囲の推定

　図 8.1 は，1 歳から 18 歳までの女子 511 名の血清アルカリ・フォスファターゼ (ALP) のデータの年齢別プロットである（小児基準値研究班，1988）．このデータを利用して，加齢によって変化する基準範囲の推定を考えてみよう．

8.1 基 準 範 囲

　検査診断学の発達により基準範囲 (reference range) の概念は病態認識の基

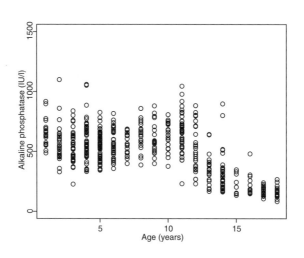

図 8.1　女子の血清アルカリ・フォスファターゼ (ALP) の加齢による変動

本的尺度として重要性を増している．基準範囲は慣例的に「健常者集団の約95％が含まれる範囲」として統計学的に定義されており，**正常範囲** (normal range)，臨床参考範囲等とも呼ばれている．理想的にはすべての施設に共通の基準範囲を設定できればよいが，

1) 新しい検査項目，測定法が次から次へと開発されている，
2) 精度管理の実態が施設によってかなり異なる，
3) 施設の種類，例えば病院と検診センターとでは収集できる標本の性質が異なる，
4) コンピュータが利用できる施設とそうでない施設では適用可能な統計手法が異なる

等の制約があり，不可能である．したがって，施設毎に基準範囲を適切に推定することが望まれる．

8.2 健常者標本のサンプリング

基準範囲は健常者の示す範囲であるから健常者を集めればよいわけであるが，そもそも「正常，健常とは何か」という基本的命題に直面する．この難題を避けるため，明らかに健康を損なっているヒト，検査値が異常に高い（低い）ヒトは除外するという消去法を採用しようとすると，今度は「正常と異常の境界は？」という問題に戻ってしまう．もともと，健康な状態から異常な状態へは連続的に推移するものであり，両者を区別する境界線が明確に存在するわけでもない．健常者の示す検査値の分布と患者の示す分布は重なりをもつのがつねであり，その程度は病気の進行程度，種類によって異なる．したがって，便宜上，自覚症状・既往症，理学的所見，等で異常が認められなければ健常と認める以外に良い方法がないように思われる．

図 8.1 に示されている血清アルカリ・フォスファターゼ (ALP) のデータは，1988 年に組織された厚生省小児基準値研究班が収集したデータの一部である．その基本的な調査プロトコールは，できるだけ健康な子供の血液が利用できるように全国の関係機関に協力を要請し，性別に，各年齢層（新生児：1 カ月未満は日単位，1 カ月以上は月単位，1 歳以上は年単位）毎 20 検

体以上を目標とした．基準値を設定する項目は臨床で必要な約150項目である．その成果としての小児基準値データブックが1996年に刊行されている．

8.3 基準範囲の定義

基準範囲は慣例的に「健常者集団の約95%が含まれる範囲」として統計学的に定義されてきた．もちろん，必要な場合には年齢別・性別に層別する．健常者集団のある検査データが連続型の確率分布 f に従う場合，95%が含まれる範囲 $[L, U]$

$$\Pr\{L \leq X \leq U\} = \int_L^U f(x)dx = 0.95 \tag{8.1}$$

は無数に存在するが，通常は左右両裾2.5%をとった範囲，つまり，$100p$ パーセント点を X_p と表現すると，

$$L = X_{0.025} \quad (2.5\%点) \tag{8.2}$$
$$U = X_{0.975} \quad (97.5\%点) \tag{8.3}$$

と定義される．

8.4 基準範囲の古典的な推定方法

8.4.1 正規分布を利用する方法

検査値がほぼ正規分布を示すならば，基準範囲 $[L, U]$ の推定値は実に簡単である．すなわち

$$\hat{X}_{0.025} = \bar{X} - 1.96SD, \quad \hat{X}_{0.975} = \bar{X} + 1.96SD \tag{8.4}$$

で推定できる．対数正規分布を示す場合は，対数変換後の $(\bar{X}_L, SD_L)$ から上式を利用して計算し逆変換して推定すればよい．

8.4.2 ノンパラメトリック法

検査値の分布形が正規分布にも対数正規分布にも従わない場合にでも，基準範囲を推定するにはノンパラメトリック法を利用するとよい．それは，デー

タを小さい順に並べて

$$X_{(1)} \leq X_{(2)} \leq ... \leq X_{(n)}$$

とすると，X_p は分布形に関係なく

$$X_p = (1-\alpha)X_{(k)} + \alpha X_{(k+1)}$$

で与えられる．ここに

$$k = (n+1)p \text{ の整数部分}$$
$$\alpha = (n+1)p \text{ の小数部分}$$

したがって，基準範囲は $p = 0.025, 0.095$ を代入して計算すれば求まる．ただ，検査値が正規分布に従う場合にノンパラメトリック法を適用すると，平均値，標準偏差を利用した方法に比べると推定誤差が大きくなり推定効率が落ちる．

8.5 加齢に伴って変化する基準範囲

さて，図 8.1 に示すような，加齢（年齢を x ）に伴って検査値 y が変動する場合はどのように考えるべきだろうか？ 年齢（階級）毎に前節の方法を繰り返し適用することも考えられるが，年齢階級毎の標本サイズが少なく推定誤差が大きいこと，さらには，加齢に伴う（本来は）滑らかな曲線は得られない，という問題がある．

そこで，まずは，この問題に対する一般的なモデルを考えてみると．

$$Y = f(x) + \epsilon, \qquad \epsilon \sim \mathbb{R}(0, \sigma^2(x)) \tag{8.5}$$

となるだろう．ここで ϵ は個体差のばらつきで平均 0 の確率分布 $\mathbb{R}$ に従い，かつその分散 $\sigma^2(x)$ は年齢によって変化する．この推定問題は個体差の分布 $\mathbb{R}$ の年齢 x の関数である分布関数を $G(y \mid x)$ とすると，$100p$ パーセント点 (100p-th percentile)，$y_p(x)$

$$y_p(x) = G^{-1}(p \mid x) = \inf\{y \mid G(y \mid x) \geq p\} \tag{8.6}$$

を推定する問題に帰着される．臨床的基準範囲の下限と上限はそれぞれ，2.5 パーセント点と 97.5 パーセント点で定義される．しかし，

- 誤差分布 $\mathbb{R}$ が未知で正規分布しない項目が多い
- 加齢に伴う変動を表現する関数 $f(x)$ が未知
- バラツキ $\sigma^2(x)$ も年齢によって変動する

等の問題点からその推定は見掛けほど簡単ではない．特に第 3 の分散が年齢によって変動する点が特徴的であり，その適切なモデル化が重要となる．

古典的には $f(x)$ を多項式回帰，$\sigma(x)$ は年齢階級別に SD を計算して，必要なら Y の正規性を満足させるために変換 $\log(y+C)$ を施して多項式回帰で推定する方法が基本であった (Bland et al., 1990; Royston, 1991; Chinn, 1992)．Altman (1993) は $\sigma(x)$ の多項式回帰を年齢階級に分割することなく，残差の絶対値（absolute residuals）を直接年齢の多項式回帰で推定する簡易法を提案している．しかし，いずれにしても多項式回帰の基本的な問題点は，局所的な変動をうまく表現できず柔軟な曲線が描けない点である．

ここでは，多項式回帰モデルでは表現できないさまざまな曲線の推定が可能となる，第 7 章で解説した smoother を利用した方法を紹介しよう．Cole(1988), Cole and Green (1992) は Y に対して年齢 x 毎に Box–Cox 変換を適用する柔軟な方法を提案した．すなわち，

$$z = \begin{cases} \dfrac{(y/\mu(x))^{\lambda(x)}-1}{\lambda(x)\sigma(x)}, & \lambda(x) \neq 0 \\ \dfrac{\log(y/\mu(x))}{\sigma(x)}, & \lambda(x) = 0 \end{cases}$$

ここに $\mu(x)$ は y の median 関数，$\sigma(x)$ は z の SD（y の CV）の関数である．この方法の前提としては変換後の z は年齢毎に標準正規分布するという仮定である．この三つの関数 $(\mu(x), \lambda(x), \sigma(x))$ は罰則付き尤度 (penalized likelihood)

$$\log(\text{likelihood}) - \frac{1}{2}\left\{\beta_\lambda \int \lambda''(x)^2 dx + \beta_\mu \int \mu''(x)^2 dx + \beta_\sigma \int \sigma''(x)^2 dx\right\}$$

を最大にする smoothing spline で推定される．この方法の使用上の問題は三つの平滑化のパラメータ $(\beta_\lambda, \beta_\mu, \beta_\sigma)$ の組み合せの違いで微妙に変化し，最適に選定することが容易でないことである．Rossiter (1991), Samanta (1989)

8.5 加齢に伴って変化する基準範囲

は *kernel* smoother を利用しているが，平滑パラメータである「局所」を定義する x 軸上の bandwidth の決定が容易でない．特に，Cole and Green(1992) の方法は欧米で子供の成長パラメータ（体重，身長，等）におけるパーセンタイル曲線の推定に適用されているが，最適解を得る手続きが繁雑で，必ずしも汎用的とは言い難い．ここでは，多彩な年齢プロファイル曲線の推定が可能な分散安定化変換を利用した smoother を紹介する．

8.5.1 ノンパラメトリック分散安定化変換モデル

通常の smoother では年齢によって分散が違うことまでは考慮していない．そこで，ここでは，次の分散安定化変換モデル (variance-stabilizing transformation model) を考える．

$$g(Y) = f(X) + \epsilon, \quad \mathrm{Var}(\epsilon) = \sigma^2 \quad (8.7)$$

つまり，次の条件を満足する変換 f, g をなんらかの smoother を用いて推定することを考える．

$$E(g(Y) \mid X = x) = f(x) \quad (8.8)$$

$$\mathrm{Var}(g(Y) \mid f(X)) = E((g(Y) - f(X))^2 \mid f(X)) = \text{一定} \quad (8.9)$$

推定された $\hat{f}, \hat{g}$ に基づく残差 $e = \hat{g}(y) - \hat{f}(x)$ が年齢に対してランダムとは考えにくい系統的な変動を示さず，かつ正規分布していれば，基準範囲は

$$\hat{g}^{-1}(\hat{f}(x) \pm 1.96\hat{\sigma}) \quad (8.10)$$

で推定できる．ここに，$\hat{\sigma}$ は残差から計算された標準偏差である．二つの推定値 $\hat{f}, \hat{g}$ は smoother を利用して，逐次的に推定できる．その第 k 回目の推定値のペアを $\hat{f}^{(k)}, \hat{g}^{(k)}$ とすると，これに対する第 $k+1$ 回目の分散安定化変換 $g^{(k+1)}$ は，デルタ法 (delta method, 付録 A.4) により

$$\mathrm{Var}[\hat{g}^{(k+1)}(Y) \mid \hat{f}^{(k)}(X)] \approx \mathrm{Var}(\hat{g}^{(k)}(Y) \mid \hat{f}^{(k)}(X) = u)$$
$$\times \left(\frac{\partial \hat{g}^{(k+1)}(Y \mid \hat{f}^{(k)}(X) = u)}{\partial u} \right)^2$$
$$= v^{(k)}(u) \left(\frac{\partial \hat{g}^{(k+1)}(u)}{\partial u} \right)^2 = \text{一定} \quad (8.11)$$

つまり，

$$\hat{g}^{(k+1)}(t) \approx \int_0^t \frac{1}{\sqrt{v^{(k)}(u)}} du \tag{8.12}$$

となる．以上の推定の手続きの概略は，次のようにまとめることができる．

分散安定化変換による基準範囲の推定

1) Step 1：初期化:
   $\hat{g}(Y) \leftarrow (Y - EY)/\sqrt{\mathrm{Var}(Y)}$
   $\hat{f}(X) \leftarrow E(\hat{g}(Y) \mid X)$
2) Step 2：Y の変換:
   a) 分散関数の計算:
   $v(u) \leftarrow \mathrm{Var}(\hat{g}(Y) \mid \hat{f}(X) = u)$
   このステップでは，分散 $v(u) > 0$ を保証するため，$\log E((\hat{g}(Y) - \hat{f}(X))^2) \mid \hat{f}(X) = u)$ に smoother を利用し，その結果をもとに戻す
   b) 分散安定化変換 (台形公式による数値積分を利用する):
   $h(t) \leftarrow \int_0^t \frac{1}{\sqrt{v(u)}} du$
   $\hat{g}(t) \leftarrow h(\hat{g}(t))$
   c) 再変換:
   $\hat{g}(t) \leftarrow (\hat{g}(t) - E(\hat{g}(Y)))/\sqrt{\mathrm{Var}(\hat{g}(Y))}$
3) Step 3：X の新しい変換: $\hat{f}(x) \leftarrow E(\hat{g}(Y) \mid X = x)$.
4) Step 4：分散 $E(\hat{g}(Y) - \hat{f}(X))^2$ が収束するまで Step 2 と Step 3 を繰り返す．

実は，この方法は，統計ソフト S-Plus の関数 avas を利用すれば，容易に実現できる (Tango, 1998)．なぜなら，S-Plus の関数 avas は，誤差分散一定を保持する一般化加法モデル (generalized additive model, GAM) であり，共変量が一つの場合には，上記の関数 f, g を推定する方法の一つとなるからである．avas では g の推定には loess を利用している．この smoother の平滑パラメータ span の設定は，標準（デフォルト）として，局所的クロ

ス・バリデーションで自動的に選択する方法を採用している．もちろん，デフォルトでの推定結果が思うようなものでなければ，span を設定して解析をやり直す必要がある．なお，多くの臨床検査データの分布は高値に裾が伸びているので，解析する前に，対数変換を行ったデータについて推定し，その結果を逆変換（指数変換）を行うほうが推定結果が良いことが多い．

8.5.2 基準範囲推定のための $\hat{g}(y)$ の外挿の必要性

前項に示す手続きにより，avas を利用して $\hat{g}(y)$ が推定されるが，それだけでは，十分でないことが多い．というのも，基準範囲の両端 $\hat{f}(x) \pm 1.96\hat{\sigma}$ の一方，あるいは，両方が，推定された $\hat{g}(y)$ の範囲外に落ちた場合，それらの近辺では $\hat{g}(y)$ が定義されていないので，$\hat{g}(y)$ の値を外挿 (extrapolation) する必要が生じるのである．y のデータを小さい順に並べて，$y_{(k)}$ を k 番目に小さいデータとすると，区間 $y_{(k)} \leq y \leq y_{(k+1)}$, $k = 1, \ldots, n-1$ の $\hat{g}(y)$ の推定は $\hat{g}(y_{(k)})$ と $\hat{g}(y_{(k;1)})$ との線形補間で内挿するのは自然である．一方，外挿には線形ではなく，二次回帰モデルを利用するのが合理的であろう．

例えば，下限値がデータの範囲外に落ちた，$\min\{\hat{f}(x) - 1.96\hat{\sigma}\} < \hat{g}(y_{(1)})$ の場合，$\hat{g}(y_j) \leq a$ の範囲にある J_1 個のデータ $\{\hat{g}(y_j), y_j\}$ を利用して二次回帰モデル $y = \beta_0 + \beta_1 \hat{g}(y) + \beta_2 \hat{g}(y)$ で推定すればよい．このようにして外挿された $\hat{g}(y)$ の値を利用した逆変換 $\hat{g}^{-1}(\hat{f}(x) \pm 1.96\hat{\sigma})$ で基準範囲が推定できる．a の値は，$\hat{g}(y)$ が平均 0, 分散 1 に基準化されているので，経験上，$a = -1.5$(下限値) とするのがデフォルトとして合理的のようである．上限値の場合も同様で $\hat{g}(y_j) \geq b$ の範囲にある J_2 個のデータを利用して二次回帰モデルを適用するが，b の値は 1.5 をデフォルトとする．

8.5.3 血清アルカリ・フォスファターゼのデータへの適用

さて，図 8.1 に示したデータに上記の方法を適用してみよう．span, a, b の値はすべて，デフォルトを採用しよう．その S-Plus のプログラムは次の二つのメインプログラム，reference1s と reference2.s からなる[*1)]．

[*1)] このプログラムとデータ (alp, age) は，http://www.medstat.jp/downloadavas.html からダウンロードできる．

> **S-Plus program: 図 8.2**
>
> source("reference1.s")：avas を利用した推定とその周辺の計算
> source("reference2.s")：最終的に推定された曲線のプロット

図 8.2 には計算プロセスと使用した S-plus のプログラム「reference1.s」の一部を示す．y は対数変換後の $\log(ALP)$ で，x は年齢である．

1) 左上の図には $\hat{f}(x)$ の x に対するプロット：
   ```
   a<-avas(x,yval) ==> f(x), g(y) の推定値が変数 a$tx, a$ty の値に
   plot(x,a$tx,pch=2,ylab="Estimated f(x)",xlab=xname)
   ```
2) 右上の図には y の $\hat{g}(y)$ に対するプロット：
   ```
   plot(a$ty,yval,pch=2,xlab=" Estimated g(y)",ylab=" y")
   ```
   なお，このデータでは
   $$\min\{\hat{f}(x) - 1.96\hat{\sigma}\} = -3.198 < \hat{g}(y_{(1)}) = -2.99$$
   $$\min\{\hat{f}(x) - 1.96\hat{\sigma}\} = 1.708 < \hat{g}(y_{(1)}) = 1.99$$

   となったので，下限値の部分の外挿が必要になる．図をみるかぎり，二次関数で十分であるので，$\hat{g}(y_j) \leq -1.5$ の範囲にある 66 個のデータ $\{\hat{g}(y_j), y_j\}$ を利用し，外挿された値は $y_{\text{extra}} = 6.275 + 0.556\hat{g}(y) - 0.0214\hat{g}^2(y)$ であった．

3) 左中の図には y の推定値と外挿された値を一緒にした $g(y)$ に対するプロット
   ```
   plot(c(deltax2,a$ty,deltax), c(deltay2,yval,deltay), pch=2,
         xlab=" Estimated and Extrapolated g(y)", ylab=" y")
   ```
4) 右中の図には x 軸に $\hat{f}(x)$，y 軸に推定値 $\hat{g}(y)$ をとった散布図と直線 $g(y) = f(x)$：
   ```
   plot(a$tx,a$ty,pch=1, xlab="Estimated f(x)",
        ylab="Estimated g(y)")
   abline(0,1)
   ```
5) 左下の図には残差プロット，

8.5 加齢に伴って変化する基準範囲

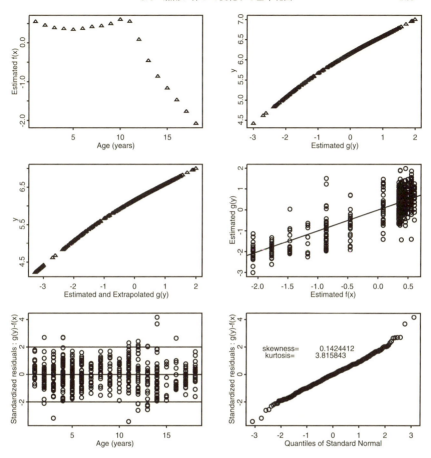

図 8.2 avas を利用した基準範囲推定の計算プロセス

```
abline(h=c(-2,0,2))
plot(x,(a$ty-a$tx)/sdev,pch=1, xlab=xname,
    ylab="Standardized residuals : g(y)-f(x)")
```

6) 右下の図には残差の正規確率プロットと尖度，歪度の値

```
tt<-(a$ty-a$tx)/sdev
qqnorm(tt,ylab="Standardized residuals : g(y)-f(x)")
```

最終結果が図 8.3 に描かれている基準範囲の「推定曲線」であり，中央値の smoother $\hat{f}(x)$ (median line) と基準範囲の下限値 $\hat{y}_{0.025}(x)$，上限値

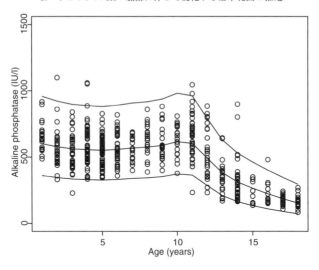

図 8.3 女子の血清アルカリ・フォスファターゼ (ALP) の加齢に伴って変化する 95%
基準範囲の推定値 (Tango, 1998)

$\hat{y}_{0.975}(x)$ の smoother で構成されている.そのプログラム「reference2.s」
の主要部分は以下のとおり.

```
xs<-sort(x)
nage<-length(unique(xs))
avasmat<-matrix(0,nage,4)
cons<-0
avasmat[,1]<-unique(xs)
avasmat[,2]<-unique(exp(lowx)-cons)
avasmat[,3]<-unique(exp(mea)-cons)
avasmat[,4]<-unique(exp(upp)-cons)
plot(x,exp(yval)-cons,ylim=c(ylow,yup),xlab=xname,
            ylab=yname,pch=1)
lines(avasmat[,1],avasmat[,2])
lines(avasmat[,1],avasmat[,3])
lines(avasmat[,1],avasmat[,4])
```

最終的なモデル選択は残差の正規性を二つの統計量,尖度(= 0.142),歪

度 (=3.82), で確認し, 正規確率プロットでの直線性, 推定された基準範囲の視覚的妥当性から判断すると, 図の推定結果は妥当と判断できよう.

8.5.4 その他のデータへの適用例

図 8.4 は妊婦のお腹の中の胎児の成長を表す足の長さ (foot length) の英国人のデータ (Chitty et al., 1994) に適用した例であり, 多項式回帰を利用した Altman(1993) の方法と比較している. Altman の推定結果は,

$$\text{mean}: \hat{f}(x) = -35.08 + 3.574x - 0.0004406x^3$$
$$\text{SD}: \hat{s}(x) = 0.651 + 0.0964x$$

であった. つまり, 年齢 x 歳の基準範囲は $\hat{f}(x) \pm 1.96\hat{s}(x)$ で推定される. 図 8.4 をみるかぎり二つの方法の推定結果はほとんど類似しているが, 年齢の両端 (15 歳以下, 40 歳以上) で, Altman の方法は多項式を利用しているためか, データの変動をうまくとらえられていないようである.

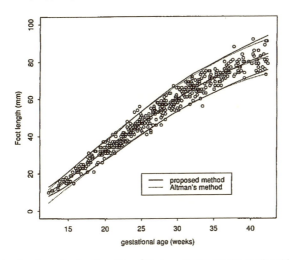

Figure 3. Foot length and gestational age from Altman.[7] The two estimates of median centile and 95 per cent reference range, one by the proposed method (solid line) and the other by Altman's (dotted line)

図 8.4 妊婦のお腹の中の胎児の成長を表す足の長さの英国人のデータ (Chitty et al., 1994) の 95% 基準範囲の推定値. 多項式回帰を利用した Altman の方法 (1993) との比較 (Tango, 1998)

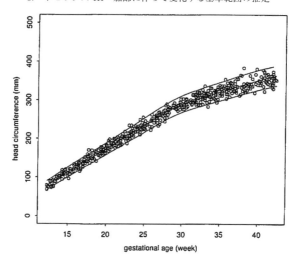

Figure 5. Head circumference and gestational age with median centile and 95 per cent reference range estimated by the proposed method

図 8.5 妊婦のお腹の中の胎児の成長を表す頭囲の長さの英国人のデータ (Chitty et al., 1994) の 95% 基準範囲の推定値 (Tango, 1998)

図 8.5 は，同様の英国人のデータの中から，妊婦のお腹の中の胎児の成長を表す頭囲 (head circumference) のデータに適用した推定結果である．その推定結果は妊娠週数 28 週前後で頭囲の成長速度が変化していることをきれいに示している．

9

イベント発生までの時間の長さに関するモデル

がんの臨床における治療効果の判定の物差しとして，治療後から死亡までの時間の長さ，つまり，生存時間 (survival time)，を評価することが多い．しかし，生存時間の大小を単純に比較することはできない．なぜなら，図 9.1，図 9.2 に示すように，治療中止，転院などで追跡不能が生じたり，研究の終

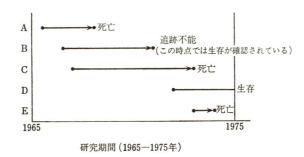

図 9.1 臨床試験における登録された患者の動向

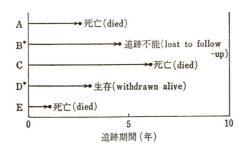

図 9.2 図 9.1 の 5 名の患者の追跡期間の長さと追跡終了時点での患者の転帰

表 9.1　肝硬変患者に対する臨床試験データ

No.	生存日数	イベント発生の有無 発生 (1) 打ち切り (0)	アルブミン濃度 (g/l)	飲酒 あり (1) なし (0)	治療法 プレドニソン (1) プラセボ (0)
1	17	1	24	1	0
2	23	1	23	1	0
3	39	1	22	1	1
4	45	1	24	1	0
5	56	1	21	1	1
6	69	1	26	0	0
7	80	1	26	1	0
8	98	1	21	1	1
9	120	1	29	0	0
10	134	1	29	1	1
11	152	0	32	1	0
12	163	1	29	0	0
13	189	1	28	1	1
14	205	1	31	0	0
15	231	0	27	0	0
16	252	0	31	1	1
17	311	1	31	0	0
18	337	0	28	0	0
19	390	1	33	1	1
20	457	1	31	1	0
21	488	0	34	0	0
22	560	1	33	0	1
23	633	0	34	0	0
24	692	0	35	0	1
25	809	0	32	0	0
26	912	1	34	0	1
27	1046	0	33	0	1
28	1298	0	33	0	1
29	1437	0	36	0	1
30	1562	0	35	0	1

了時点では多くの対象患者が生存するなどの理由から，死亡時点のデータが入手できないことが当然起こり得るからである．例えば，「3年2カ月までは生存していたことが確認されているが，その後は不明」である場合，生存時間は「3年2カ月」とはできない．正しくは「3年2カ月以上」であり，このような状況を「打ち切りが生じた (censoring)」，このようなデータを「打ち切りデータ (censored data)」といい，表9.1のように整理される．した

がって，打ち切りデータがある以上，「死亡までの時間の長さの平均値，中央値」，または，「5年生存率」といった頻度なども単純には計算できないのである．

そこで，打ち切りの可能性があり，興味あるイベント（event）が発生するまでの時間の長さを評価するために登場する統計手法が「イベント発生までの時間を生存」とする生存時間分析（survival analysis）である．イベントは死亡だけでなく，脳卒中，心筋梗塞などの発生，ある病気の再発，寛解であったりする．ただし，ここで注意したいのは，いくら打ち切りデータが解析できるといっても「イベント発生と関連している打ち切り (informative censoring)」は解析できないことである．例えば，患者の状態が悪化してきたため担当医への信頼に疑問をもち転院してしまった場合の censoring がそうである．この場合は，生存時間が長くなるほうへバイアスが生じる．解析に正しく利用できる打ち切りデータは，不慮の事故，引っ越しなどのイベントの発生とは無関係に起こる原因で打ち切られた（non-informative censoring）データである．

9.1 生存時間の確率分布

一般に生存時間 T が，連続な生存関数(累積生存率曲線ともよばれる)$S(t)$，確率密度関数 $f(t)$ をもつ確率変数であるとき，

$$S(t) = \Pr\{T \geq t\}, \quad 0 < t < \infty \tag{9.1}$$

$$f(t) = \lim_{\Delta t \to 0+} \frac{\Pr\{t \leq T < t + \Delta t\}}{\Delta t} = -\frac{dS(t)}{dt} \tag{9.2}$$

と定義される．生存時間分析で重要な関数であるハザード関数（瞬間死亡率，瞬間故障率）は次の条件付き確率で定義される．

$$\lambda(t) = \lim_{\Delta t \to 0+} \frac{\Pr\{t \leq T < t + \Delta t \mid T \geq t\}}{\Delta t} = \frac{f(t)}{S(t)} \tag{9.3}$$

この式から

$$\lambda(t) = -\frac{d \log S(t)}{dt}$$

であり，$S(0) = 1$ から，

$$S(t) = \exp\left(-\int_0^t \lambda(u)du\right) \tag{9.4}$$

$$f(t) = \lambda(t)\exp\left(-\int_0^t \lambda(u)du\right) \tag{9.5}$$

と書ける. また, 生存時間 t での平均余命 (expected residual life) は

$$r(t) = E(T - t \mid T \geq t) \tag{9.6}$$

$$= \frac{\int_t^\infty (u-t)f(u)du}{S(t)}$$

$$= \frac{\int_t^\infty S(u)du}{S(t)} \tag{9.7}$$

で与えられる. これから $t = 0$ とした平均寿命 (expected life) は

$$r(0) = \int_0^\infty S(u)du \tag{9.8}$$

$$= \int_0^\infty uf(u)du \tag{9.9}$$

で与えられる.

次に, 生存時間 T が, $0 < t_1 < t_2 < \ldots$ の離散値 (discrete) をとる確率変数, すなわち,

$$p_j = f(t_j) = \Pr\{T = t_j\}, \quad j = 1, 2, \ldots \tag{9.10}$$

であるとき, 生存関数は

$$S(t) = \sum_{j \mid t_j \geq t} p_j \tag{9.11}$$

であり, ハザード関数は

$$\lambda_j = \Pr\{T = t_j \mid T \geq t_j\}$$

$$= \Pr\{T = t_j \mid T > t_{j-1}\}$$

$$= \frac{f(t_j)}{S(t_j)} \tag{9.12}$$

で与えられる. 最後に確率分布 p_j, 生存関数 $S(t)$ をハザード関数で表してみると, 条件付き確率の性質と $\Pr\{T > 0\} = 1$ から

$$f(t_j) = \Pr\{T = t_j\}$$

$$= \Pr\{T = t_j \mid T > t_{j-1}\}\Pr\{T > t_{j-1}\}$$

$$= \Pr\{T = t_j \mid T > t_{j-1}\} \Pr\{T > t_{j-1} \mid T > t_{j-2}\} \cdots$$
$$\cdots \Pr\{T > t_1 \mid T > 0\} \Pr\{T > 0\}$$
$$= \lambda_j \prod_{k=1}^{j-1} (1 - \lambda_k) \tag{9.13}$$

となる．したがって，
$$S(t) = \prod_{j \mid t_j < t} (1 - \lambda_j) \tag{9.14}$$

となる．

9.2　生存関数の推定

まず，生存時間分析の対象となるデータの構造を整理しよう．ある一定の研究期間にエントリーした患者総数を n_0 としよう．この期間にイベントが確認された相異なる生存時間（イベント発生までの時間）を小さいほうから順に並べて

$$t_1 < t_2 < \ldots < t_j < \ldots < t_m \tag{9.15}$$

であったとしよう．この場合，$j = 0, 1, 2, \ldots, m$ として，以下の項目を定義しておく．

1) $d_j (\geq 1)$ 例が同じ生存時間 t_j を記録した．ここで，$d_0 = 0$ とする．ここで，イベントの総数を
$$r = \sum_{j=1}^{m} d_j \tag{9.16}$$

2) 左閉右開区間 $[t_j, t_{j+1})$ に w_j 例がなんらかの理由で追跡不能となり，それぞれの打ち切られた時間 (censored time) は
$$\{t_{j1}, t_{j2}, \ldots, t_{jw_j}\} \tag{9.17}$$
であったとしよう．ここで，$t_0 = 0, t_{m+1} = \infty$ とする．

3) つまり，時点 t_j の直前 $t_j - 0$ には
$$n_j = (d_j + w_j) + (d_{j+1} + w_{j+1}) + \cdots + (d_m + w_m) \tag{9.18}$$
例の患者がまだ「生存」(number of patients at risk) していることになる．この患者全体を時点 t_j でのリスクセット $R(t_j)$ という．

$$R(t_j) = \{ \text{時点 } t_j \text{ 以後に観測された } n_j \text{ 例の患者全体} \} \quad (9.19)$$

4) 最後に，エントリーした患者全体の打ち切りデータを含めたデータ $\{t_j, t_{jk}\}, j = 0, \ldots, m; k = 1, \ldots, w_j,$ を小さい順に並べて

$$z_{(1)} \leq z_{(2)} \leq \cdots \leq z_{(n_0)} \quad (9.20)$$

と定義しておく．

9.2.1 パラメトリック法

生存時間分析でよく利用される連続な確率分布は次の 2 通りである．

1) 指数分布

$$f(t;\eta) = \frac{1}{\eta}\exp\left(-\frac{t}{\eta}\right) \quad (9.21)$$

$$S(t;\eta) = \exp\left(-\frac{t}{\eta}\right) \quad (9.22)$$

$$\lambda(t;\eta) = \frac{1}{\eta} \quad (9.23)$$

2) Weibull 分布

$$f(t;\eta,c) = \frac{c}{\eta}\left(\frac{t}{\eta}\right)^{c-1}\exp\left(-\left(\frac{t}{\eta}\right)^c\right) \quad (9.24)$$

$$S(t;\eta,c) = \exp\left(-\left(\frac{t}{\eta}\right)^c\right) \quad (9.25)$$

$$\lambda(t;\eta,c) = \frac{c}{\eta}\left(\frac{t}{\eta}\right)^{c-1} \quad (9.26)$$

Weibull 分布で $c = 1$ のケースでは指数分布に一致するので，ここでは Weibull 分布の場合の最尤推定法を考えよう．尤度は二つのパラメータ (η, c) の関数として

$$\begin{aligned}
L(\eta, c) &= \prod_{j=0}^{m}\left(\Pr\{T = t_j\}^{d_j}\prod_{k=1}^{w_j}\Pr\{T > t_{jk}\}\right) \\
&= \prod_{j=0}^{m}\left(f(t_j)^{d_j}\prod_{k=1}^{w_j}S(t_{jk})\right) \\
&= \prod_{j=0}^{m}\left(\lambda(t_j)^{d_j} \cdot S(t_j)^{d_j}\prod_{k=1}^{w_j}S(t_{jk})\right)
\end{aligned}$$

9.2 生存関数の推定

$$= \prod_{j=1}^{m} \lambda(t_j)^{d_j} \cdot \prod_{i=1}^{n_0} S(z_{(i)}) \qquad (9.27)$$

となる．したがって，対数尤度 $l(\eta, c)$ は

$$l(\eta, c) = \sum_{j=1}^{m} d_j \log \lambda(t_j) + \sum_{i=1}^{n_0} \log S(z_{(i)})$$

$$= r \log \left(\frac{c}{\eta}\right) + (c-1) \sum_{j=1}^{m} d_j \log \left(\frac{t_j}{\eta}\right) - \sum_{i=1}^{n_0} \left(\frac{z_{(i)}}{\eta}\right)^c \qquad (9.28)$$

となる．そこで，パラメータ (η, c) で偏微分すると

$$\frac{\partial l}{\partial c} = \frac{r}{c} + \sum_{j=1}^{m} d_j \log \left(\frac{t_j}{\eta}\right) - \sum_{i=1}^{n_0} \left(\frac{z_{(i)}}{\eta}\right)^c \log \left(\frac{z_{(i)}}{\eta}\right) \qquad (9.29)$$

$$\frac{\partial l}{\partial \eta} = -\frac{rc}{\eta} + \sum_{i=1}^{n_0} \frac{c}{\eta} \left(\frac{z_{(i)}}{\eta}\right)^c \qquad (9.30)$$

となる．$\frac{\partial l}{\partial c} = \frac{\partial l}{\partial \eta} = 0$ の尤度方程式を解くと，2変数の Newton–Raphson 法

$$\begin{bmatrix} \hat{c} \\ \hat{\eta} \end{bmatrix}_{(k+1)} = \begin{bmatrix} \hat{c} \\ \hat{\eta} \end{bmatrix}_{(k)} + \begin{bmatrix} -\frac{\partial^2 \hat{l}}{\partial^2 c} & -\frac{\partial^2 \hat{l}}{\partial c \partial \eta} \\ -\frac{\partial^2 \hat{l}}{\partial \eta \partial c} & -\frac{\partial^2 \hat{l}}{\partial^2 \eta} \end{bmatrix}_{(k)}^{-1} \begin{bmatrix} \frac{\partial \hat{l}}{\partial c} \\ \frac{\partial \hat{l}}{\partial \eta} \end{bmatrix}_{(k)} \qquad (9.31)$$

を利用するまでもなく $\hat{c}$ は

$$h(c) = \frac{1}{c} + \frac{1}{r} \sum_{j=1}^{m} d_j \log t_j - \frac{\sum_{i=1}^{n_0} z_{(i)}^c \log z_{(i)}}{\sum_{i=1}^{n_0} z_{(i)}^c} = 0 \qquad (9.32)$$

の解として得られ，1変数の Newton–Raphson 法

$$\hat{c}_{(k+1)} = \hat{c}_{(k)} + \left[-\frac{\partial \hat{h}(c)}{\partial c}\right]_{c=c_{(k)}}^{-1} h(\hat{c}_{(k)}) \qquad (9.33)$$

で計算できる．ここに

$$\frac{\partial h(c)}{\partial c} = -\frac{1}{c^2} - \frac{\sum_{i=1}^{n_0} z_{(i)}^c (\log z_{(i)})^2}{\sum_{i=1}^{n_0} z_{(i)}^c} + \left(\frac{\sum_{i=1}^{n_0} z_{(i)}^c \log z_{(i)}}{\sum_{i=1}^{n_0} z_{(i)}^c}\right)^2$$

である．結局，$\hat{\eta}$ は

$$\hat{\eta} = \left(\frac{\sum_{i=1}^{n_0} z_{(i)}^{\hat{c}}}{r}\right)^{1/\hat{c}} \qquad (9.34)$$

で計算できる．最尤推定値 $(\hat{c},\hat{\eta})$ の漸近的な分散共分散行列は Fisher 情報行列の逆行列であるから

$$\begin{bmatrix} \mathrm{Var}(\hat{c}) & \mathrm{Cov}(\hat{c},\hat{\eta}) \\ \mathrm{Cov}(\hat{\eta},\hat{c}) & \mathrm{Var}(\hat{\eta}) \end{bmatrix} = \begin{bmatrix} -\frac{\partial^2 l}{\partial^2 c} & -\frac{\partial^2 l}{\partial c \partial \eta} \\ -\frac{\partial^2 l}{\partial \eta \partial c} & -\frac{\partial^2 l}{\partial^2 \eta} \end{bmatrix}^{-1} \tag{9.35}$$

と計算できる．しかし，実際の生存時間データの解析では次項のノンパラメトリック法が利用されることが多い．

9.2.2　ノンパラメトリック法

最尤推定法で推定すべき生存関数を $S(t)$ とおこう．時点 t_j でイベントが発生する確率は

$$\begin{aligned} \Pr\{T=t_j\} &= \lim_{\delta \to 0} \Pr\{t_j \leq T < t_j + \delta\} \\ &= \lim_{\delta \to 0} \{S(t_j) - S(t_j+\delta)\} \\ &= S(t_j) - S(t_j + 0) \end{aligned} \tag{9.36}$$

となるので，$S(t)$ の関数として尤度は

$$\begin{aligned} L(S) &= \prod_{j=0}^{m} \left(\Pr\{T=t_j\}^{d_j} \prod_{k=1}^{w_j} \Pr\{T > t_{jk}\} \right) \\ &= \prod_{j=0}^{m} \left[\{S(t_j) - S(t_j+0)\}^{d_j} \prod_{k=1}^{w_j} S(t_{jk}+0) \right] \end{aligned} \tag{9.37}$$

となる．さて，もし推定値 $\hat{S}(t)$ が連続関数とすれば，上記の尤度の第 1 項が明らかに 0 となるので，$\hat{S}(t)$ は離散分布でなければならない．また，尤度を最大にするのであるから，第 2 項目は

$$S(t_{jk}+0) = S(t_j+0), \quad j=1,\ldots,m, k=1,\ldots,w_j$$
$$S(t_{0k}+0) = S(0) = 1, \quad k=1,\ldots,w_0$$

とすることにより最大化されることが容易にわかる．したがって，尤度関数は

$$L(S) = \prod_{j=1}^{m} \{S(t_j) - S(t_j+0)\}^{d_j} S(t_j+0)^{w_j} \tag{9.38}$$

9.2 生存関数の推定

となり，式 (9.14) から生存関数 $S(t)$ は次の式で推定される．

$$\hat{S}(t_j) = \prod_{i|t_i < t_j} (1 - \hat{\lambda}_i) \qquad (9.39)$$

$$= \prod_{i=1}^{j-1} (1 - \hat{\lambda}_i) \qquad (9.40)$$

$$\hat{S}(t_j + 0) = \prod_{i=1}^{j} (1 - \hat{\lambda}_i) \qquad (9.41)$$

ここに $\hat{\lambda}_j$ は時点 t_j でのハザード関数の推定値で，それはこれらの式を代入した尤度 L を最大化することにより得られる．つまり，

$$L(S) = \prod_{j=1}^{m} \left\{ \lambda_j^{d_j} \prod_{i=1}^{j-1} (1-\lambda_i)^{d_j} \prod_{k=1}^{j} (1-\lambda_k)^{w_j} \right\}$$

$$= \prod_{j=1}^{m} \lambda_j^{d_j} (1-\lambda_j)^{w_j} \cdot \prod_{j=1}^{m} \prod_{i=1}^{j-1} (1-\lambda_i)^{d_j+w_j}$$

$$= \prod_{j=1}^{m} \lambda_j^{d_j} (1-\lambda_j)^{w_j} \cdot \prod_{i=1}^{m-1} \prod_{j=i+1}^{m} (1-\lambda_i)^{d_j+w_j}$$

$$= \prod_{j=1}^{m} \lambda_j^{d_j} (1-\lambda_j)^{w_j} \cdot \prod_{i=1}^{m-1} (1-\lambda_i)^{\sum_{j=i+1}^{m}(d_j+w_j)}$$

$$= \prod_{j=1}^{m} \lambda_j^{d_j} (1-\lambda_j)^{w_j} \cdot \prod_{i=1}^{m-1} (1-\lambda_i)^{n_i - (d_i + w_i)}$$

$$= \prod_{j=1}^{m} \lambda_j^{d_j} (1-\lambda_j)^{w_j} \cdot \prod_{j=1}^{m-1} (1-\lambda_j)^{n_j - (d_j + w_j)}$$

$$= \prod_{j=1}^{m} \lambda_j^{d_j} (1-\lambda_j)^{n_j - d_j} \qquad (9.42)$$

となる．最後は $w_m = n_m - d_m$ に注意する．この尤度関数は明らかに二項分布のそれに等しいから最尤推定値 $\hat{\lambda}_j$ は

$$\hat{\lambda}_j = \frac{d_j}{n_j}, \quad j = 1, \ldots, m \qquad (9.43)$$

で与えられる．したがって，生存関数の最尤推定値は式 (9.39) に代入して

$$\hat{S}(t_j) = \prod_{i|t_i<t_j} \left(\frac{n_i - d_i}{n_i}\right) \tag{9.44}$$

で与えられる．これがいわゆる，「累積生存率曲線の Kaplan–Meier 推定値」とよばれるものである．もし，$w_m > 0$ であれば，$\hat{S}(t)$ は決して，0 にならないので，

$$\hat{S}(t) = 定義されない, \quad \text{for } t > t_{mw_m}(w_m > 0) \tag{9.45}$$

となる．

さて，次に，生存関数の推定誤差を計算してみよう．最尤法と同様に式 (9.39) の対数をとって考えると，

$$\log \hat{S}(t) = \sum_{j|t_j<t} \log(1 - \hat{\lambda}_j) \tag{9.46}$$

この漸近的な分散推定量は，

$$\text{Var}(h(\hat{\theta})) \approx \left(\frac{\partial h(x)}{\partial x}\right)^2_{x=\hat{\theta}} \text{Var}(\hat{\theta}) \tag{9.47}$$

の性質を利用すれば，

$$\begin{aligned}
\hat{\text{Var}}(\log \hat{S}(t)) &= \sum_{j|t_j<t} \hat{\text{Var}}\{\log(1 - \hat{\lambda}_j)\} \\
&\approx \sum_{j|t_j<t} \frac{1}{(1-\hat{\lambda}_j)^2} \cdot \hat{\text{Var}}(1-\hat{\lambda}_j) \\
&= \sum_{j|t_j<t} \frac{1}{(1-\hat{\lambda}_j)^2} \cdot \hat{\text{Var}}(\hat{\lambda}_j) \\
&= \sum_{j|t_j<t} \frac{n_j^2}{(n_j - d_j)^2} \cdot \frac{d_j(n_j - d_j)}{n_j^3} \\
&= \sum_{j|t_j<t} \frac{d_j}{n_j(n_j - d_j)}
\end{aligned} \tag{9.48}$$

と計算できる．今度は，式 (9.47) で $\hat{\theta} = \hat{S}(t)$ とおくことにより

$$\hat{\text{Var}}(\log \hat{S}(t)) = \frac{1}{\hat{S}(t)^2} \hat{\text{Var}}(\hat{S}(t))$$

であるから，

9.2 生存関数の推定

$$\hat{\mathrm{Var}}(\hat{S}(t)) = \hat{S}(t)^2 \cdot \sum_{j|t_j<t} \frac{d_j}{n_j(n_j-d_j)} \tag{9.49}$$

と計算できる．この式が Greenwood の公式とよばれるものである．ただ，この式を利用して，例えば，ある生存時間 t での95%信頼区間を

$$\hat{S}(t) \pm 1.96\sqrt{\hat{\mathrm{Var}}(\hat{S}(t))}$$

で計算すると，信頼区間の限界値が範囲 $[0,1]$ をはみだしてしまうことがある．これを避けるため，範囲 $[0,1]$ の範囲で定義される推定量の信頼区間には次の $\log(-\log)$ 変換がよく利用される．

$$y(t) = \log(-\log S(t)) \tag{9.50}$$

もう一度，式 (9.47) を利用して，$\hat{y}(t)$ の分散 $\hat{v}(t)$ を計算すると

$$\hat{v}(t) = \hat{\mathrm{Var}}(\hat{y}(t)) = \left(\frac{1}{\hat{S}(t)\log(\hat{S}(t))}\right)^2 \hat{\mathrm{Var}}(\hat{S}(t))$$

$$= \left\{\sum_{j|t_j<t} \frac{d_j}{n_j(n_j-d_j)}\right\} \Big/ \left\{\sum_{j|t_j<t} \log\left(\frac{n_j-d_j}{n_j}\right)\right\}^2 \tag{9.51}$$

と計算できる．こうすれば，

$$S(t) = \exp(-\exp(y(t)))$$

であるから，$\hat{S}(t)$ の95%信頼区間は

$$\begin{aligned}
\exp\{-\exp(\hat{y}(t) \pm 1.96\sqrt{\hat{v}(t)})\} &= \exp\{-\exp(\hat{y}(t)) \cdot \exp(\pm 1.96\sqrt{\hat{v}(t)})\} \\
&= \exp\{-\exp(\hat{y}(t))\}^{\exp(\pm 1.96\sqrt{\hat{v}(t)})} \\
&= \hat{S}(t)^{\exp(\pm 1.96\sqrt{\hat{v}(t)})} \tag{9.52}
\end{aligned}$$

と計算される．

[例題 9.1] 表 9.1 のデータを利用して
1) データ全体の生存率曲線の推定を，(1) Weibull 分布，(2) Kaplan-Meier 法の両方で推定せよ．
2) 治療群別にも上と同様に2種類の方法で推定せよ．

[解答]
1) データ全体

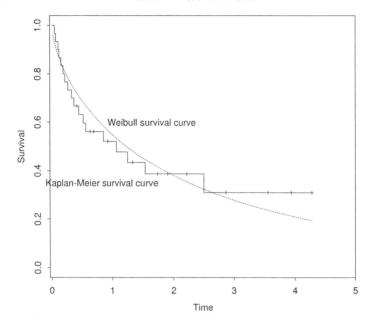

図 9.3 表 9.1 のデータ全体における生存率曲線の Weibull 分布を仮定したパラメトリック推定値と Kaplan–Meier 推定値

式 (9.33)–(9.35) を利用すると，それぞれの推定値と標準誤差は $(\hat{c} = 0.690 \pm 0.136, \hat{\eta} = 2.09 \pm 0.730)$ と推定され，最大対数尤度は式 (9.28) より

$$l(\hat{c}, \hat{\eta}) = -27.905$$

であった．Kaplan–Meier 法は式 (9.44) を計算することになるが，ここでは，S-Plus のプログラム "surv.fit" を利用する．これらの計算全体の S-Plus プログラムは付録 B.5 に示した．結果は図 9.3 に示すとおりである．

2) 治療群別

Weibull 分布のパラメータは，

群	$\hat{c}$	$\hat{\eta}$
プレドニソン	0.695 ± 0.212	3.331 ± 1.762
プラセボ	0.795 ± 0.212	1.182 ± 0.477

と推定された．治療群別の生存曲線の推定結果は，Kaplan–Meier 法

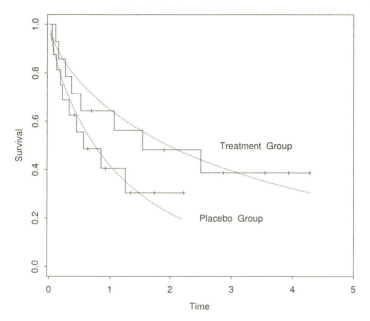

図 9.4 表 9.1 のデータの治療群毎の生存率曲線の Weibull 分布を仮定したパラメトリック推定値（Weibull 比例ハザードモデルによる推定値とほぼ同じ）と Kaplan–Meier 推定値

の結果と一緒に図 9.4 に示す．

9.3 比例ハザード回帰モデル

生存時間分析における回帰分析は比例ハザードモデルがよく利用される．それは，ハザード関数と共変量 $\boldsymbol{x} = (x_1, \ldots, x_p)^t$ との関係が線形対数モデル

$$\lambda(t; \boldsymbol{x}) = \lambda_0(t) \exp(\boldsymbol{x}^t \boldsymbol{\beta}) \tag{9.53}$$

$$= \lambda_0(t) \exp(\beta_1 x_1 + \cdots + \beta_p x_p) \tag{9.54}$$

で表現されるモデルである．ここに $\lambda_0(t)$ は規準ハザード関数 (baseline hazard function) であり，$\boldsymbol{x}^t \boldsymbol{\beta} = 0$ の場合のハザード関数と考えられる．このモデルの下では

$$S(t; \boldsymbol{x}) = \exp\left(-\int_0^t \lambda_0(u) \exp(\boldsymbol{x}^t \boldsymbol{\beta}) du\right)$$

$$= S_0(t)^{\exp(\boldsymbol{x}^t \boldsymbol{\beta})} \tag{9.55}$$

となる．ここに $S_0(t)$ は規準生存関数である．

さて，共変量がそれぞれ $\boldsymbol{x}_A, \boldsymbol{x}_B$ と相異なる2群のハザード関数を比較してみると

$$\frac{\lambda(t; \boldsymbol{x}_A)}{\lambda(t; \boldsymbol{x}_B)} = \exp\{(\boldsymbol{x}_A^t - \boldsymbol{x}_B^t)\boldsymbol{\beta}\} \tag{9.56}$$

と生存時間に無関係に一定となる．この比例定数をハザード比 (hazard ratio)，相対ハザード (relative hazard) などとよび共変量の評価指標として推定される．

例えば，2種類の治療 A(新治療)，B(標準治療) の効果を，予後因子を調整して比較する

$$\begin{aligned} H_0 &: S_A(t) = S_B(t) \\ H_1 &: S_A(t) \neq S_B(t) \end{aligned} \tag{9.57}$$

には，共変量 x_1 を治療群を表す変数として

$$x_1 = 1 \ (A\,\text{群}), \quad x_2 = 0 \ (B\,\text{群})$$

とし，予後因子を $\{x_2, \ldots, x_p\}$ とした，変数 x_1 の係数の有意性検定

$$\begin{aligned} H_0 &: \beta_1 = 0 \\ H_1 &: \beta_1 \neq 0 \end{aligned} \tag{9.58}$$

を行えばよい．なぜなら，共変量を調整するということは，治療群を表す変量 x_1 以外の他の変量は同じ値をもつ群を比較することを意味するので，

$$\begin{aligned} \frac{\lambda(t; \boldsymbol{x}_A)}{\lambda(t; \boldsymbol{x}_B)} &= \frac{\exp(\beta_1 \times 1 + C)}{\exp(\beta_1 \times 0 + C)}, \quad C = \beta_2 x_2 + \cdots + \beta_p x_p \\ &= \exp\{\beta_1(1-0)\} \\ &= \exp(\beta_1) \end{aligned} \tag{9.59}$$

から，標準治療に対する新治療のハザード比は $\exp(\beta_1)$ で与えられ，

$$\frac{S(t; \boldsymbol{x}_A)}{S(t; \boldsymbol{x}_B)} = S_0(t)^{\exp(C)(\exp(\beta_1)-1)} \tag{9.60}$$

となり，仮説 (9.57) と (9.58) が一致するからである．

さて，次の項から比例ハザードモデルに関する推測方式の解説を行うが，9.2節で定義した用語：式 (9.15)–(9.20) をここでも利用する．

9.3.1 パラメトリックモデル

規準ハザード関数 λ_0 にある確率分布を仮定する方法で，中でも，式 (9.24)–(9.26) の Weibull 分布を仮定することが少なくない．まず，尤度関数は，式 (9.27) を参考にして

$$L(\eta, c, \boldsymbol{\beta}) = \prod_{j=1}^{m} \lambda_0(t_j)^{d_j} \exp\left\{\left(\sum_{u=1}^{d_j} \boldsymbol{x}_{(j_u)}\right)^t \boldsymbol{\beta}\right\} \prod_{k=1}^{n_0} S_0(z_{(k)})^{\exp(\boldsymbol{x}_k^t \boldsymbol{\beta})}$$
$$= \prod_{j=1}^{m} \lambda_0(t_j)^{d_j} \exp(\boldsymbol{s}_{(j)}^t \boldsymbol{\beta}) \prod_{k=1}^{n_0} S_0(z_{(k)})^{\exp(\boldsymbol{x}_k^t \boldsymbol{\beta})} \quad (9.61)$$

となる．共変量に関する記号の意味は後述の p.144 を参照のこと．対数尤度関数は

$$l(\eta, c, \boldsymbol{\beta}) = \sum_{j=1}^{m}(d_j \log \lambda_0(t_j) + \boldsymbol{s}_{(j)}^t \boldsymbol{\beta}) + \sum_{k=1}^{n_0} \exp(\boldsymbol{x}_k^t \boldsymbol{\beta}) \log S_0(z_{(k)})$$
$$= r \log\left(\frac{c}{\eta}\right) + (c-1) \sum_{j=1}^{m} d_j \log\left(\frac{t_j}{\eta}\right) + \sum_{j=1}^{m} \boldsymbol{s}_{(j)}^t \boldsymbol{\beta}$$
$$- \sum_{k=1}^{n_0} \exp(\boldsymbol{x}_k^t \boldsymbol{\beta}) \left(\frac{z_{(k)}}{\eta}\right)^c \quad (9.62)$$

となる．偏微分は

$$\frac{\partial l}{\partial c} = \frac{r}{c} + \sum_{j=1}^{m} d_j \log\left(\frac{t_j}{\eta}\right) - \sum_{k=1}^{n_0} \exp(\boldsymbol{x}_k^t \boldsymbol{\beta}) \left(\frac{z_{(k)}}{\eta}\right)^c \log\left(\frac{z_{(k)}}{\eta}\right) \quad (9.63)$$

$$\frac{\partial l}{\partial \eta} = -\frac{rc}{\eta} + \sum_{k=1}^{n_0} \exp(\boldsymbol{x}_k^t \boldsymbol{\beta}) \frac{c}{\eta} \left(\frac{z_{(k)}}{\eta}\right)^c \quad (9.64)$$

$$\frac{\partial l}{\partial \beta_i} = \sum_{j=1}^{m} s_{i(j)} - \sum_{k=1}^{n_0} x_{ik} \exp(\boldsymbol{x}_k^t \boldsymbol{\beta}) \left(\frac{z_{(k)}}{\eta}\right)^c, \quad i=1,\ldots,p \quad (9.65)$$

となる．したがって，

$$\boldsymbol{\theta} = (\eta, c, \beta_1, \ldots, \beta_p)^t \quad (9.66)$$

とおけば，最尤推定値 $\boldsymbol{\theta}$ は Newton–Raphson 法

$$\begin{bmatrix} \hat{\theta}_1 \\ \cdot \\ \cdot \\ \cdot \\ \hat{\theta}_{p+2} \end{bmatrix}_{(k+1)} = \begin{bmatrix} \hat{\theta}_1 \\ \cdot \\ \cdot \\ \cdot \\ \hat{\theta}_{p+2} \end{bmatrix}_{(k)} + \begin{bmatrix} -\frac{\partial^2 l}{\partial^2 \theta_1} & \cdots & -\frac{\partial^2 l}{\partial \theta_1 \partial \theta_{p+2}} \\ \cdot & \cdots & \cdot \\ \cdot & \cdots & \cdot \\ \cdot & \cdots & \cdot \\ -\frac{\partial^2 l}{\partial \theta_{p+2} \partial \theta_1} & \cdots & -\frac{\partial^2 l}{\partial^2 \theta_{p+2}} \end{bmatrix}_{(k)}^{-1} \begin{bmatrix} \frac{\partial l}{\partial \theta_1} \\ \cdot \\ \cdot \\ \cdot \\ \frac{\partial l}{\partial \theta_{p+2}} \end{bmatrix}_{(k)}$$

(9.67)

で計算できる.

[例題 9.2] 表 9.1 のデータを利用して,次の Weibull 比例ハザードモデル

$$\lambda(t; \boldsymbol{x}) = \lambda_0(t) \exp(\beta x), \quad x = 0(\text{プラセボ}), x = 1(\text{プレドニソン})$$

により治療効果を推定せよ.

[解答] S-Plus での Newton–Raphson 法等,すべての計算のプログラムは付録 B.6 に示した.推定結果は

$\hat{c}$	$\hat{\eta}$	$\hat{\beta}$	$l(\hat{c}, \hat{\eta}, \hat{\beta})$
0.748 ± 0.155	1.206 ± 0.533	-0.735 ± 0.509	-26.777

したがって,プラセボに対するプレドニソン治療のハザード比の推定値と 95% 信頼区間は

$$\text{最尤推定値} : \exp(-0.735) = 0.480$$
$$95\% \ CI : \exp(-0.735 \pm 1.96 \cdot 0.509) = 0.177 - 1.300$$

と計算される.また,帰無仮説 $H_0 : \beta = 0$ に対する Wald 検定の自由度 1 の χ^2 検定統計量は

$$\hat{\beta}^2 / \text{SE}(\hat{\beta})^2 = 2.085, \quad p = 0.149$$

となる.また,$l(\hat{c}, \hat{\eta}, 0) = -27.905$ (例題 9.1) であるので,帰無仮説 $H_0 : \beta = 0$ に対する尤度比検定の自由度 1 の χ^2 検定統計量は

$$-2(l(\hat{c}, \hat{\eta}, 0) - l(\hat{c}, \hat{\eta}, \hat{\beta})) = 2.256, \quad p = 0.133$$

と計算できる.

さらに,式 (9.55) より生存関数は

$$\text{プラセボ群} : \hat{S}_0(t), \quad \text{プレドニソン群} : \hat{S}_0(t)^{\exp(\hat{\beta})}$$

である．治療群別の推定値は図 9.4 の群別に推定した生存関数とほぼ同じであった．比例ハザードモデルの適合度が程良いことを示す傍証である．

9.3.2　Cox のモデル——セミパラメトリックモデル

ここでの推定の最も重要な点は，パラメトリック法と異なり，規準ハザード関数 $\lambda_0(t)$ は未知のままにしておいて，β に関する推測を行うことにある．したがって，統計学的にはなんらかの意味での条件付き推測により，局外母数 (nuisance parameter) ともいえる規準ハザード関数を推定方程式から除かねばならない．

さて，いま，2 種類の事象 A, B の列

$$\{A_1, A_2, \ldots, A_m\}, \quad \{B_0, B_1, \ldots, B_m\}$$

を考え，

事象 A_j：時点 t_j でのイベントの発生

事象 B_j：区間 $[t_j, t_{j+1})$ での打ち切りの発生

と定義しよう．すると，データ全体の尤度（確率）は

$$\Pr\{B_0 A_1 B_1 A_2, \ldots, B_{m-1} A_m B_m\} \tag{9.68}$$

で与えられる．条件付き確率を順に計算していくと

$$\begin{aligned}
&\Pr\{B_0 A_1 B_1 A_2 \ldots B_{m-1} A_m B_m\} \\
&= \Pr\{B_0 A_1\} \Pr\{B_1 A_2 \ldots B_{m-1} A_m B_m \mid B_0 A_1\} \\
&= \Pr\{B_0 A_1\} \Pr\{B_1 A_2 \mid B_0 A_1\} \Pr\{B_2 A_3 \ldots B_{m-1} A_m B_m \mid B_0 A_1 B_1 A_2\} \\
&= \Pr\{B_0 A_1\} \prod_{i=2}^{m} \Pr\{B_{i-1} A_i \mid B_0 A_1 \cdots B_{i-2} A_{i-1}\} \\
&\qquad \times \Pr\{B_m \mid B_0 A_1 \cdots B_{m-1} A_m\} \\
&= \Pr\{A_1 \mid B_0\} \prod_{i=2}^{m} \Pr\{A_i \mid B_0 A_1 \cdots B_{i-2} A_{i-1} B_{i-1}\} \\
&\qquad \times \Pr\{B_0\} \prod_{i=2}^{m+1} \Pr\{B_{i-1} \mid B_0 A_1 \cdots B_{i-2} A_{i-1}\}
\end{aligned}$$

となる．9.2 節でも解説したように，censored times である事象 B_j は生存関数の推定にほとんど情報をもっていない．したがって，回帰のパラメータ

である β にもほとんど情報がないと考えてもほとんど間違いはないだろう．したがって，β に関する尤度を考えるには，尤度全体から事象 A_k に関する「部分」尤度 (partial likelihood)

$$PL(\beta) = \Pr\{A_1 \mid B_0\} \prod_{j=2}^{m} \Pr\{A_j \mid B_0 A_1 \ldots B_{j-2} A_{j-1} B_{j-1}\} \quad (9.69)$$

だけを考えればよいことになる．

さて，この部分尤度を考えるのに，まず，生存時間にタイ (tie, 同時間) がない，つまり，$d_j = 1, j = 1, \ldots, m$ である場合を考えよう．研究にエントリーした n_0 例の患者について

1) 共変量：$\boldsymbol{x}_i = (x_{1i}, x_{2i}, \ldots, x_{pi})^t, \quad i = 1, \ldots, n_0$
2) 生存時間 t_j を記録した患者の共変量を $\boldsymbol{x}_{(j)}$

すると，

$$\begin{aligned}
&\Pr\{A_j \mid B_0 A_1 \ldots B_{j-2} A_{j-1} B_{j-1}\} \\
&= \{ \text{リスクセット } R(t_j) \text{ の中から1例の患者に} \\
&\quad \text{時点 } t_j \text{ でイベントが発生する条件付き確率} \} \\
&= \frac{\lambda(t_j; \boldsymbol{x}_{(j)})}{\sum_{k \in R(t_j)} \lambda(t_j; \boldsymbol{x}_k)} \\
&= \frac{\exp(\boldsymbol{x}_{(j)}^t \boldsymbol{\beta})}{\sum_{k \in R(t_j)} \exp(\boldsymbol{x}_k^t \boldsymbol{\beta})} \quad (9.70)
\end{aligned}$$

となる．したがって，式 (8.69) より β の部分尤度は

$$PL(\boldsymbol{\beta}) = \prod_{j=1}^{m} \frac{\exp(\boldsymbol{x}_{(j)}^t \boldsymbol{\beta})}{\sum_{k \in R(t_j)} \exp(\boldsymbol{x}_k^t \boldsymbol{\beta})} \quad (9.71)$$

となる．次に，タイがある場合 $(d_j \geq 1)$，を考えよう．そこで次の用語を用意しておこう．

1) タイであった d_j 例の共変量を $(\boldsymbol{x}_{(j_1)}, \ldots, \boldsymbol{x}_{(j_{d_j})})$ とし，$\boldsymbol{s}_{(j)} = \boldsymbol{x}_{(j_1)} + \cdots + \boldsymbol{x}_{(j_{d_j})}$ とする．
2) $R(t_j, d_j)$：リスクセット $R(t_j)$ の中から d_j 例の添字の組み合せの集合．

この場合は式 (9.70) の展開が

$$\Pr\{A_j \mid B_0 A_1 \cdots B_{j-2} A_{j-1} B_{j-1}\}$$

$$
= \{ \text{リスクセット } R(t_j) \text{ の中から } d_j \text{ 例の患者に}
$$
$$
\text{時点 } t_j \text{ でイベントが発生する条件付き確率} \}
$$
$$
= \frac{\prod_{k=1}^{d_j} \lambda(t_j; \boldsymbol{x}_{(j_k)})}{\sum_{(i_1,\ldots,i_{d_j}) \in R(t_j,d_j)} \prod_{k=1}^{d_j} \lambda(t_j; \boldsymbol{x}_{i_k})}
$$
$$
= \frac{\exp(\boldsymbol{s}_{(j)}^t \boldsymbol{\beta})}{\sum_{(i_1,\ldots,i_{d_j}) \in R(t_j,d_j)} \exp(\sum_{k=1}^{d_j} \boldsymbol{x}_{i_k}^t \boldsymbol{\beta})} \tag{9.72}
$$

となる．したがって，求める正確な部分尤度は

$$
PL(\boldsymbol{\beta}) = \prod_{j=1}^{m} \frac{\exp(\boldsymbol{s}_{(j)}^t \boldsymbol{\beta})}{\sum_{(i_1,\ldots,i_{d_j}) \in R(t_j,d_j)} \exp(\sum_{k=1}^{d_j} \boldsymbol{x}_{i_k}^t \boldsymbol{\beta})} \tag{9.73}
$$

となる．

しかし，タイの数が多いと上記の尤度の計算は膨大な組み合せ

$$
\binom{n_j}{d_j}
$$

の計算を必要とするので計算が困難である．そこで，一般的にはその近似を考える必要がある．n_j が d_j に比べて大きい場合には

$$
PL(\boldsymbol{\beta}) = \prod_{j=1}^{m} \frac{\exp(\boldsymbol{s}_{(j)}^t \boldsymbol{\beta})}{(\sum_{k \in R(t_j)} \exp(\boldsymbol{x}_k^t \boldsymbol{\beta}))^{d_j}} \tag{9.74}
$$

と近似できる．これが Breslow(1974) の近似部分尤度とよばれるもので，S-Plus 等の代表的な統計パッケージに利用されている．

さて，一般にはこの部分尤度関数が利用されているので，これを用いて $\boldsymbol{\beta}$ の最尤推定値を求めてみよう．対数部分尤度は

$$
l(\boldsymbol{\beta}) = \log PL(\boldsymbol{\beta}) = \sum_{j=1}^{m} \left\{ \boldsymbol{s}_{(j)}^t \boldsymbol{\beta} - d_j \log \left(\sum_{k \in R(t_j)} \exp(\boldsymbol{x}_k^t \boldsymbol{\beta}) \right) \right\} \tag{9.75}
$$

となるから，最尤推定値 $\hat{\boldsymbol{\beta}}$ は $\boldsymbol{\beta}$ で偏微分した式，エフィシェント・スコア (efficient score)

$$
U(\boldsymbol{\beta}) = \frac{\partial \log PL(\boldsymbol{\beta})}{\partial \boldsymbol{\beta}} \tag{9.76}
$$

の各成分を 0 とした p 個の連立方程式の解である．その第 i 成分は

$$U_i(\boldsymbol{\beta}) = \frac{\partial \log PL}{\partial \beta_i} = \sum_{j=1}^{m}\{s_{i(j)} - d_j Q_{ij}(\boldsymbol{\beta})\} = 0, \qquad (9.77)$$
$$i = 1, 2, \cdots, p$$

ここで，

$$\boldsymbol{s}_{(j)} = (s_{1(j)}, s_{2(j)}, \ldots, s_{p(j)})^t \qquad (9.78)$$

$$Q_{ij}(\boldsymbol{\beta}) = \frac{\sum_{k \in R(t_j)} x_{ik} \exp(\boldsymbol{x}_k^t \boldsymbol{\beta})}{\sum_{k \in R(t_j)} \exp(\boldsymbol{x}_k^t \boldsymbol{\beta})} \qquad (9.79)$$

である．さらに，$\boldsymbol{\beta}$ に関する Fisher 情報量 $I(\boldsymbol{\beta})$ の第 (ih) 成分は

$$I_{ih}(\boldsymbol{\beta}) = -\frac{\partial^2 \log PL}{\partial \beta_i \partial \beta_h} = \sum_{j=1}^{m} d_j R_{ihj}(\boldsymbol{\beta}) \qquad (9.80)$$

ここに，

$$R_{ihj}(\boldsymbol{\beta}) = \frac{\sum_{k \in R(t_j)} x_{ik} x_{hk} \exp(\boldsymbol{x}_k^t \boldsymbol{\beta})}{\sum_{k \in R(t_j)} \exp(\boldsymbol{x}_k^t \boldsymbol{\beta})} - Q_{ij}(\boldsymbol{\beta}) Q_{hj}(\boldsymbol{\beta}) \qquad (9.81)$$

で与えられる．通常，最尤推定値は Newton–Raphson 法，ベクトル表記では

$$\hat{\boldsymbol{\beta}}^{(k+1)} = \hat{\boldsymbol{\beta}}^{(k)} + I(\hat{\boldsymbol{\beta}}^{(k)})^{-1} U(\hat{\boldsymbol{\beta}}^{(k)}) \qquad (9.82)$$

の繰り返し計算で求める．推定値 $\hat{\boldsymbol{\beta}}$ の分散共分散行列はもちろん，$I(\hat{\boldsymbol{\beta}})^{-1}$ である．

9.3.3 log-rank 検定

さて，比例ハザードモデルでの部分尤度に基づくパラメータの検定にも通常のように，漸近的に同等な三つの方法

1) Wald 検定
2) 尤度比検定
3) スコア検定

が利用できる．ここでは，次の治療変数以外に共変量のないモデル

$$\lambda(t; x) = \lambda_0(t) \exp(\beta x), \qquad (9.83)$$
$$x = 1 \text{ (新治療)}, \, x = 0 \text{ (標準治療)}$$

での仮説
$$H_0 : \beta = 0, \quad H_1 : \beta \neq 0 \tag{9.84}$$
にスコア検定を考えよう．まず，式 (8.73) に基づく正確な部分尤度で考えてみると，エフィシェント・スコアは
$$U(\beta) = \frac{\partial \log PL}{\partial \beta} = \sum_{j=1}^{m}(s_{(j)} - Q_j(\beta)) = 0 \tag{9.85}$$
ここで，
$$Q_j(\beta) = \frac{\sum_{(i_1,\ldots,i_{d_j}) \in R(t_j,d_j)} (\sum_{k=1}^{d_j} x_{i_k}) \exp\{(\sum_{k=1}^{d_j} x_{i_k})\beta\}}{\sum_{(i_1,\ldots,i_{d_j}) \in R(t_j,d_j)} \exp\{(\sum_{k=1}^{d_j} x_{i_k})\beta\}} \tag{9.86}$$
である．さらに，β に関する Fisher 情報量 $I(\beta)$ は
$$I(\beta) = -\frac{\partial^2 \log PL}{\partial^2 \beta} = \sum_{j=1}^{m} R_j(\beta) \tag{9.87}$$
ここに，
$$R_j(\beta) = \frac{\sum_{(i_1,\ldots,i_{d_j}) \in R(t_j,d_j)} (\sum_{k=1}^{d_j} x_{i_k})^2 \exp\{(\sum_{k=1}^{d_j} x_{i_k})\beta\}}{\sum_{(i_1,\ldots,i_{d_j}) \in R(t_j,d_j)} (\sum_{k=1}^{d_j} x_{i_k}) \exp\{(\sum_{k=1}^{d_j} x_{i_k})\beta\}}$$
$$- Q_j(\beta)^2 \tag{9.88}$$
で与えられる．そこで，帰無仮説の下でのエフィシェント・スコア $U(0)$ を考えてみると，超幾何分布に関する推論で
$$U(0) = \sum_{j=1}^{m}\{(\text{新治療群における時点 } t_j \text{ でのイベントの観測数})$$
$$- (\text{新治療群における，時点 } t_j \text{ でのイベントの期待数})\}$$
$$= \sum_{j=1}^{m}(O_j - E_j) \tag{9.89}$$
となっていることが理解できるだろう．つまり，表 9.2 のような分割表を考えると，
$$\Pr\{d_{1j} = y \mid n_j, n_{1j}, d_j\} = \frac{\binom{n_{1j}}{y}\binom{n_{2j}}{d_j - y}}{\binom{n_j}{d_j}} \tag{9.90}$$

表 9.2 イベント発生時点 t_j での「治療群」×「イベント発生の有無」の分割表

治療群	イベントの発生数	生存	リスクセット $R(t_j)$ の患者数
新治療群 $(x=1)$	$d_{1j}(=s_{(j)})$	$n_{1j} - d_{1j}$	n_{1j}
標準治療群 $(x=0)$	d_{2j}	$n_{2j} - d_{2j}$	n_{2j}
合計	d_j	$n_j - d_j$	n_j

であり，

$$Q_j(0) = E(s_{(j)}) = \frac{d_j n_{1j}}{n_j} \tag{9.91}$$

$$R_j(0) = \text{Var}(s_{(j)} - E(s_{(j)}))$$
$$= \frac{n_j - n_{1j}}{n_j - 1} n_{1j} \frac{d_j}{n_j} \left(1 - \frac{d_j}{n_j}\right) \tag{9.92}$$

$$= d_j \frac{n_{1j}}{n_j} \left(1 - \frac{n_{1j}}{n_j}\right) \frac{n_j - d_j}{n_j - 1} \tag{9.93}$$

となる．したがって，スコア検定は

$$\frac{U(0)^2}{\text{Var}(U(0))} = \frac{U(0)^2}{I(0)} = \frac{\{\sum_{j=1}^m (O_j - E_j)\}^2}{\sum_{j=1}^m \text{Var}(O_j)}$$
$$= \frac{\{\sum_{j=1}^m (s_{(j)} - d_j n_{1j}/n_j)\}^2}{\sum_{j=1}^m n_{1j}(n_j - n_{1j})d_j(n_j - d_j)/n_j^2(n_j - 1)}$$
$$\sim \chi_1^2 \text{分布} \tag{9.94}$$

となり，いわゆる log-rank 検定といわれる検定統計量が導かれる．また，これは，オッズ比の層別解析で有名な Mantel–Haenzsel 検定と同一である．

ところが，式 (9.74) の近似部分尤度で計算すると超幾何分布ではなく幾何分布での推論に変換されていることに注意して，近似式 (9.74)–(9.81) から（ここでは近似を意識して記号に添字 "approx" をつける），

$$\text{期待値} : d_j Q_{\text{approx},j}(0) = d_j \frac{n_{1j}}{n_j} \tag{9.95}$$

$$\text{分散} : d_j R_{\text{approx},j}(0) = d_j \text{Var}(s_{(j)} - E(s_{(j)}))$$
$$= d_j \frac{n_{1j}}{n_j} \left(1 - \frac{n_{1j}}{n_j}\right) \tag{9.96}$$

となる．式 (9.93) と式 (9.96) とを比べると，明らかにタイがない場合 $d_j = 1$ にのみ両者は一致するが，一般には近似尤度の分散が過大推定：

9.3 比例ハザード回帰モデル

$$d_j R_{\text{approx},j}(0) \geq R_j(0) \tag{9.97}$$

$$I_{\text{approx}}(0) \geq I(0) \tag{9.98}$$

となっており，近似部分尤度に基づくスコア検定は少々検出力が小さくなる傾向 (conservative) がある．Peto and Pike(1973) はさらに分散を過大評価して，$n_{1j}/n_j \ll 1$ であれば近似的に成立する分散：

$$V_j = d_j \frac{n_{1j}}{n_j} = E_j \quad (\text{期待値})$$

を利用した簡便な（しかし，conservative な）log-rank 検定

$$\sum_{j=1}^{m} \frac{(O_j - E_j)^2}{E_j}$$

を提案している．コンピュータの普及していなかった時代の産物であろう．

本章では，比例ハザードモデルの基本的な考え方に重点をおいたので，他のトピックは省略した．中でも，その応用上，重要な比例ハザード性 (proportionality) のチェックの考え方については他のテキスト，例えば，Kalbfleisch and Prentice(1980), Fleming and Harrington(1991) などに進んでいただきたい．

[例題 9.3] 下の架空の生存時間データに Cox の比例ハザードモデルを適用し治療効果の推定，検定の計算を行え．なお，$20^+, 35^+$ は censored time を表す．

治療群	生存時間
新治療群	$20^+, 25, 45, 60$
標準治療群	$10, 15, 25, 35^+$

[解答] まず，このデータに適用する Cox の比例ハザードモデルは

$$\lambda(t; x) = \lambda_0(t) \exp(\beta x)$$

である．必要なデータは表 9.3 のようにまとめられる．そこでの尤度は，近似尤度式 (9.74) を利用している．この表から部分尤度は

$$PL = \frac{1}{4 + 4e^\beta} \cdot \frac{1}{3 + 4e^\beta} \cdot \frac{e^\beta}{(2 + 3e^\beta)^2} \cdot \frac{1}{2} \cdot \frac{1}{1} \tag{9.99}$$

となる．したがって，

$$l(\beta) = \log PL(\beta)$$

表 9.3 生存時間分析のための架空データ．共変量は 1 個 x で，治療の種類を表す変数で，$x=1$(新治療)，$=0$(標準治療)，である．また，δ はイベント発生の有無を示す変数で，$\delta=1$(イベント発生)，$=0$(censored) である．尤度は近似式 (9.74) を利用して計算している．

j	t_j	δ	d_j	x	$\exp(\beta x)$	尤度
1	10	1	1	0	1	$1/(4+4e^\beta)$
2	15	1	1	0	1	$1/(3+4e^\beta)$
3	20	0	1	1	e^β	
4	25	1	2	0, 1	$1, e^\beta$	$e^\beta/(2+3e^\beta)^2$
5	35	0	1	0	1	
6	45	1	1	1	e^β	$1/2$
7	60	1	1	1	e^β	$1/1$

$$
\begin{aligned}
&= -\log 8 + \beta - \log(1+e^\beta) - \log(3+4e^\beta) - 2\log(2+3e^\beta) \\
U(\beta) &= \frac{\partial \log PL(\beta)}{\partial \beta} \\
&= 1 - \frac{e^\beta}{1+e^\beta} - \frac{4e^\beta}{3+4e^\beta} - \frac{6e^\beta}{2+3e^\beta} \\
I(\beta) &= \frac{\partial^2 \log PL(\beta)}{\partial^2 \beta} \\
&= -\frac{e^\beta}{(1+e^\beta)^2} - \frac{12e^\beta}{(3+4e^\beta)^2} - \frac{12e^\beta}{(2+3e^\beta)^2}
\end{aligned}
$$

となり，最尤推定値 $\hat{\beta}$ は次の Newton–Raphson 反復収束法

$$\hat{\beta}^{(k+1)} = \hat{\beta}^{(k)} + \frac{U(\beta^{(k)})}{I(\beta^{(k)})}$$

の解となる．その結果，$\hat{\beta} = -1.380, \mathrm{SE}\,(\hat{\beta}) = 1/\sqrt{I(\hat{\beta})} = 1.157$ となる．したがって，標準治療に対する新治療のハザード比の推定値と 95% 信頼区間は

$$\text{最尤推定値} : \exp(-1.380) = 0.252$$
$$95\%\ CI : \exp(-1.380 \pm 1.96 \cdot 1.157) = 0.026 - 2.431$$

と計算される．また，帰無仮説 $H_0 : \beta = 0$ に対する Wald 検定の自由度 1 の χ^2 検定統計量は

$$\hat{\beta}^2 I(\hat{\beta}) = 1.422$$

となる．また，$U(0) = -1.271, I(0) = 0.975$ であるので，帰無仮説 $H_0 : \beta = 0$

に対する有効スコア検定の自由度 1 の χ^2 検定統計量は

$$\frac{U(0)^2}{\mathrm{Var}(U(0))} = \frac{U(0)^2}{I(0)} = 1.658$$

となる．また，$l(0) = -7.937, l(\hat{\beta}) = -7.098$ であるので，帰無仮説 $H_0 : \beta = 0$ に対する尤度比検定の自由度 1 の χ^2 検定統計量は

$$-2(l(0) - l(\hat{\beta})) = 1.678$$

と計算できる．

さて，次に，式 (9.73) の正確な部分尤度に基づく推定値を求めてみよう．近似尤度との違いは $t_4 = 25, d_4 = 2, n_4 = 5$ に対する尤度が近似部分尤度

$$\frac{e^\beta}{(2 + 3e^\beta)^2}$$

から，正確な部分尤度

$$e^\beta \Big/ \left\{ \binom{2}{2} + \binom{2}{1}\binom{3}{1} e^\beta + \binom{3}{2} e^{2\beta} \right\} \tag{9.100}$$

と変化するだけである．ここで，リスクセット $R(t_4)$ の中から 2 人を選ぶ組み合せが，二つの治療群からの組み合せを考えて

$$\binom{5}{2} = \binom{2}{2} + \binom{2}{1}\binom{3}{1} + \binom{3}{2}$$

となっていることに注意したい．さて，この正確な部分尤度により推定すると

$$\hat{\beta} = -1.606, \quad \mathrm{SE}(\hat{\beta}) = 1.245$$

$$\text{ハザード比} = 0.201, \quad 95\%\ CI : 0.017 - 2.304$$

であり，帰無仮説 $H_0 : \beta = 0$ に対するそれぞれの検定統計量は

$$\text{Wald 検定統計量} = 1.663$$

$$\text{スコア検定統計量} = 1.891$$

$$\text{尤度比検定統計量} = 1.947$$

となる．この結果は，近似尤度が少々控え目であることを示す一例である．

[例題 9.4]

1) 例題 9.2 のモデルに Cox の比例ハザードモデルを適用せよ．

$$\lambda(t; \boldsymbol{x}) = \lambda_0(t) \exp(\beta x), \quad x = 0(\text{プラセボ}), \ x = 1(\text{プレドニソン})$$

表 9.4　表 9.1 のデータに対する Cox の比例ハザードモデルの適用結果

変数	$\hat{\beta}$	SE($\hat{\beta}$)	ハザード比	ハザード比の 95%CI	両側 p-value
治療	-1.113	0.607	0.328	$0.10 - 1.08$	0.067
alb	-0.415	0.102	0.660	$0.54 - 0.807$	< 0.001
飲酒	1.308	0.659	3.70	$1.02 - 13.453$	0.047

2) 表 9.1 全体のデータに Cox の比例ハザードモデルを適用して治療効果を推論せよ．

[解答]　いずれも近似尤度（9.74）に基づく S-Plus プログラム "coxph" を利用する．変数は，day(生存日数)，event(イベント発生の有無)，treat(治療法)，alb(アルブミン)，sake(飲酒の有無) である．

S-Plus または R の program：例題 9.4，表 9.4

coxrph(Surv(day, event)~ treat)

coxrph(Surv(day, event)~ treat+ alb+ sake)

---

1) 例題 9.2

推定結果は

$\hat{\beta}$	SE($\hat{\beta}$)	ハザード比	ハザード比の 95% CI
-0.541	0.50	0.582	$0.218 - 1.55$

であった．また，帰無仮説 $H_0 : \beta = 0$ に対する Wald 検定，尤度比検定，スコア検定の χ_1^2 検定統計量はいずれも 1.2 と計算された．Weibull 比例ハザードモデルでの推定結果と比較してみよう．

2) 全体

推定結果は表 9.4 に示すとおりである．治療効果の p 値は 5% にわずかに及ばない 0.067 であった．

10

Bayes 推測

10.1 frequentist——伝統的統計学

これまで解説してきた推測方式の多くは，原則として，何度も繰り返しが可能な実験（標本抽出）から得られる標本 X に対して，未知母数 θ を含む確率分布 $f(x \mid \theta)$ を考えるという意味で頻度論者 (frequentist) の立場であるといえる．すでに解説してある事柄もあるがここで整理しておく．

[例1] ある母集団から無作為に選んだ1組の標本
$$(X_1, X_2, \ldots, X_n)$$
に対して，正規分布 $N(\mu, \sigma_E^2)$ を考え，未知母数 (μ, σ_E^2) を推定しようとするのは頻度論者の統計モデルである．

[例2] n 人の患者について，それぞれ r 回繰り返し測定した一元配置データ X_{ij} について，統計モデル
$$X_{ij} = \mu + \alpha_i + \epsilon_{ij}, \quad \epsilon_{ij} \sim N(0, \sigma_E^2) \tag{10.1}$$
を考え，母数 $\alpha_i, i = 1, \ldots, n$ を推定しようというのは頻度論者のモデルである．

[例3] 例2のモデルの中で，α_i は対象とする集団から "random" に選んだ場合には，母数ではなく，確率変数であると考えることもできる．つまり，選ばれた患者の効果には興味がなく，そのバラツキに興味がある場合である．したがって，α_i に
$$\alpha_i \sim N(0, \sigma_B^2) \tag{10.2}$$
というモデルを導入し，σ_B^2 を推定しようというモデルも頻度論者のモデル

であるが，変量効果モデル (random-effects model) とよばれる．これに対して，[例 1, 2] は母数効果モデル (fixed-effects model) とよばれる．

[例 4] ある条件下におかれた動物の成長を観察するために，n 例のマウスの体重を r 回の測定時期 $(t_1, \ldots, t_r)$ で測定した二元配置データ X_{ij} に対して，母数効果の線形モデル

$$X_{ij} = \alpha + \beta t_j + \epsilon_{ij}, \quad \epsilon_{ij} \sim N(0, \sigma_E^2) \qquad (10.3)$$

を考えてみよう．データをグラフにプロットして観察してみればわかるように，個体差が大きくて一つの線形モデルで表現できるケースは少ない．このような場合には，個体差を表現するための変量効果モデル

$$X_{ij} = (\mu_\alpha + \alpha_i) + (\mu_\beta + \beta_i) t_j + \epsilon_{ij}, \quad \epsilon_{ij} \sim N(0, \sigma_E^2) \qquad (10.4)$$

$$(\alpha_i, \beta_i) \sim N(0, \Sigma) \qquad (10.5)$$

を考えることができる．

10.2 Bayesian

これに対して，Bayes 推測の立場 (Bayesian) では，頻度論の立場に立たないため，どのようなものにも確率 (分布) を考えることができる．例えば，次のような推測？である．

「あいつが彼を殺した確率は 0.9 以上だ！」

頻度論者はこの推測はナンセンスであり，まさに，げす (guess) のかんぐりであると非難する．

さて，Bayes 推測では
- 問題にする未知パラメータ (母数とはいわない) θ の不確実性を確率分布 $p(\theta)$ として表現し，θ は確率変数と考える．この確率分布をデータを観測する前に設定されるか，後に設定されるかによって事前分布 (prior distribution)，事後分布 (posterior distribution) といわれる．
- データ X も頻度論者と同様に確率変数であり，確率分布 $f(x \mid \theta)$ をもつ．したがって，
- 未知パラメータとデータの同時確率分布を考えることができる．

$$p(\theta, x) = p(\theta) f(x \mid \theta) \qquad (10.6)$$

さて，Bayes 推測で推測の対象となる未知パラメータ θ はなにも確率分布 $f(x\mid\theta)$ に含まれるものに限らない．応用上で重要なものとして
- 欠損値 (missing value)
- 測定誤差に隠れている真の値

なども対象となる．さて，Bayes 推測では θ の不確実性，すなわち，その確率分布に推測の興味があるわけで，データが観測されていれば，データで条件付けすることにより (データの情報が付加された) θ に関する条件付き確率分布 $p(\theta\mid x)$ を求めようとするのは自然であろう．そして，その方法は，Bayes の定理が教えてくれるのである．

Bayes theorem

$$\begin{aligned}
p(\theta\mid x) &= \frac{p(\theta,x)}{f(x)} \\
&= \frac{p(\theta)f(x\mid\theta)}{\int f(\theta,x)d\theta} \\
&= \frac{p(\theta)f(x\mid\theta)}{\int p(\theta)f(x\mid\theta)d\theta} \\
&\propto p(\theta)f(x\mid\theta) \quad (\text{事後分布の「核」とよぶ}) \quad (10.7)
\end{aligned}$$

事後分布 = 事前分布 × 尤度 (データが given)　　　(10.8)

10.3　無情報事前分布

さて，Bayes 推測の最大の問題は事前分布の設定法である．
- 最も極端な Bayes 推測は「主観確率」で推測する立場である．主観確率の選び方により事後確率が大きく異なり，この意味で頻度論者から非難されてきた歴史的背景がある．
- 専門家の考えを事前確率に取り入れることが容易という点で，Bayes 流意思決定の分野では応用上重要であると考えられている．
- しかし，実際の統計的推測において，未知パラメータの不確実性を規定

する事前分布の選び方により結果が変わってしまっては困るわけで，この意味で，実際の Bayes 推測では「客観的」に事前分布を設定しようと試みることが多い．中でも，

- モデルの未知パラメータの事前分布に含まれるパラメータ (超パラメータ, hyper paremeter) にさらに「無情報事前分布 (noninformative prior)」を仮定した full Bayes 法
- 超パラメータの事前分布は未知と考え，それを観測データから最尤法で推定する empricial Bayes 法 (具体例は 13.4.1 項参照)

の二つがよく利用される．

ここで，無情報事前分布とは，未知パラメータに関して事前の知識が欠けている状況を表す事前分布をさす．「未知」ということはもともと「知識が欠けている」ことを意味するのであるから，頻度論者からみればなんとも変なことをしているものだ！と一蹴されかねない．ともあれ，事前情報がないのであるから，それを表す確率分布としては「一様分布」が自然であろう．

- 未知パラメータが「$-\infty \leq \theta \leq \infty$」の値をとり得るときその事前分布は $p(\theta) \propto C$(定数)
- 未知パラメータが「$0 < \theta \leq \infty$」の値をとり得るときその事前分布は $p(\log \theta) \propto C$(定数)，すなわち，$p(\theta) \propto 1/\theta$ となる

と考えるのが自然であろう．しかし，前者の場合，積分すると ∞ となってしまい，確率分布としては正しくない事前分布 (improper prior) となる．そこで，応用上は，観測データの適当なスケーリングにより

- 未知パラメータが，平均値のように，「$-\infty \leq \theta \leq \infty$」の値をとり得るときその事前分布は，正規分布,

$$p(\theta) = N(0, \sigma^2), \quad \sigma = 100 \text{ 程度} \qquad (10.9)$$

- 未知パラメータが，分散のように，「$0 < \theta \leq \infty$」の値をとり得るときその事前分布は，逆ガンマ分布,

$$p(1/\theta) = Ga(a, a), \quad a = 0.001 \text{ 程度} \qquad (10.10)$$

とすることが多い．ここに，$Ga(a, b)$ はガンマ分布でその確率密度関数は

$$f(x \mid a, b) = \frac{b^a}{\Gamma(a)} x^{a-1} \exp(-bx) \propto x^{a-1} \exp(-bx) \qquad (10.11)$$

10.4 事後分布

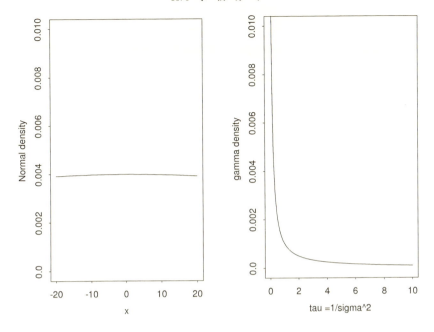

図 10.1 無情報事前分布の例

$$E(X) = \frac{a}{b}, \quad \text{Var}(X) = \frac{a}{b^2} \tag{10.12}$$

である.この二つの事前分布の「無情報ぶり」は図10.1に示すとおりである.また,このように無情報事前分布を設定する他の理由としては,後で示すように,事前分布と事後分布が同じ分布属に属する解析上のメリットがあるからである.この種の事前分布を自然共役 (natural conjugate prior) という.

10.4 事 後 分 布

さて,Bayes 推測では事後分布に興味が集中するわけであるが実際の統計的推定問題への適用に際しては,事後分布から点推定値を求めることが必要である.もちろん,未知パラメータは確率変数であるから,頻度論的立場におけるような未知母数の「不偏推定」という概念はないものの,推定値の良さの基準が必要になる.その一つが損失関数 (loss function) といわれるもの

表 10.1 Bayes 推定における損失関数とそれに対応した推定量

	損失関数 $L(t,\theta)$	推定量
(1)	$(t-\theta)^2$	事後分布の期待値
(2)	$\lvert t-\theta \rvert$	事後分布のメディアン
(3)	$1,\ t\neq\theta$ $0,\ t=\theta$	事後分布のモード

である.いま,θ が真のときに推定値 t をとるときの損失関数を $L(t,\theta)$ としよう.すると,事後分布に基づく期待損失は

$$E(L(t\mid\theta)\mid x) = \int L(t,\theta)p(\theta\mid x)d\theta \tag{10.13}$$

となり,この期待損失を最小にする推定量 t を選ぶのが自然であろう.もちろん,用いる損失関数に依存して変化する.表 10.1 には代表的な損失関数とそれから導かれる推定量との関係を示した.

一般的には,期待損失関数を平均 2 乗誤差でとらえることが多いので,したがって「事後分布の期待値を Bayes 推定値」とすることが多い.また,表 10.1 の (3) に示す損失関数を利用すると事後分布のモードが Bayes 推定値となるが,これは頻度論者での最尤法を特別な場合として含んでいる.なぜならば,事前分布にきわめて範囲の広い一様分布 $p(\theta)=C$ を仮定すれば,式 (10.7) より

$$p(\theta\mid x) \propto f(x\mid\theta)$$

となり,事後分布最大は尤度最大を意味するからである.

10.5 階層的条件付き独立モデル

ここでは,full Bayes 法の中でも,複雑なモデルが階層構造を有するいくつかの独立なサブモデルに分解できる(確率計算が簡単にできる)階層的条件付き独立モデル(hierarchical conditional independent model)を紹介しよう.

まず,[例 1] の問題で,二つの未知パラメータ (μ,σ_E^2) にある 2 変量の事前分布 $p(\mu,\sigma_E^2)$ を導入し,事後分布 $p_1(\mu\mid \boldsymbol{x})$ と $p_2(\sigma_E^2\mid \boldsymbol{x})$ をそれぞれ,推定しようとするのが Bayes 推測である.式 (10.6) で示される同時分布がこ

10.5 階層的条件付き独立モデル

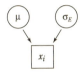

図 10.2 正規分布 $N(\mu, \sigma_E^2)$ の Bayes 推定における DAG の例

の例では

$$p(\mu, \sigma_E^2, \boldsymbol{x}) = p(\mu, \sigma_E^2) \prod_{i=1}^{n} f(x_i \mid \mu, \sigma_E^2) \tag{10.14}$$

となり,例えば,平均値に関する事後分布は

$$p_1(\mu \mid \boldsymbol{x}) \propto \int p(\mu, \sigma_E^2) \prod_{i=1}^{n} f(x_i \mid \mu, \sigma_E^2) d\sigma_E^2 \tag{10.15}$$

と計算する.

この場合,図 10.2 に示すように,μ, σ_E^2 それぞれ独立に,事前分布として,

$$\mu \sim N(0, \sigma_\mu^2), \quad \tau_\mu = \frac{1}{\sigma_\mu^2} \tag{10.16}$$

$$\tau = \frac{1}{\sigma_E^2} \sim Ga(a, a), \quad \text{ガンマ分布} \tag{10.17}$$

を「独立に」仮定してみよう.

さて,この図は,各ノードを矢印で結び,矢印の方向に「依存性 (dependency)」を表し,その反対方向には進まないという意味で,DAG (directed acyclic graph) とよばれる.「○」で囲まれた変数は未知パラメータで,「□」で囲まれた変数はデータである.

- それぞれの,○,□をノード (node) という
- 例えば,○ ⟶ ○ の場合に,矢印を出しているノードを「親」,受けているノードを「子」とすると,それぞれのノードは親(複数ある場合も)のみに依存し,親の先祖には依存せず独立である.ただし,この独立性はデータをとる前に仮定されているのであって,データで条件付けられた後ではその独立性はかならずしも保持されない.
- 矢印が実線であれば「確率的依存性」を表現し,「点線」であれば「関数的依存性」を表現する.

と仮定する階層的条件付き独立モデルである．したがって，μ と σ_E^2 は明らかに独立と仮定しているが，データをとった（条件付けした）後では独立性はかならずしも保存されない．つまり，推定値間の相関が生じる．このグラフは階層的 Bayes モデルの同時分布を考えるうえできわめて有用である．このモデルの特徴の詳細は Spiegelhalter *et al.* (1993) を参照されたい．

さて，このモデルの特徴は，式 (10.6) の同時分布が，

$$p(V) = \prod_{v \in V} p(v \mid v \text{ の親}) \tag{10.18}$$

と書けることである．ここに

$$V = \{\text{モデルに含まれるすべてのノード } v \text{ の集合}\} \tag{10.19}$$

である．図 10.2 の DAG より，

$$p(\mu, \tau, \bm{x}) = p(\mu) p(\tau) f(\bm{x} \mid \mu, \tau)$$

と書ける．もちろん，この単純な例では明らかであり，このような表現はつまらない例かもしれないが，後でみるように，この表現の良さは複雑なモデルで発揮される．さて，それぞれの事後分布を計算してみると，以下のようになる．

$$\begin{aligned}
p(\mu \mid \bm{x}) &\propto p(\mu) f(\bm{x} \mid \mu, \tau) \\
&\propto \exp\left(-\frac{\tau_\mu}{2}\mu^2\right) \prod_{i=1}^{n} \exp\left\{-\frac{\tau}{2}(x_i - \mu)^2\right\} \\
&\propto \exp\left(-\frac{\tau_\mu}{2}\mu^2\right) \exp\left\{-\frac{\tau}{2}\sum(x_i - \mu)^2\right\} \\
&\propto \exp\left[-\frac{1}{2}\left\{(\tau_\mu + n\tau)\mu^2 - 2\left(\tau\sum x_i\right)\mu\right\}\right] \\
&\propto \exp\left\{-\frac{1}{2}(\tau_\mu + n\tau)\left(\mu - \frac{n\bar{x}\tau}{\tau_\mu + n\tau}\right)^2\right\} \\
&= N\left(\frac{n\bar{x}\tau}{\tau_\mu + n\tau}, \frac{1}{\tau_\mu + n\tau}\right) \tag{10.20} \\
&\to N\left(\bar{x}, \frac{\sigma_E^2}{n}\right), \quad n \to \infty \tag{10.21}
\end{aligned}$$

であり，また，

10.5 階層的条件付き独立モデル

$$
\begin{aligned}
p(\tau \mid \boldsymbol{x}) &\propto p(\tau) f(\boldsymbol{x} \mid \mu, \tau) \\
&\propto \tau^{a-1} \exp(-a\tau) \prod_{i=1}^{n} \tau^{\frac{1}{2}} \exp\left\{-\frac{\tau}{2}(x_i - \mu)^2\right\} \\
&\propto \tau^{a-1} \exp(-a\tau) \tau^{\frac{n}{2}} \exp\left\{-\frac{\tau}{2} \sum (x_i - \mu)^2\right\} \\
&= \tau^{a+\frac{n}{2}-1} \exp\left[-\left\{a + \frac{\sum (x_i - \mu)^2}{2}\right\}\tau\right] \\
&\propto Ga\left(a + \frac{n}{2}, a + \frac{\sum (x_i - \mu)^2}{2}\right)
\end{aligned} \quad (10.22)
$$

となる．したがって，(μ, τ) の Bayes 推定値はそれぞれの事後分布の期待値であるから

$$\tilde{\mu} = \frac{n\bar{x}\tilde{\tau}}{\tau_\mu + n\tilde{\tau}} \quad (10.23)$$

$$\tilde{\sigma_E^2} = \frac{2a + \sum(x_i - \tilde{\mu})^2}{2a + n} = \frac{1}{\tilde{\tau}} \quad (10.24)$$

の連立方程式を解くことになる．この例でみるように，事後分布もそれぞれ正規分布，逆ガンマ分布となり，式 (10.16), (10.17) の事前分布が自然共役であることがわかる．解析が容易となることから共役な事前分布がよく利用されてきたが，第10章でみるように，最近の計算技術の進歩により共役な事前分布はかならずしも必要ではなくなってきている．

[例題 **10.1**] 下の DAG に対する式 (10.7) で与えられる事後分布の核を導け．

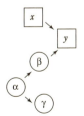

[解答] 式 (10.18) より，同時分布は

$$p(\alpha, \beta, \gamma, x, y) = p(\gamma \mid \alpha)p(\beta \mid \alpha)p(y \mid \beta, x)p(\alpha)p(x)$$

となるから，事後分布は

$$p(\alpha, \beta, \gamma \mid x, y) \propto p(\gamma \mid \alpha)p(\beta \mid \alpha)p(y \mid \beta, x)p(\alpha)$$

となる.

10.6 応 用 例

以下にいろいろな応用例をあげる.それぞれの DAG より事後分布の核を求めよ.

[例 5] 一元配置分散分析

例 3 の変量効果モデルを階層的 Bayes モデルで考えてみよう.式 (10.1),(10.2) は

$$X_{ij} \sim N(\mu_i, \sigma_E^2)$$
$$\mu_i \sim N(\mu_0, \sigma_B^2)$$

となり,超パラメータの non-informative 事前分布の例は

$$\mu_0 \sim N(0, \sigma^2), \quad \sigma = 100$$
$$1/\sigma_E^2 \sim Ga(a, a), \quad a = 0.001$$
$$1/\sigma_B^2 \sim Ga(a, a), \quad a = 0.001$$

となる.このモデルの DAG は図 10.3 に示すとおりである.

[例 6] 成長曲線モデル

[例 4] の体重の成長曲線の変量効果モデルを階層的 Bayes モデルで考えてみよう.式 (10.4) は

$$X_{ij} \sim N(\mu_{ij}, \sigma_E^2)$$
$$\mu_{ij} = \alpha_i + \beta_i t_j$$

と再表現できる.変量効果モデルでは,(μ_i, β_i) に式 (10.5) の 2 変量正規分布を仮定していたが,階層 Bayes モデルでは,独立にそれぞれの事前分布を仮定

$$\alpha_i \sim N(\mu_\alpha, \sigma_\alpha^2)$$
$$\beta_i \sim N(\mu_\beta, \sigma_\beta^2)$$

することに注意したい.五つの超パラメータの non-informative 事前分布の例は

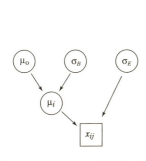

図 10.3 Bayesian 一元配置分散分析モデルの DAG の例

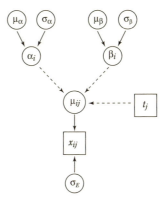

図 10.4 Bayesian 成長曲線モデルの DAG の例

$$\mu_\alpha \sim N(0, \sigma_\alpha^2), \quad \sigma_\alpha = 100$$
$$\mu_\beta \sim N(0, \sigma_\beta^2), \quad \sigma_\beta = 100$$
$$1/\sigma_E^2 \sim Ga(a, a), \quad a = 0.001$$
$$1/\sigma_\alpha^2 \sim Ga(a, a), \quad a = 0.001$$
$$1/\sigma_\beta^2 \sim Ga(a, a), \quad a = 0.001$$

となる.このモデルの DAG は図 10.4 に示すとおりである.

[例 7] 混合効果 (mixed-effects) モデルのロジスティック回帰分析

$$r_i \sim \text{Binomial}(p_i, n_i)$$
$$\log \frac{p_i}{1 - p_i} = \beta_0 + \beta_1 x_{1i} + \beta_2 x_{2i} + \beta_{12} x_{1i} x_{2i} + a_i$$
$$a_i \sim N(0, \sigma^2)$$

五つの超パラメータの事前分布の例は

$$\beta_0, \beta_1, \beta_2, \beta_{12} \sim N(0, 100)$$
$$1/\sigma^2 \sim Ga(0.001, 0.001)$$

とおける.この場合の DAG は図 10.5 である.

[例 8] 臨床試験のメタ・アナリシス (meta-analysis)

第 $i(=1,\ldots,K)$ 臨床試験の対照群の症例数と event 発生数を (n_{i1}, r_{i1}),新治療群のそれを (n_{i2}, r_{i2}) としよう.そうすると,可能なモデルは

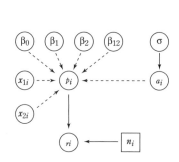

図 10.5 混合効果モデルのロジスティック回帰モデルにおける Bayes 推定の DAG の例

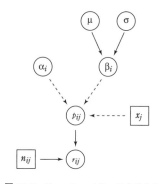

図 10.6 Bayesian メタ・アナリシスにおける DAG の例

$$r_{ij} \sim \text{Binomial}(p_{ij}, n_{ij})$$
$$\log \frac{p_{ij}}{1-p_{ij}} = \alpha_i + \beta_i x_j, \quad x_j = 0(\text{control}); = 1(\text{new treatment})$$
$$\beta_i \sim N(\mu, \sigma^2)$$

ここに,β_i は真の効果の対数オッズである.三つの超パラメータの事前分布の例は

$$\alpha_i \sim N(0, 100)$$
$$\mu \sim N(0, 100)$$
$$1/\sigma^2 \sim Ga(0.001, 0.001)$$

とおける.図 10.6 に DAG を示す.

[例 9] 測定誤差のあるロジスティック回帰モデル

生活環境中の NO_2 への曝露 x と呼吸器系症状の発生率 p との関連をロジスティック回帰モデルで検討したい.しかし,疫学調査ですべての対象者の NO_2 曝露濃度の真の測定(例,パーソナルサンプラー)は困難で,家の中の濃度を簡易測定法で測定 (z) する以外にない.ただ,少数の対象者に対しては双方の測定を行い,x と z との関係式を推定することは可能である.このような状況でのモデルは以下のとおりである.

$$d_j \sim \text{Binomial}(p_j, n_j) \tag{10.25}$$
$$\log \frac{p_j}{1-p_j} = \theta_1 + \theta_2 x_j \tag{10.26}$$

10.6 応用例

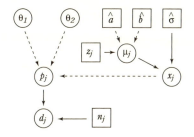

図 10.7 測定誤差を考慮した Bayesian ロジスティック回帰モデルでの DAG の例

$$\mu_j = \hat{a} + \hat{b} z_j \tag{10.27}$$
$$x_j = N(\mu_j, \hat{\sigma}^2) \tag{10.28}$$

ここで，$(\hat{a}, \hat{b}, \hat{\sigma})$ は少数の対象者での推定値である．二つの超パラメータの事前分布の例は

$$\theta_1, \theta_2 \sim N(0, 100)$$

とおける．図 10.7 に DAG を示す．

[例 10] 市町村単位の死亡率の標準化死亡比 (SMR, standardized mortality ratio) の smoothing (第 13 章参照)

1) over-dispersion モデル

$$d_i \sim \text{Poisson}(\mu_i)$$
$$\log \mu_i = \log E_i + \beta_1 x_1 + \cdots + \beta_p x_p + a_i$$
$$a_i \sim N(\beta_0, \sigma_0^2), \quad \text{(over-dispersion)}$$
$$\hat{SMR}_i = \frac{\mu_i}{E_i}$$

超パラメータの事前分布は

$$\beta_0, \ldots, \beta_p \sim N(0, 100)$$
$$1/\sigma_0^2 \sim Ga(0.001, 0.001)$$

とおける．

2) 空間 smoothing モデル

$$d_i \sim \text{Poisson}(\mu_i)$$

$$\log \mu_i = \log E_i + \beta_1 x_1 + \cdots + \beta_p x_p + a_i + \theta_i$$
$$a_i \sim N(\beta_0, \sigma_0^2), \quad \text{(over-dispersion)}$$
$$\theta_i \mid \theta_{j \sim i} \sim N\left(\bar{\theta}_i, \frac{1}{m_i}\sigma_1^2\right) \quad (\sim: \text{隣接})$$
$$m_i = \text{地域 } i \text{ に隣接する地域の数}$$
$$\bar{\theta}_i = \frac{1}{m_i}\sum_{j \sim i} \theta_j$$
$$S\hat{M}R_i = \frac{\mu_i}{E_i}$$

超パラメータの事前分布は

$$\beta_0, \ldots, \beta_p \sim N(0, 100)$$
$$1/\sigma_0^2,\ 1/\sigma_1^2 \sim Ga(0.001, 0.001)$$

とおける.

さて, これまで, Bayes モデルの柔軟性を解説してきたが, 実際のパラメータ推定の計算になると, 次の章に解説する MCMC 法が重要な武器となる. 頻度論者の立場での変量モデルでの推測法に関しては, Breslow and Clayton(1993) が参考になる.

練習問題

[問題 10.1] 下の DAG に対する事後分布の核を導け.

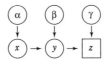

[問題 10.2] 下の DAG に対する事後分布の核を導け.

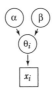

[問題 10.3] Bayesian 線形モデル

$$y_i \sim N(\alpha + \beta z_i,\ \sigma_1^2), \quad i = 1, \ldots, n$$
$$\alpha \sim N(\mu_1,\ \phi_1^2), \quad \text{(non-informative)}$$
$$\beta \sim N(\mu_2,\ \phi_2^2), \quad \text{(non-informative)}$$

において，真の共変量の値 z_i は測定できず，それに代わって，代替変数として x_i が測定される状況を考える．
$$x_i \sim N(z_i,\ \sigma_2^2)$$
もちろん，z_i の分布 (non-informative) を指定する必要がある．このとき，

1) DAG を描け．
2) 同時分布を導け．
3) 未知パラメータ α, β, z の事後分布を導け．

[問題 **10.4**]
$$m_i \sim \text{Poisson}(\mu), \quad i = 1, \ldots, n$$
$$\mu \sim \text{Gamma}(r, \lambda)$$

とするとき，次の問いに答えよ．

1) μ の事後分布，平均，分散を求めよ．
2) n が大きくなると事後分布はどうなるか？

[問題 **10.5**] 表 10.1 に示す損失関数と推定量との関係を導け．

[問題 **10.6**] [例 10] の死亡率の標準化死亡比の smoothing に関する二つのモデルの DAG を描け．

11

Markov 連鎖モンテカルロ法

第 6 章の表 6.1 に示した，毒性データのロジスティック回帰分析 (6.8 節 (1)) に個体差を考慮した Bayes モデル

$$m_k \sim \text{Binomial}(\theta_k, n_k), \quad k = 1, \ldots, K \tag{11.1}$$

$$\log \frac{\theta_k}{1 - \theta_k} = \alpha + \beta x_k + \epsilon_k \tag{11.2}$$

$$p(\alpha, \beta) : \text{ある事前分布に従う} \tag{11.3}$$

ϵ_k : 個体差等により，二項分布で説明できない変動 (11.4)

を適用してみよう．問題は，(α, β) の事後分布，例えば，

$$p(\beta \mid \boldsymbol{x}, \boldsymbol{m}, \boldsymbol{n}) = \frac{\int p(\alpha, \beta) f(\boldsymbol{m} \mid \boldsymbol{x}, \boldsymbol{n}, \alpha, \beta) d\alpha}{\int \int p(\alpha, \beta) f(\boldsymbol{m} \mid \boldsymbol{x}, \boldsymbol{n}, \alpha, \beta) d\alpha d\beta}$$

を推定し，Bayes 推定値 (事後分布の期待値)

$$\tilde{\beta} = \int \beta p(\beta \mid \boldsymbol{x}, \boldsymbol{m}, \boldsymbol{n}) d\beta \tag{11.5}$$

を求めることである．

11.1 期待値の計算

確率変数 X が密度関数 $\pi(x)$ をもつとき，関数 $f(X)$ の期待値は

$$E_\pi(f(X)) = \int f(x)\pi(x)dx \tag{11.6}$$

である．しかし，

- 積分が複雑

- 高次元
- 解析解が得られない (no closed form)

の場合には困ってしまう！最近の統計学の研究は，従来の frequentist（頻度論者）の立場の母数効果モデル (fixed-effects) から，変量効果モデル (random-effects)，混合効果モデル (mixed-effects)，さらには，Bayesian 推論などの方法論が盛んになってきている．その計算にはこれらの期待値（積分）が必要となる．解析的に計算が困難，または不可能な場合，もし，$\pi(x)$ からの独立な標本が simulate できる

$$x^{(1)}, x^{(2)}, \ldots, x^{(N)} \sim \pi(x), \quad x^{(i)} \perp x^{(j)} \qquad (11.7)$$

ならば

$$E_\pi(f(X)) \approx \frac{1}{N} \sum_{i=1}^{N} f(x^{(i)}) \qquad (11.8)$$

で近似できる．これが連鎖モンテカルロ (MC) 積分であり，大数の法則 (law of large numbers) により一致性 (consistency)

$$\bar{f}_N = \frac{1}{N} \sum_{i=1}^{N} f(x^{(i)}) \longrightarrow E_\pi(f(X)), \quad N \to \infty \qquad (11.9)$$

が成立する．しかし，既知の確率分布なら問題はないが，一般には複雑な $\pi(x)$ からの「独立」な random sample の simulation もまた困難である．

実は，独立ではないが，ある「Markov 連鎖 (MC, Markov chain)」で simulate すれば一致性が成立するのである．

11.2 Markov 連鎖

推移確率 $p(\cdot \mid \cdot)$ をもつ Markov 連鎖から乱数を発生させるとは，

$$x^{(i+1)} \sim p(x \mid x^{(i)}), \quad i = 1, 2, \ldots \qquad (11.10)$$

ということである．つまり，$x^{(i+1)}$ は $x^{(i)}$ には依存するが，$x^{(0)}, x^{(1)}, \ldots, x^{(i-1)}$ とは独立である．

[例題 11.1] Markov 連鎖

$$x^{(i+1)} \sim N(0.5 x^{(i)}, 1.0)$$

11. Markov 連鎖モンテカルロ法

について
1) 初期値を適当に変えて 300 個の乱数を図示せよ．
2) $x^{(i)}$ の定常分布 $\pi(x)$ を求めよ．

[解答]
1) S-Plus を利用し，初期値を 2 通り $x^{(0)} = 5, -4$, に変えた結果を図 11.1 に示す．すでに，100 番目前後からデータのバラツキは類似していることがわかる．101 番目からのデータのヒストグラムをみると，正規分布に類似した形状を示し，その平均値と分散は，前者は $(-0.0014, 1.416)$, 後者は $(0.139, 1.270)$ であった．

2) 定常分布

Markov 連鎖を書き換えれば
$$x^{(i+1)} = 0.5x^{(i)} + \epsilon, \quad \epsilon \sim N(0,1)$$
となる．まず，定常分布は正規分布であることは明らかであろう．そ

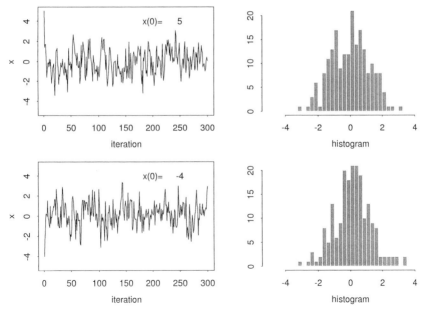

図 11.1 例題 11.1 の Markov 連鎖の初期値を変えた 2 種類の 300 の乱数列と最後 200 個の乱数列のヒストグラム

こでその定常分布を
$$N(\mu, \sigma^2)$$
としよう．定常であれば，期待値の関係から
$$\mu = E(x^{(i+1)}) = E(x^{(i)})$$
$$E(x^{(i+1)}) = 0.5 E(x^{(i)})$$
より $\mu = 0$ となる．また，分散の関係より
$$\text{Var}(x^{(i+1)}) = 0.5^2 \, \text{Var}(x^{(i)}) + 1$$
つまり，
$$\sigma^2 = \frac{\sigma^2}{4} + 1$$
から $\sigma^2 = 4/3$ となる．結局，定常分布は $N(0, 4/3)$ となる．

しかし，すべての Markov 連鎖が定常分布をもつとはかぎらない．重要な性質として，Markov 連鎖が「再帰的 (irreducible)」である場合に，定常分布は一意に定まることである．ここに，再帰的とは，任意のある状態から他の状態へ，有限回の推移で推移できる Markov 連鎖を意味する．その場合には，式 (11.9) と同じ等式

$$\bar{f}_N = \frac{1}{N} \sum_{i=1}^{N} f(x^{(i)}) \longrightarrow E_\pi(f(X)), \quad N \to \infty \quad (11.11)$$

が成立する．ただし，この場合は，エルゴード平均 (ergodic average) とよぶ．

さて，その推定誤差 (NSE, numerical standard errors) は，理論は省略すると，

$$\text{NSE}(\bar{f}) = \sqrt{\frac{1}{N} \text{Var}_\pi(f) \cdot \left(1 + 2 \sum_{j=1}^{N-1} \rho_j(f) \right)} \quad (11.12)$$

ここに $\rho_j(f)$ は長さ j の間隔 (lag) をおいた数値列 $\{f(x^{(i)})\}$ の相関係数である．この推定誤差に関しては
- N を大きくすることにより小さくすることができる
- 独立な sampling であれば相関の項はゼロである
- 相関の項は推定誤差を小さくする方向に働くこともあるが，通常は大きくする方向に作用する

などがいえる (Gilks *et al.*, 1996 参照).

11.3 Metropolis–Hastings アルゴリズム

さて,問題は,式 (11.10) の
$$\text{Markov 連鎖}: \quad p(\cdot \mid \cdot)$$
を利用して,目標である式 (11.6) の期待値を計算するための
$$\text{定常分布}: \quad \pi(x)$$
をどのように構成すればよいのか,である.Metropolis *et al.* (1953) が,その方法を提示し,Hastings(1970) によりアルゴリズムが完成した.これを MCMC(Markov chain Monte Carlo) 法という.

Metropolis–Hastings アルゴリズム

$$x^{(i+1)} \sim p(x \mid x^{(i)})$$

1) ある条件付き分布 (a sampler) を $q(\cdot \mid \cdot)$ と設定する.
2) Step 1: sample $y \sim q(x \mid x^{(i)})$
3) Step 2: $x^{(i+1)}$ の値として,次の確率的選択を行う.

   まず,y を採択するかどうかの採択確率 (acceptance probability) を定義する:
$$\alpha(x^{(i)}, y) = \min\left(1, \frac{\pi(y)q(x^{(i)} \mid y)}{\pi(x^{(i)})q(y \mid x^{(i)})}\right) \quad (11.13)$$
   そこで,次の決定を行う.
$$x^{(i+1)} = y, \quad \text{with probability} \quad \alpha(x^{(i)}, y)$$
$$x^{(i+1)} = x^{(i)}, \quad \text{with probability} \quad 1 - \alpha(x^{(i)}, y) \quad (11.14)$$

さて,上の MH アルゴリズムで得られる定常分布が,条件付き分布 $q(\cdot \mid \cdot)$ にかかわらず,$\pi(x)$ であることを以下の例題を通して考えてみよう.

[例題 **11.2**] 対称な条件付き分布,
$$q(x \mid y) = q(y \mid x) \quad (11.15)$$

である場合の採択確率 $\alpha(x,y)$ はどうなるか?
[解答]
$$\alpha(x,y) = \min\left(1, \frac{\pi(y)q(x\mid y)}{\pi(x)q(y\mid x)}\right)$$
$$= \min\left(1, \frac{\pi(y)}{\pi(x)}\right) \tag{11.16}$$

[例題 11.3]
$$\pi(x)p(y\mid x) = \pi(y)p(x\mid y) \tag{11.17}$$

であることを示せ.
[解答]
1) Case 1. $y \neq x$
$$\pi(x)p(y\mid x) = \pi(x)q(y\mid x)\min\left(1, \frac{\pi(y)q(x\mid y)}{\pi(x)q(y\mid x)}\right)$$
$$= \min\left(\pi(x)q(y\mid x), \pi(y)q(x\mid y)\right)$$
$$= \pi(y)q(x\mid y)\min\left(1, \frac{\pi(x)q(y\mid x)}{\pi(y)q(x\mid y)}\right)$$
$$= \pi(y)p(x\mid y)$$

2) Case 2. $y = x$
　　明らか.

[例題 11.4] 定常分布が $\pi(y)$ となる,すなわち
$$\int \pi(x)p(y\mid x)dx = \pi(y) \tag{11.18}$$

となることを示せ.
[解答] 定常状態で,時点 i に状態 y にいる確率は,時点 $i-1$ に状態 x にいて,推移確率 $p(y\mid x)$ で状態 y に推移する確率を x で合計(積分)したものであるから
$$\int \pi(x)p(y\mid x)dx$$
となる.例題 11.3 の結果を利用すると,次式が展開できる.
$$\int \pi(x)p(y\mid x)dx = \int \pi(y)p(x\mid y)dx$$
$$= \pi(y)\int p(x\mid y)dx$$

$$= \pi(y)$$

11.4　2種類のsampler

さて，前節で sampler $q(\cdot \mid \cdot)$ の選び方にかぎらず，MH 法で構成される Markov 連鎖により望みの定常分布 $\pi(x)$ が得られることがわかった．しかし，

- sampler $q(\cdot \mid \cdot)$ の候補はたくさんある
- その選び方は？
- 早く収束する（rapid mixing）ものが良いが，それは，当然のことながら，定常分布 $\pi(\cdot)$ との関係に大きく依存する
- mixing rate =「過去を忘れる速度」と定義すると，mixing rate が速ければ，NSE は小さくなる
- しかし，ある Markov 連鎖がどのような mixing rate をもつかを事前に予測することは困難

等という問題がある．

ここでは，条件付き確率として 2 種類の "common choices" の例をあげよう．

1) 対称 sampler (Metropolis sampler)
$$q(y \mid x) = q(x \mid y) \tag{11.19}$$
Metropolis(1953) が提案したものである．この場合の採択確率は式 (11.16) で与えられる．応用では，正規分布
$$q(Y \mid X) = N(X, \sigma^2) \tag{11.20}$$
とすることが少なくない．その，特殊な場合として，random walk モデル
$$q(y \mid x) = q(\mid y - x \mid)$$
が考えられる．後の例でも示すように，分散 σ^2 の大きさの選び方に注意が必要である．

2) 独立 sampler(independence sampler)
$$q(y \mid x) \equiv q(y) \tag{11.21}$$
ただ，独立 sampler は，後の例で示すように，非常に良いか非常に悪

いかのどちらかであることが多いことに注意！この場合の採択確率は

$$\alpha(x,y) = \min\left(1, \frac{w(y)}{w(x)}\right) \qquad (11.22)$$

ここに，$w(\cdot) = \pi(\cdot)/q(\cdot)$ である．

[例題 11.5]

$$\pi(x) = N(0,1)$$
$$q(y \mid x) = N(ax+b, \sigma^2)$$

において，

1) a Metropolis sampler
2) an independence sampler

を求めよ．次に，これらの2種類の sampler について，σ^2 を適当に変えて，その収束状況を観察せよ．

[解答]

1) Metropolis sampler

$q(y \mid x) = q(x \mid y)$, であるから

$$(y - ax - b)^2 = (x - ay - b)^2$$
$$\Updownarrow$$
$$0 = \{(1-a)(y+x) - 2b\}(1+a)(y-x)$$

つまり，

$$(a=1, b=0), \text{ または，} (a=-1, b: \text{任意})$$

となる．特に，$(a=1, b=0)$ の場合は

$$q(y \mid x) = \frac{1}{\sqrt{2\pi\sigma^2}} \exp\left\{-\frac{(y-x)^2}{2\sigma^2}\right\}$$
$$= q(\mid y-x \mid)$$

と，random walk sampler となる．

2) independence sampler

この場合は明らかに $(a=0, b: \text{任意})$ となる．

さて，$(a=1, b=0)$ の Metropolis sampler で，初期値 $x^{(0)} = -4$ として，
$$\sigma^2 = 0.1, \ 0.5, \ 10$$

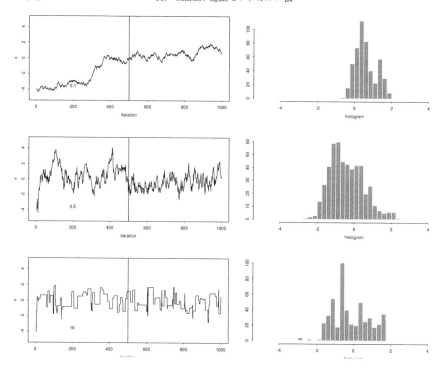

図 11.2 例題 11.5 の Metropolis sampler で，分散の初期値を変えた 3 種類の長さ 1000 の乱数列と最後 500 個の乱数列のヒストグラム．上から順に $\sigma^2 = 0.1, 0.5, 10$

と変えて，1000 回の繰り返した MH 乱数列と 501 回目から 1000 回目までの乱数のヒストグラムを図 11.2 に示した．$\sigma^2 = 0.1$ の場合は $y - x$ の変動幅が小さく抑えられるため，$\pi(y)/\pi(x)$ が 1 に近くなり，式 (11.16) で与えられる採択確率が高くなるが，変動は小さく，したがって，mixing rate は遅い．これに，対して，$\sigma^2 = 10$ と設定すると，$y - x$ の変動幅が大きすぎるため，採択確率は小さくなり，しばらく変動しないサイクルを繰り返すことになる．$\sigma^2 = 0.5$ のケースでは，これらの両極端のパターンが生じることなく比較的早く収束しているように思われる．

次に，independence sampler の挙動をみるために，$b = 0$ として，
$$\sigma^2 = 0.5, \ 1.5, \ 5.0$$
の三つの場合を調べてみよう．図 11.3 に示すように，$\sigma^2 = 0.5$ の場合は初

11.4 2種類の sampler

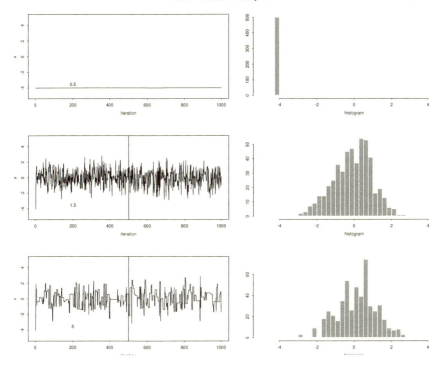

図 11.3 例題 11.5 の independence sampler で,分散の初期値を変えた 3 種類の長さ 1000 の乱数列と最後 500 個の乱数列のヒストグラム.上から順に $\sigma^2 = 0.5, 1.5, 5.0$

期値 $x^{(0)} = -4$ が全く変化していない.しかし,$\sigma^2 = 1.5$ の場合はかなりきれいに収束していることがわかる.この理由はなにが原因しているのだろうか? 採択確率,式 (11.22) の

$$\frac{w(y)}{w(x)} = \frac{\pi(y)/q(y)}{\pi(x)/q(x)}$$

の部分を考えてみよう.$q(\cdot)$ の分散が $\pi(\cdot)$ の分散より小さい,すなわち,分布の裾がより軽い (light tailed) 場合,

1) 初期値が分布の裾 $x^{(0)} = -4$ に位置すると,
2) $q(x)$ が $\pi(x)$ に比してきわめて小さくなり,分母,すなわち,$w(x)$ がきわめて大きくなる

3) それに対して, y の値はほとんど裾に位置しない

ことから採択確率はきわめて小さくなるのである. この場合はつねに採択されない極端な結果となったのである.

ところが, $\sigma^2 = 1.5$ の場合は $q(\cdot)$ は $\pi(\cdot)$ より裾が重くなる (heavy tailed) のでこのようなことは避けられる. 図に示した結果は非常にうまくいっている例であり, この二つは対照的な例である. 前者のヒストグラムで示した乱数列の平均値と分散は, それぞれ, $(-0.090, 1.038)$ となり, 定常分布 $\pi(\cdot) = N(0,1)$ に近づいていることがわかる. ところが, $\sigma^2 = 5$ とすると, 先ほどの Metroplois sampler の $\sigma^2 = 10$ の例のようにしばらく変動しないサイクルを繰り返している. $\sigma^2 = 1.5$ ほどは mixing rate は早くないが, それでも, 後半 500 個のデータの平均, 分散はそれぞれ, $(0.165, 1.116)$ と標準正規分布に近づいている.

11.5 収 束 診 断

さて, 図 11.2, 図 11.3 の右側には MH 乱数列のヒストグラムを示してあった. この例では一律に $M = 500$ 回の繰り返しは捨てて (burn-in), $M + 1 = 501$ 回目から 1000 回目までの 500 個の乱数列を利用したのであるが,「乱数列の最初の項は初期値に依存しているので, その部分は捨て, 収束した (過去を忘れた) 部分だけを利用」しようという自然な発想である. つまり, 式 (11.11) の期待値の計算は

$$\bar{f}_{N,M} = \frac{1}{N-M} \sum_{i=M+1}^{N} f(x^{(i)}) \longrightarrow E_\pi(f(X)), \quad N \to \infty \quad (11.23)$$

で置き換えられる. 最初の M 回の初期値に依存する部分を burn-in sample とよぶ. M の決定を含めて, 収束しているかどうかを簡単にチェックする方法の一つに, burn-in sample を捨てた乱数列の前半部分と後半部分, それぞれの平均値と分散を計算し, 次の統計量を計算する方法がある.

$$Z = \frac{E^{前半} - E^{後半}}{\sqrt{V^{前半} + V^{後半}}} \quad (11.24)$$

乱数列がほぼ収束していれば，この Z 値が標準正規分布に従うことから収束の状況をチェックできるという意味である．より精度の高い方法は Gelman-Rubin 法 (1992) を利用する．初期値を数種類変えて MCMC を行い，複数の Markov 連鎖の群内，群間分散を計算する方法であるがここでは省略する．

いずれにしても，初期値を変えて収束状況をチェックすることは重要である．

11.6　single-component MH 法

これまでは，Markov 連鎖の推移確率
$$x^{(i+1)} \sim p(x \mid x^{(i)})$$
は1変量を暗黙のうちに仮定してきた．実際には多変量
$$\boldsymbol{x} = (x_1, \ldots, x_p) \tag{11.25}$$
の場合がほとんどである．例えば，表のロジスティック回帰分析の例では
$$\boldsymbol{x} = (\alpha, \beta) \tag{11.26}$$
の2変量である．この多変量の場合には推移確率に多変量分布を設定して一度に推移させる方法も考えられるが，それよりも，それぞれの変数 x_j 毎に sampler $q_j(\cdot \mid \cdot)$ を設定し，それぞれの iteration i で，変数 $x_1, x_2, \ldots$ の順に逐次推移させる方法が簡単であり，かついろいろと便利である．つまり，次のアルゴリズムがよく利用される：

$$\begin{aligned}
x_1^{(i+1)} &\sim p_1(\cdot \mid x_1^{(i)}, x_2^{(i)}, \ldots, x_p^{(i)}) \\
x_2^{(i+1)} &\sim p_2(\cdot \mid x_1^{(i+1)}, x_2^{(i)}, \ldots, x_p^{(i)}) \\
&\vdots \\
x_j^{(i+1)} &\sim p_1(\cdot \mid x_1^{(i+1)}, \ldots, x_{j-1}^{(i+1)}, x_j^{(i)}, \ldots, x_p^{(i)}) \\
&\vdots \\
x_p^{(i+1)} &\sim p_p(\cdot \mid x_1^{(i+1)}, \ldots, x_{p-1}^{(i+1)}, x_p^{(i)})
\end{aligned} \tag{11.27}$$

つまり，それぞれの変数の推移にあたっては，最も新しい $\boldsymbol{x}$ に基づく採択確率を利用する．まず，iteration i から iteration $i+1$ への推移において，変数 x_j が推移する直前の他の変数の状態を次式で定義する：

$$\boldsymbol{x}^{(i)}_{-j} = (x_1^{(i+1)}, \ldots, x_{j-1}^{(i+1)}, x_{j+1}^{(i)}, \ldots, x_p^{(i)}) \tag{11.28}$$

つまり，このアルゴリズムの下では，sampler，定常分布 $\pi(\cdot \mid \cdot)$ とも，現在の状態の条件付き確率であるから，

$$\alpha_j(\boldsymbol{x}^{(i)}_{-j}, x_j^{(i)}, y_j) = \min\left(1, \frac{\pi(y_j \mid \boldsymbol{x}^{(i)}_{-j})q_j(x_j^{(i)} \mid y_j, \boldsymbol{x}^{(i)}_{-j})}{\pi(x_j^{(i)} \mid \boldsymbol{x}^{(i)}_{-j})q_j(y_j \mid x_j^{(i)}, \boldsymbol{x}^{(i)}_{-j})}\right) \tag{11.29}$$

このアルゴリズムを single-component Metropolis–Hastings 法とよび，

$$\pi(x_j^{(i)} \mid \boldsymbol{x}^{(i)}_{-j}) = \frac{\pi(\boldsymbol{x}^{(i)}_{-j}, x_j^{(i)})}{\int \pi(\boldsymbol{x}^{(i)}_{-j}, x_j)dx_j} \tag{11.30}$$

で，フル条件付き分布 (full conditional distribution) とよぶ．

[例題 11.6] 表 6.1 の毒性データに over-dispersion (6.6 節参照) を考慮しない Bayes 流ロジスティック回帰モデルを適用し，single-component MH 法を適用して推定せよ．

[解答] ロジスティック回帰モデル

$$m_k \sim \text{Binomial}(\theta_k, n_k), \quad k = 1, \ldots, K \tag{11.31}$$

$$\log\frac{\theta_k}{1-\theta_k} = \alpha + \beta x_k \tag{11.32}$$

の式 (11.32) を，計算を容易にするために，

$$\log\frac{\theta_k}{1-\theta_k} = \alpha + \beta\frac{x_k - \bar{x}}{s(x)}$$

$$\bar{x} = \sum_{k=1}^{8} x_k \bigg/ 8$$

$$s(x) = \sqrt{\sum_{k=1}^{8}(x_k - \bar{x})^2 \bigg/ 7}$$

と標準化しておこう．パラメータ (α, β) の事前分布をそれぞれ独立に $p_1(\alpha), p_2(\beta)$ とすると，その事後分布は，図 10.5 の DAG を参考にして

$$\pi(\alpha, \beta \mid \boldsymbol{x}, \boldsymbol{m}, \boldsymbol{n}) = \frac{p_1(\alpha)p_2(\beta)f(\boldsymbol{m} \mid \boldsymbol{x}, \boldsymbol{n}, \alpha, \beta)}{\int\int p_1(\alpha)p_2(\beta)f(\boldsymbol{m} \mid \boldsymbol{x}, \boldsymbol{n}, \alpha, \beta)d\alpha d\beta}$$

となり積分の項が含まれる．しかし，single-component MH 法において採択確率を計算するときに分母の積分が消えてくれるので，ここでは，事後分布

11.6 single-component MH 法

の核

$$p_1(\alpha)p_2(\beta)f(\boldsymbol{m} \mid \boldsymbol{x}, \boldsymbol{n}, \alpha, \beta)$$

だけがわかればよい．そこで，パラメータ (α, β) にそれぞれ，sampler $q_\alpha(\cdot \mid \cdot)$, $q_\beta(\cdot \mid \cdot)$ を適当に選んで，single-component MH 法を適用すると，それぞれの採択確率は次のとおりになる：

$$\alpha^{(i+1)} : \min\left(1, \frac{\pi(y_\alpha \mid \beta^{(i)})q_\alpha(\alpha^{(i)} \mid y_\alpha, \beta^{(i)})}{\pi(\alpha^{(i)} \mid \beta^{(i)})q_\alpha(y_\alpha \mid \alpha^{(i)}, \beta^{(i)})}\right)$$

$$= \min\left(1, \frac{p_1(y_\alpha)f(\boldsymbol{m} \mid \boldsymbol{x}, \boldsymbol{n}, y_\alpha, \beta^{(i)})q_\alpha(\alpha^{(i)} \mid y_\alpha, \beta^{(i)})}{p_1(\alpha^{(i)})f(\boldsymbol{m} \mid \boldsymbol{x}, \boldsymbol{n}, \alpha^{(i)}, \beta^{(i)})q_\alpha(y_\alpha \mid \alpha^{(i)}, \beta^{(i)})}\right)$$

$$\beta^{(i+1)} : \min\left(1, \frac{\pi(y_\beta \mid \alpha^{(i+1)})q_\beta(\beta^{(i)} \mid y_\beta, \alpha^{(i+1)})}{\pi(\beta^{(i)} \mid \alpha^{(i+1)})q_\beta(y_\beta \mid \beta^{(i)}, \alpha^{(i)})}\right)$$

$$= \min\left(1, \frac{p_2(y_\beta)f(\boldsymbol{m} \mid \boldsymbol{x}, \boldsymbol{n}, y_\beta, \alpha^{(i+1)})q_\beta(\beta^{(i)} \mid y_\beta, \alpha^{(i+1)})}{p_2(\beta^{(i)})f(\boldsymbol{m} \mid \boldsymbol{x}, \boldsymbol{n}, \beta^{(i)}, \alpha^{(i+1)})q_\beta(y_\beta \mid \beta^{(i)}, \alpha^{(i+1)})}\right)$$

となる．ここで，sampler として，independence sampler を適用し，

$$q_\alpha(y_\alpha \mid \alpha^{(i)}, \beta^{(i)}) = q_\alpha(y_\alpha) = p_1(\alpha) = N(0, \sigma_\alpha^2) \quad (11.33)$$

$$q_\beta(y_\beta \mid \beta^{(i)}, \alpha^{(i+1)}) = q_\beta(y_\beta) = p_2(\beta) = N(0, \sigma_\beta^2) \quad (11.34)$$

としてみよう．この場合，採択確率は

$$\alpha^{(i+1)} : \min\left(1, \frac{f(\boldsymbol{m} \mid \boldsymbol{x}, \boldsymbol{n}, y_\alpha, \beta^{(i)})}{f(\boldsymbol{m} \mid \boldsymbol{x}, \boldsymbol{n}, \alpha^{(i)}, \beta^{(i)})}\right)$$

$$\beta^{(i+1)} : \min\left(1, \frac{f(\boldsymbol{m} \mid \boldsymbol{x}, \boldsymbol{n}, y_\beta, \alpha^{(i+1)})}{f(\boldsymbol{m} \mid \boldsymbol{x}, \boldsymbol{n}, \beta^{(i)}, \alpha^{(i+1)})}\right)$$

ときわめて単純化される．さて，こんなに単純化された MCMC の挙動を次の三つの場合について検討してみよう．

	α の初期値	β の初期値	σ_α^2	σ_α^2
run 1	0	5	5	5
run 2	−2	5	1	3
run 3	4	0	0.5	1.5

図 11.4 に "run 2" の実行を，それぞれ 2000 回繰り返した数値列のモニタリングと burn-in sample として，最初の 500 回の繰り返しを捨てた残り 1500 回の数値列のヒストグラムを示した．初期値によって収束の仕方はあまり変化はないが，分散が大きいとしばらく変動しないサイクルを繰り返す

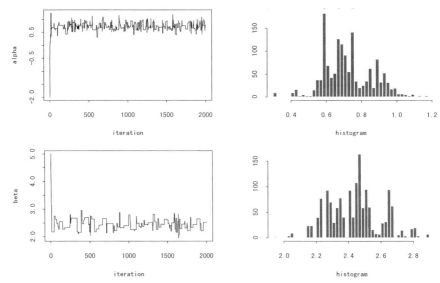

図 11.4 例題 11.6 の "run 2" の長さ 2000 の乱数列と最後 1500 個の乱数列のヒストグラム

表 11.1 例題 11.6 の結果

run	$\hat{\alpha} \pm$ SE (標準化)	$\hat{\beta} \pm$ SE (標準化)	$\hat{\alpha}$	$\hat{\beta}$	Z_α	Z_β
run 1	0.7529 ± 0.1372	2.474 ± 0.1927	-65.02	36.68	2.19	-0.0116
run 2	0.7244 ± 0.1405	2.440 ± 0.1604	-64.14	36.17	-0.797	0.137
run 3	0.7383 ± 0.1522	2.477 ± 0.1793	-65.13	36.73	-0.190	-0.679
最尤推定値			-64.77	36.53		

挙動を示すことがわかる．図 11.5 は 3 通りの実行を一つの図に示したものである．収束という点ではあまり問題は少ないが，きれいな乱数列とはいいがたい．しかし，推定結果は表 11.1 に示すとおり，最尤推定値とあまり変わらない．収束診断のための式 (11.24) の Z 値も悪くない．

11.7　Gibbs sampling

式 (11.29) の中の sampler $q_j(\cdot \mid \cdot, \cdot)$ をフル条件付き分布（式 (11.30)）

$$q_j\left(y_j \mid x_j^{(i)}, \boldsymbol{x}_{-j}^{(i)}\right) = \pi\left(y_j \mid \boldsymbol{x}_{-j}^{(i)}\right) \tag{11.35}$$

と設定した sampler は Gibbs sampler とよばれる．今日の MCMC の多くの応用はこの Gibbs sampling を利用している．それは，求めたい定常分布の

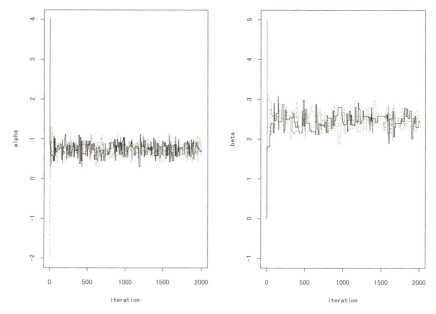

図 11.5 例題 11.6 の 3 種類の "run" の長さ 2000 の乱数列の重ねプロット

フル条件付き分布からの sampling となっていて, $x_j^{(i)}$ に依存しないことから独立 sampler である. この式を式 (11.29) に代入してみると,

$$\alpha_j(\boldsymbol{x}_{-j}^{(i)}, x_j^{(i)}, y_j) = \min\left(1, \frac{\pi(y_j \mid \boldsymbol{x}_{-j}^{(i)})\pi(x_j^{(i)} \mid \boldsymbol{x}_{-j}^{(i)})}{\pi(x_j^{(i)} \mid \boldsymbol{x}_{-j}^{(i)})\pi(y_j \mid \boldsymbol{x}_{-j}^{(i)})}\right)$$
$$= \min(1, 1) = 1 \qquad (11.36)$$

となり, つねに採択される独立 sampler でもある. ところが, 式 (11.31)–(11.34) の Bayes 流ロジスティック回帰モデルのフル条件付き分布を求めてみると,

$$\pi(\alpha \mid \beta) = \exp\left(-\frac{\alpha^2}{2\sigma_\alpha^2}\right) \prod_{k=1}^{K} \frac{\exp\{m_k(\alpha + \beta x_k)\}}{\{1 + \exp(\alpha + \beta x_k)\}^{n_k}} \quad (11.37)$$

$$\pi(\beta \mid \alpha) = \exp\left(-\frac{\beta^2}{2\sigma_\beta^2}\right) \prod_{k=1}^{K} \frac{\exp\{m_k(\alpha + \beta x_k)\}}{\{1 + \exp(\alpha + \beta x_k)\}^{n_k}} \quad (11.38)$$

となり, この複雑な分布から乱数を「直接」発生させるのは容易ではない. しかし, 次に解説する rejection sampling というアルゴリズムを利用するこ

とで多くの場合比較的簡単にコンピュータで乱数が発生できるのである.

その論理は, すべての x について $\Pi(x) \geq \pi(x)$ となる関数 $\Pi(x)$ が存在し, それに比例した確率分布からの乱数の発生は容易な場合を考えると

$$\Pr\{X = x\} \propto \Pi(x)$$
$$= \Pi(x)\frac{\pi(x)}{\Pi(x)} + \Pi(x)\left(1 - \frac{\pi(x)}{\Pi(x)}\right)$$

となり, もし, 関数 $\Pi(x)$ に比例する確率分布からの乱数 X を確率 $\pi(x)/\Pi(x)$ で採択すれば, その乱数は $\pi(x)$ からの乱数と一致することがわかる. すなわち, 次の rejection sampling のアルゴリズムが成立する.

1) $\Pi(x)$ に比例する確率分布からの乱数を X とする.
2) 一様分布 $U(0,1)$ からの乱数を U とする.
3) もし,「$U \leq \pi(X)/\Pi(X)$」ならば X を $\pi(x)$ からの乱数として採用する. 採用されなければ 1) へ戻る (このループを X が採用されるまで繰り返す).

しかし, 実際の適用にあたっては $\Pi(x)$ を求める方法が問題となる. Gilks and Wild(1992) は "secant method" を利用して微分の必要のない方法 adaptive rejection sampling を提案し, 概要は図 11.6 に示すとおりである.

---

adaptive rejection sampling from $\pi(\cdot)$

1) Step 1: $\pi(x)$ を評価するための x の初期値の集合 $S = \{x_1, \ldots, x_s\}$ を用意する. 通常は 4 点から 6 点前後で十分である.
2) Step 2: 図 11.6 に示すように, $\{x_1, \ldots, x_s\}$ に基づいて secant method により $\Pi_S(x)$ (太い折れ線) を構築する.
3) Step 3: $\Pi_S(x)$ からの乱数を X とする.
4) Step 4: 一様分布 $U(0,1)$ からの乱数を U とする.
5) Step 5: もし,「$U \leq \pi(X)/\Pi_S(X)$」ならば X を $\pi(x)$ からの乱数として採用し終了. 採用されなければ, X を集合 S に加え, 2) へ戻る (このループを X が採用されるまで繰り返す).

11.7 Gibbs sampling

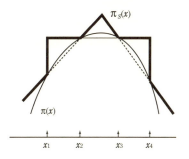

図 11.6 adaptive rejection sampling の secant method の概要図

[例題 11.7] 式 (11.37) の α のフル条件付き分布から乱数を発生させるプログラムを作成し，その試行例を示せ．

[解答] S-Plus で作成したプログラムを付録 B.7 に示し，その試行例を図 11.7 に示した．この例ではまず集合 S の初期値として，
$$S = \{-0.5, 0, 0.5, 1, 1.5, 2.0\}$$
パラメータの初期値として，
$$\alpha^{(0)} = 2, \ \beta^{(0)} = 2.5, \sigma_\alpha^2 = 1.0$$
と設定したものである．この試行では3回の繰り返しで，一つの乱数「$X = 0.7463$」を発生させている．図 11.7 の左の図は $\Pi_S(x)$ に比例する確率分布関数をそのつど simulate している図で，右の図は $\Pi_S(x)$ である．繰り返し数が増えるにつれて $\Pi_S(x)$ は $\pi(x)$ に近づいていることが理解できよう．

iteration	U	X	$\pi(X)/\Pi(X)$	accept/reject
1	0.6801	0.7433	0.00581	reject
2	0.8153	0.6385	0.3483	reject
3	0.2576	0.7463	0.9909	accept

[例題 11.8] 例題 11.6 を Gibbs sampling を利用して解析せよ．

[解答] S-Plus で作成したプログラムを付録 B.8 に示すが，計算時間が遅いので Fortran, C 等の言語で作成することを薦める．まず，adaptive rejection sampling を利用するための集合 S の設定を次のように設定する．
$$S_\alpha = \{-1.0, 0.0, 1.0, 2.0\}$$
$$S_\beta = \{0.0, 1.0, 2.0, 3.0, 4.0\}$$

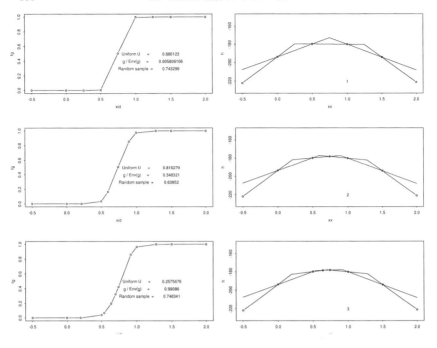

図 11.7 例題 11.7 の adaptive rejection sampling の試行例：左は $\Pi_S(x)$ に比例する確率分布関数，右は $\Pi_S(x)$ である．

表 11.2 例題 11.8 の推定結果

run	$\hat{\alpha} \pm \text{SE}$(標準化)	$\hat{\beta} \pm \text{SE}$(標準化)	$\hat{\alpha}$	$\hat{\beta}$	Z_α	Z_β
run 1	0.7479 ± 0.1409	2.474 ± 0.2075	-65.02	36.67	1.09	0.428
run 2	0.7482 ± 0.1399	2.481 ± 0.2102	-65.20	36.77	0.651	0.286
最尤推定値			-64.77	36.53		

さて，ここではパラメータの（初期値の）設定を 2 通り変えて計算してみよう．結果は表 11.2 にまとめ，"run 1" の結果を図 11.8 に示す．

run	α の初期値	β の初期値	σ_α	σ_β
run 1	0	0	5	5
run 2	-2	5	1	1

さて，最後に over-dispersion を考慮したロジスティック回帰モデル

$$m_k \sim \text{Binomial}(\theta_k, n_k), \quad k = 1, \ldots, K \tag{11.39}$$

11.7 Gibbs sampling

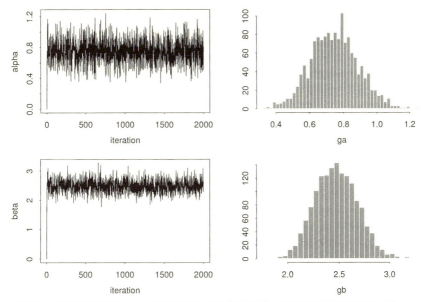

図 11.8 例題 11.8 の "run 1" の長さ 2000 の乱数列と最後 1500 個の乱数列のヒストグラム

$$\log \frac{\theta_k}{1-\theta_k} = \alpha + \beta x_k + \epsilon_k \tag{11.40}$$

$$p_1(\alpha) = N(0, \sigma_\alpha^2) \tag{11.41}$$

$$p_2(\beta) = N(0, \sigma_\beta^2) \tag{11.42}$$

$$p_3(\epsilon_k) = N(0, \sigma^2) = N\left(0, \frac{1}{\tau}\right) \tag{11.43}$$

$$p_4(\tau) = Ga(a, b) \tag{11.44}$$

のフル条件付き分布を求めてみると,

$$\pi(\alpha \mid \beta, \boldsymbol{\epsilon}) = \exp\left(-\frac{\alpha^2}{2\sigma_\alpha^2}\right) \prod_{k=1}^{K} \frac{\exp\{m_k(\alpha + \beta x_k + \epsilon_k)\}}{\{1 + \exp(\alpha + \beta x_k + \epsilon_k)\}^{n_k}} \tag{11.45}$$

$$\pi(\beta \mid \alpha, \boldsymbol{\epsilon}) = \exp\left(-\frac{\beta^2}{2\sigma_\beta^2}\right) \prod_{k=1}^{K} \frac{\exp\{m_k(\alpha + \beta x_k + \epsilon_k)\}}{\{1 + \exp(\alpha + \beta x_k + \epsilon_k)\}^{n_k}} \tag{11.46}$$

$$\pi(\epsilon_j \mid \alpha, \beta, \tau) = \exp\left(-\frac{\tau}{2}\epsilon_j^2\right) \prod_{k=1}^{K} \frac{\exp\{m_k(\alpha + \beta x_k + \epsilon_k)\}}{\{1 + \exp(\alpha + \beta x_k + \epsilon_k)\}^{n_k}} \tag{11.47}$$

$$j = 1, \ldots, K$$

$$\pi(\tau \mid \boldsymbol{\epsilon}) \propto p_4(\tau) \prod_{k=1}^{K} p_3(\epsilon_k \mid \tau)$$

$$= \tau^{a-1} \exp(-b\tau) \cdot \prod_{k=1}^{K} \tau^{\frac{1}{2}} \exp\left(-\frac{\tau}{2} \sum_{k=1}^{K} \epsilon_k^2\right)$$

$$= \tau^{a+\frac{K}{2}-1} \exp\left\{-\tau\left(b + \frac{1}{2}\sum_{k=1}^{K}\epsilon_k^2\right)\right\}$$

$$\propto Ga\left(a + K/2, b + \frac{1}{2}\sum_{k=1}^{K}\epsilon_k^2\right) \tag{11.48}$$

となる.つまり,τ だけは adaptive rejection sampling を適用する必要はないことになる.

[例題 11.9] 本章の冒頭の Bayesian ロジスティック回帰モデルを Gibbs sampling を利用して解析せよ.

[解答] S-Plus で作成したプログラムは省略するが,やはり,計算時間が遅いので Fortran, C 等の言語で作成することを薦める.まず,adaptive rejection sampling を利用するための集合 S の設定は前と同様に設定しよう.また,

$$a = b = 0.01$$

と設定した.さて,ここではパラメータの(初期値の)設定を

run	α の初期値	β の初期値	σ_α	σ_β
run 1	0	0	5	5

と設定してみた.2000 回の繰り返しで burn-in sample 数を $M = 500$ として推定した.それぞれのパラメータの Gibbs sampling の乱数列と事後分布のヒストグラムは図 11.9 に示した.推定結果は表 11.3 に示すとおりである.

[例題 11.10] 表 11.4,図 11.10 はある処理を施した 30 匹の rat の 5 週間の体重を測定した実験データである.この実験での興味は出生時点での体重を推定することにある.このデータに対して,次の変量モデルの線形成長モデルを適用せよ.

$$y_{ij} = \alpha_i + \beta_i(x_j - \bar{x}) + \epsilon_{ij}, \quad i = 1, \ldots, n(=30); \ j = 1, \ldots, J(=5) \tag{11.49}$$

11.7 Gibbs sampling

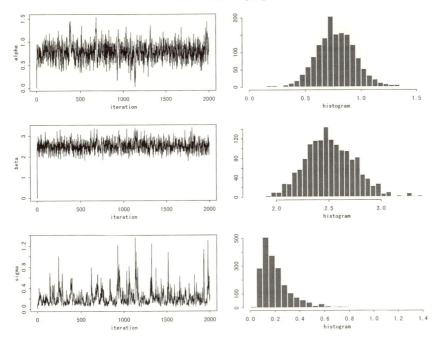

図 11.9 例題 11.9 の長さ 2000 の乱数列と最後 1500 個の乱数列のヒストグラム

表 11.3 例題 11.8 の over-dispersion を考慮した推定結果

run	$\hat{\alpha} \pm \text{SE}$	$\hat{\beta} \pm \text{SE}$	$\hat{\sigma} \pm \text{SE}$	Z_α	Z_β
本例題	0.7740 ± 0.1806	2.516 ± 0.2415	0.2206 ± 0.1526	0.312	0.984
例題 11.8	0.7479 ± 0.1409	2.474 ± 0.2075		1.09	0.428

$$\epsilon \sim N(0, \sigma_E^2) \tag{11.50}$$

$$\alpha_i \sim N(\mu_\alpha, \sigma_\alpha^2) \tag{11.51}$$

$$\beta_i \sim N(\mu_\beta, \sigma_\beta^2) \tag{11.52}$$

ここで，パラメータ $(\mu_\alpha, \mu_\beta, 1/\sigma_E^2, 1/\sigma_\alpha^2, 1/\sigma_\beta^2)$ には "noninformative" 事前分布として

$$\mu_\alpha \sim N(0, 10,000)$$

$$\mu_\beta \sim N(0, 10,000)$$

$$\tau = 1/\sigma^2 \sim Ga(0.001, 0.001)$$

表 11.4 ある処理を施した 30 匹の rat の 5 週間の体重のデータ

```
                    weeks
Rat No    8    15    22    29    36
---------------------------------------
[1  ]    151   199   246   283   320
[2  ]    145   199   249   293   354
[3  ]    147   214   263   312   328
[4  ]    155   200   237   272   297
[5  ]    135   188   230   280   323
[6  ]    159   210   252   298   331
[7  ]    141   189   231   275   305
[8  ]    159   201   248   297   338
[9  ]    177   236   285   350   376
[10 ]    134   182   220   260   296
[11 ]    160   208   261   313   352
[12 ]    143   188   220   273   314
[13 ]    154   200   244   289   325
[14 ]    171   221   270   326   358
[15 ]    163   216   242   281   312
[16 ]    160   207   248   288   324
[17 ]    142   187   234   280   316
[18 ]    156   203   243   283   317
[19 ]    157   212   259   307   336
[20 ]    152   203   246   286   321
[21 ]    154   205   253   298   334
[22 ]    139   190   225   267   302
[23 ]    146   191   229   272   302
[24 ]    157   211   250   285   323
[25 ]    132   185   237   286   331
[26 ]    160   207   257   303   345
[27 ]    169   216   261   295   333
[28 ]    157   205   248   289   316
[29 ]    137   180   219   258   291
[30 ]    153   200   244   286   324
```

$$\tau_\alpha = 1/\sigma_\alpha^2 \sim Ga(0.001, 0.001)$$

$$\tau_\beta = 1/\sigma_\beta^2 \sim Ga(0.001, 0.001)$$

を仮定しよう.

[解答] このモデルでの同時分布は, 図 10.4 に示す DAG を参考にして

$$p(\boldsymbol{\alpha}, \boldsymbol{\beta}, \boldsymbol{x}, \boldsymbol{Y}, \mu_\alpha, \mu_\beta, \tau_\alpha, \tau_\beta, \tau) = p(\tau)p(\mu_\alpha)p(\tau_\alpha)p(\mu_\beta)p(\tau_\beta)$$
$$\times \prod_{i=1}^{n} \left\{ p(\alpha_i \mid \mu_\alpha, \tau_\alpha) p(\beta_i \mid \mu_\beta, \tau_\beta) \prod_{j=1}^{J} p(y_{ij} \mid \alpha_i, \beta_i, x_{ij}, \tau) \right\}$$

となる. したがって, それぞれのフル条件付き分布は, $v = 1/10{,}000$ として,

$$\pi(\mu_\alpha \mid \boldsymbol{\alpha}, \tau_\alpha) \propto p(\mu_\alpha) \prod_{i=1}^{n} p(\alpha_i \mid \mu_\alpha, \tau_\alpha)$$
$$\propto \exp\left\{ -\frac{1}{2}(v + n\tau_\alpha) \left(\mu_\alpha - \frac{\tau_\alpha \sum_{i=1}^{n} \alpha_i}{v + n\tau_\alpha} \right)^2 \right\}$$

11.7 Gibbs sampling

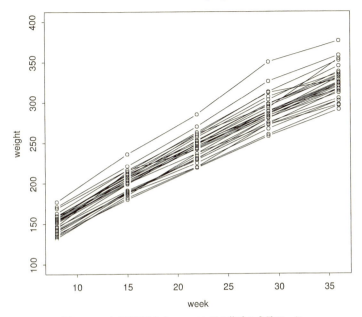

図 11.10 ある処理をした rats 30 匹の体重の成長データ

$$\propto N\left(\frac{\tau_\alpha \sum_{i=1}^n \alpha_i}{v+n\tau_\alpha},\quad \frac{1}{v+n\tau_\alpha}\right)$$

$$\pi(\alpha_i \mid \mu_\alpha, \tau_\alpha, y_{ij}, \beta_i, x_j, \tau) = p(\alpha_i \mid \mu_\alpha, \tau_\alpha)\prod_{j=1}^J p(y_{ij}\mid \alpha_i,\beta_i,x_j,\tau)$$

$$= \exp\left(-\frac{1}{2}(\tau_\alpha + J\tau)\left[\alpha_i - \frac{\tau_\alpha \mu_\alpha + \tau\sum_{j=1}^J\{y_{ij}-\beta_i(x_j-\bar{x})\}}{\tau_\alpha + J\tau}\right]\right)^2$$

$$\propto N\left(\frac{\tau_\alpha \mu_\alpha + \tau\sum_{j=1}^J\{y_{ij}-\beta_i(x_j-\bar{x})\}}{\tau_\alpha + J\tau},\quad \frac{1}{\tau_\alpha + J\tau}\right)$$

$$\pi(\mu_\beta \mid \boldsymbol{\beta},\tau_\beta)\propto N\left(\frac{\tau_\beta \sum_{i=1}^n \beta_i}{v+n\tau_\beta},\quad \frac{1}{v+n\tau_\beta}\right)$$

$$\pi(\beta_i \mid \mu_\beta, \tau_\beta, y_{ij}, \alpha_i, x_j, \tau) \propto$$
$$N\left(\frac{\tau_\beta\mu_\beta + \tau\sum_{j=1}^J(y_{ij}-\alpha_i)(x_j-\bar{x})}{\tau_\beta + \tau\sum_j^J(x_j-\bar{x})^2},\quad \frac{1}{\tau_\beta+\tau\sum_{j=1}^J(x_j-\bar{x})^2}\right)$$

$$\pi(\tau_\alpha \mid \boldsymbol{\alpha}, \mu_\alpha) \propto p(\tau_\alpha) \prod_{i=1}^{n} p(\alpha_i \mid \mu_\alpha, \tau_\alpha)$$

$$\propto Ga\left\{0.001 + \frac{n}{2}, \quad 0.001 + \frac{1}{2}\sum_{i=1}^{n}(\alpha_i - \mu_\alpha)^2\right\}$$

$$\pi(\tau_\beta \mid \boldsymbol{\beta}, \mu_\beta) \propto Ga\left\{0.001 + \frac{n}{2}, \quad 0.001 + \frac{1}{2}\sum_{i=1}^{n}(\beta_i - \mu_\beta)^2\right\}$$

$$\pi(\tau \mid \boldsymbol{Y}, \boldsymbol{\alpha}, \boldsymbol{\beta}, \boldsymbol{x}) \propto p(\tau) \prod_{i=1}^{n}\prod_{j=1}^{J} p(y_{ij} \mid \alpha_i, \beta_i, x_{ij}, \tau)$$

$$\propto Ga\left[0.001 + \frac{nJ}{2}, \quad 0.001 + \frac{1}{2}\sum_{ij}\{y_{ij} - \alpha_i - \beta_i(x_j - \bar{x})\}^2\right]$$

以上のように，誤差に正規分布を仮定する線形モデルでは，位置パラメータの事前分布に正規分布，分散パラメータのそれに逆ガンマ分布を仮定することにより，すべてのパラメータのフル条件付き分布は正規分布またはガンマ分布となり，Gibbs sampling がきわめて容易である．このケースでは，次のアルゴリズムが可能である．

1) Step 0: パラメータの初期値 $(\mu_\alpha^{(0)}, \mu_\beta^{(0)}, \tau_\alpha^{(0)}, \tau_\beta^{(0)}, \tau^{(0)})$ を設定する．
2) Step 1: $\alpha_i^{(0)}, \beta_i^{(0)}, i=1,\ldots,n$ を式 (11.51),(11.52) から求める．
3) Step 2: $k \leftarrow k+1$
4) Step 3: $\mu_\alpha^{(k)} \sim \pi(\mu_\alpha \mid \boldsymbol{\alpha}^{(k-1)}, \tau_\alpha^{(k-1)})$
5) Step 4: $\mu_\beta^{(k)} \sim \pi(\mu_\beta \mid \boldsymbol{\beta}^{(k-1)}, \tau_\beta^{(k-1)})$
6) Step 5: $\tau_\alpha^{(k)} \sim \pi(\tau_\alpha \mid \boldsymbol{\alpha}^{(k-1)}, \mu_\alpha^{(k-1)})$
7) Step 6: $\tau_\beta^{(k)} \sim \pi(\tau_\beta \mid \boldsymbol{\beta}^{(k-1)}, \mu_\beta^{(k-1)})$
8) Step 7: $\tau^{(k)} \sim \pi(\tau \mid \boldsymbol{Y}, \boldsymbol{\alpha}^{(k-1)}, \boldsymbol{\beta}^{(k-1)}, \boldsymbol{x})$
9) Step 8: $\alpha_i^{(k)} \sim \pi(\alpha \mid \mu_\alpha^{(k)}, \tau_\alpha^{(k)}, y_{ij}, \tau^{(k)}, \beta_i^{(k-1)}, x_j), i=1,\ldots,n$
10) Step 9: $\beta_i^{(k)} \sim \pi(\alpha \mid \mu_\beta^{(k)}, \tau_\beta^{(k)}, y_{ij}, \tau^{(k)}, \alpha_i^{(k)}, x_j), i=1,\ldots,n$
11) Step 10: goto Step 2 (必要な回数だけ繰り返す)

出生時の体重は

11.7 Gibbs sampling

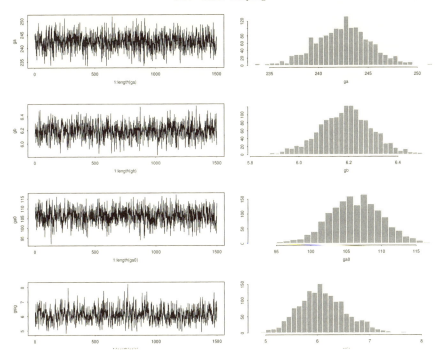

図 **11.11** 例題 11.10 の各パラメータの長さ 2000 の乱数列と最後 1500 個の乱数列のヒストグラム. 上から順に $\hat{\mu}_\alpha, \hat{\mu}_\beta, \hat{\mu}_0, \hat{\sigma}_E$ である.

$$\mu_0 = \mu_\alpha - \mu_\beta \bar{x}$$

である. 結果の一部 $(\mu_\alpha, \mu_\beta, \mu_0, \sigma_E)$ の MC 乱数列を図 11.11 に示すとともに, 推定結果を下にまとめた. 出生時体重は 106.3±3.775 と推定された.

run	$\hat{\mu}_\alpha \pm$ SE	$\hat{\mu}_\beta \pm$ SE	$\hat{\mu}_0 \pm$ SE	$\hat{\sigma}_E \pm$ SE	Z_α	Z_β
run 1	242.4 ± 2.830	6.189 ± 0.108	106.3 ± 3.775	6.101 ± 0.469	0.312	0.098

最後に, Gibbs sampling を利用した Bayes 推測のための便利な統計ソフト BUGS, WinBUGS 等が Spiegelhalter *et al.* (1995) により公開されている.

12

トピックス IV：
多施設共同臨床試験における施設間差

表 12.1 は，肝疾患治療薬である強力ネオミノファーゲン C の「増量投与」の効果を，GPT 値の改善 (log スケール) で検証する多施設共同二重盲験無作為化平行群間比較臨床試験の結果について試験に参加した施設 (center) 毎に示したものである (Iino et al., 2000). 試験デザインは図 12.1 に示すとおりであり，試験開始から 2 週間後の GPT 値から判断して，改善が認められな

表 12.1 強力ネオミノファーゲン C の「増量投与」の効果を検証するための多施設共同二重盲験無作為化平行群間比較臨床試験結果の施設毎の要約．評価変数は投与 6 週間後の primary endpoint GPT 値 (log 変換後) のベースライン値 (2 週間後) からの差

Center	100 ml に増量した群			40 ml を続けた群		
	n	Mean	SD	n	Mean	SD
1	2	−0.905	0.138	4	−0.152	0.124
2	5	−0.978	0.715	3	−0.753	0.945
3	6	−0.309	0.223	7	−0.359	0.393
4	2	−0.154	1.020	4	−0.268	0.256
5	4	−0.826	0.489	4	−0.348	0.376
6	7	−0.584	0.436	8	−0.348	0.383
7	7	−0.416	0.224	7	−0.322	0.360
8	1	−0.140	—	1	−0.258	—
9	3	−0.325	0.135	2	0.244	0.494
10	1	−0.148	—	2	−0.441	0.375
11	3	−0.285	0.544	2	−0.299	0.519
12	4	−0.698	0.380	4	−0.127	0.377
total	45	−0.535	0.467	48	−0.305	0.408

Student's t-test : $p = 0.013$
Wilcoxon rank-sum test : $p = 0.0053$

12.1 治療効果のモデル

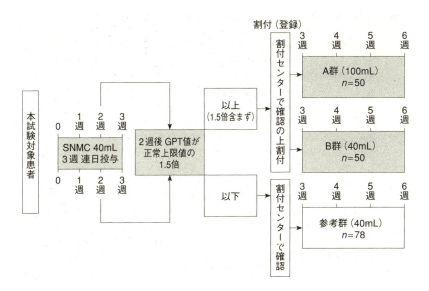

図 12.1 「増量効果」を検証する試験デザイン

い患者を対象として,「40 ml 継続投与群」と「40 ml から 100 ml への増量投与群」のそれぞれ,50 症例ずつ無作為に割り付けられたものである.その結果は「100 ml 増量投与群」が「40 ml 継続群」に比して GPT 値を有意に下げる ($p = 0.0053$, Wilcoxon rank-sum test) ことが示されたが,このデータを例にして,施設間差,すなわち,治療効果が施設によって変化するかという Treatment × Center 交互作用 (interaction) を考えてみよう.

12.1 治療効果のモデル

施設毎に試験に登録され,決められた複数の治療の一つに無作為に割り付けられる多施設平行群間比較臨床試験において,治療効果がどうも施設によって異なるかもしれないという,「治療と施設との交互作用」を検討する統計モデルは次のように表現される.施設 i で,治療 j を割り付けられた患者 k の反応 y_{ijk} (表 12.1 の例では 6 週後–2 週後) は

$$y_{ijk} = \mu + \alpha_i + \beta_j + \gamma_{ij} + \epsilon_{ijk} \tag{12.1}$$

μ : 全体の平均

α_i : 施設 i の効果　$i = 1, \ldots, I$

β_j : 治療 j の効果,　$j = 1, 2$

γ_{ij} : 施設と治療の交互作用効果

ϵ_{ijk} : 個体差 $\sim N(0, \sigma_E^2)$,　$k = 1, \ldots, n_{ij}$

という分散分析モデルで表現できる．まず，各施設に同じ症例数を期待するのは現実的ではなく，したがって，解析対象症例のデータ構造は unbalanced data (n_{ij} が異なる) となるのが通例である．また，仮に全く同じ症例数が登録されたとしても，症例検討の結果，中止，脱落などにより unbalanced となるのは避けられない．

さて，施設の主効果 α_i には，primary endpoint が客観的な生体反応指標であれば，各施設で登録された患者の個体差，主観的要素も加味されるようだと医師の技量の差などが含まれる．一方，治療と施設との交互作用項 γ_{ij} には患者の個体差も含まれるものの，それ以上に各施設の医師の技量，プロトコールの理解度，試験への熱心度（日本ならではの要素かもしれない）等の差が含まれる．さて，交互作用を考えるために，各施設で観測される治療効果の差は

$$d_i = \frac{1}{n_{i1}} \sum_{k=1}^{n_{i1}} y_{i1k} - \frac{1}{n_{i2}} \sum_{k=1}^{n_{i2}} y_{i2k} \tag{12.2}$$

である．この値が施設間で 0 をまたいで大きく変化したり，ある特定の施設の結果が他の施設の結果と大きく異なり，かつそれが全体の治療効果に大きな影響力をもっている場合には結果の解釈が難しくなる．この意味で施設毎の検討は重要な意味をもってくる．図 12.2 には施設・治療別の評価変数の Box–Whisker plot を示した．40 ml 継続投与群の治療効果にはさほどの施設間差はみられないが，100 ml 増量投与群には結構な施設間差があるようにみえる．また，図 12.3 には治療効果の差 d_i とその 1 標準誤差を示した．12 施設中 7 施設で負の改善効果が示されているが，5 施設ではわずかながら正の改善がみられない結果となっている．もちろん，この試験においては施設毎の症例数が少なく，ばらついているので，図の印象はかならずしも正しくな

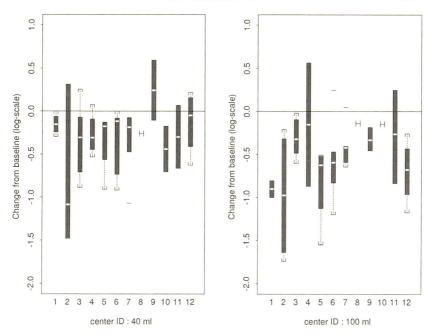

図 12.2 施設・治療群別治療効果の Box–Whisker plot

い．さて，「許容できる交互作用か否か」とは次のように考えることができるだろう．

1) 図 12.4 の A に示すように明らかな「交互作用」があっても，その方向は異ならない場合，つまり，$\delta_i = E(d_i)$, $\boldsymbol{\delta} = (\delta_1, \ldots, \delta_I)$, として，

$$\Omega^+ = \{(\delta_1, \ldots, \delta_I) : \delta_1 > 0, \ldots, \delta_I > 0\}$$
$$\Omega^- = \{(\delta_1, \ldots, \delta_I) : \delta_1 < 0, \ldots, \delta_I < 0\}$$

とおくと，

$$\boldsymbol{\delta} \in \Omega^+ \cup \Omega^-$$

の場合である．観測値からみれば，例えば，大半の施設が正の効果を示し，少数の施設が小さな負の効果を示したものの，全体としては正の効果が認められた場合で，このような交互作用を量的交互作用 (qualitative interaction) とよび，一般には許容される．

2) 一方，図 12.4 の B のように正の効果が観測された施設と負の効果が

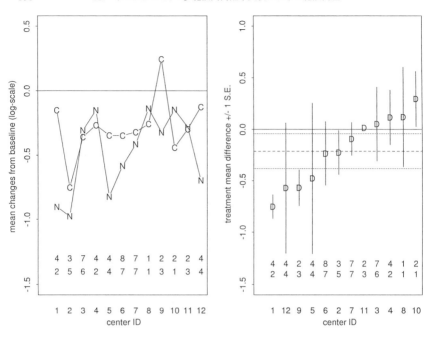

図 12.3　施設別の投与群別治療効果 (左図, C : 40 ml, N : 100ml) と治療効果の差 (mean ± SD) を大きい順に並べたもの (右図)

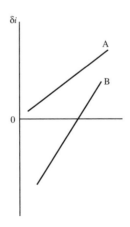

図 12.4　量的交互作用と質的交互作用の模式図

観測された施設の数が接近しており，その微妙な差で全体の試験結果が正とも負ともなり得るような状況であった場合，これは「許容できない」と判断する．このような交互作用を質的交互作用 (qualitative interaction) とよぶ．つまり，

$$\delta \in \Omega - (\Omega^+ \cup \Omega^-)$$

となる場合である．もちろん，このような場合には全体として治療効果が有意にはなりにくいが，問題は有意となった場合であり，推定された治療効果は施設の selection bias を受けていると解釈せざるを得ない．

Gail and Simon(1985) はその区別を検定する尤度比検定を，$d_i \sim N(\delta_i, \sigma_i^2)$ と仮定して提案している：

$$\lambda = \frac{\max_{\delta \in (\Omega^+ \cup \Omega^-)} \prod_{i=1}^{I} \phi(d_i \mid \delta_i, \sigma_i^2)}{\max_{\delta \in \Omega} \prod_{i=1}^{I} \phi(d_i \mid \delta_i, \sigma_i^2)} < k$$

$$\Leftrightarrow \max_{\delta \in (\Omega^+ \cup \Omega^-)} \exp\left\{-\sum_{i=1}^{I} \frac{(d_i - \delta_i)^2}{2\sigma_i^2}\right\} < k$$

$$\Leftrightarrow \left\{\min_{\delta \in \Omega^+} \sum_{i=1}^{I} \frac{(d_i - \delta_i)^2}{\sigma_i^2} > c\right\} \cap \left\{\min_{\delta \in \Omega^-} \sum_{i=1}^{I} \frac{(d_i - \delta_i)^2}{\sigma_i^2} > c\right\}$$

$$\Leftrightarrow \left(\sum_{i=1}^{I} \frac{d_i^2}{\sigma_i^2} I(d_i < 0) > c\right) \cap \left(\sum_{i=1}^{I} \frac{d_i^2}{\sigma_i^2} I(d_i > 0) > c\right)$$

$$\Leftrightarrow \min\left(\sum_{i=1}^{I} \frac{d_i^2}{\sigma_i^2} I(d_i < 0), \sum_{i=1}^{I} \frac{d_i^2}{\sigma_i^2} I(d_i > 0)\right) > c \quad (12.3)$$

ここに，σ_i^2 には標本分散を代入し (large sample 必要)，$c = -2\log(k)$ であり，$I(\cdot)$ は () 内が正しい場合に 1，正しくない場合に 0 をとる指示関数である．この制約条件付きの尤度比検定はもはや漸近的な χ^2 分布近似は利用できない．定数 c に興味ある方は論文を参照されたい．Gail と Simon は c の数表を与えている．

さて，許容できる交互作用効果の存在の下で，全体としての治療効果 (overall effect) Δ を考えてみよう．全体としての治療効果は各施設での治療効果 d_i

を適当に定義された施設の重み w_i

$$\sum_{i=1}^{I} w_i = 1 \qquad (12.4)$$

による重み付け平均

$$\hat{\Delta} = \sum_{i=1}^{I} w_i d_i \qquad (12.5)$$

$$\text{Var}(\hat{\Delta}) = \sum_{i=1}^{I} w_i^2 \text{Var}(d_i) \qquad (12.6)$$

で推定できる．重みは，推定値の分散の逆数とするのが一般原則である．すなわち，ここでは，

$$w_i = \frac{1/\text{Var}(d_i)}{\sum_{s=1}^{I} 1/\text{Var}(d_s)} \qquad (12.7)$$

となる．そこで，式 (12.2) で与えられる各施設での治療効果の差を線形モデル (12.1) の成分で表現してみると

$$d_i = \bar{y}_{i1} - \bar{y}_{i2} = (\beta_1 - \beta_2) + (\gamma_{i1} - \gamma_{i2}) + (\bar{\epsilon}_{i1\cdot} - \bar{\epsilon}_{i2\cdot}) \qquad (12.8)$$

となる．ここで，記号 "." の意味は当該添字の項で平均をとるという意味で，$\bar{\epsilon}_{ij\cdot} = \sum_{k=1}^{n_{ij}} \epsilon_{ijk}/n_{ij}$ である（以下同様）．さて，施設効果 α_i，交互作用効果 γ_{ij} について次の 2 通りの考え方が可能である．

1) 母数効果モデル (fixed-effects)

　　臨床試験に参加する施設が当該の患者を多くもっている特定の医療機関から選ばれたものであって，全国の医療機関を代表する（無作為抽出の意味）ものではない場合，または，比較的少数の施設で試験を行う場合などに適用できる．この意味では，この臨床試験から得られた結果は不偏性がないともいえる．しかし，日本の新薬品の大多数の多施設共同試験はこの形式で実施され，承認を受けているのが現実である．

2) 変量効果 (random-effects)

　　臨床試験に参加する施設は，全国から無作為とまではいかなくとも選ばれた代表的な施設であり，したがって，施設自体が無作為標本に

近い確率変数と考えられる.したがって,この結果は不偏性・一般化可能性があるといえる.

治療効果は母数効果と考えるのが自然であろう.すべての効果が母数効果であるモデルを母数効果モデル (fixed-effects model), 一部の変数に変量効果があるモデルを混合効果モデル (mixed-effects model) とよぶ.したがって,施設効果が母数効果と考えるモデルは母数効果モデル,変量効果と考えるモデルでは混合効果モデルとなり,後者の変量効果に関する推測では分散成分の推定に関心がある.

さて,母数効果モデルの立場で考えれば,誤差成分だけが確率変動する項であり,

$$\bar{\epsilon}_{i1.} - \epsilon_{i2.} \sim N\left(0,\ \sigma_E^2\left(\frac{1}{n_{i1}} + \frac{1}{n_{i2}}\right)\right) \tag{12.9}$$

であるから,

$$d_i \sim N\left((\beta_1 - \beta_2) + (\gamma_{i1} - \gamma_{i2}),\ \sigma_E^2\left(\frac{1}{n_{i1}} + \frac{1}{n_{i2}}\right)\right) \tag{12.10}$$

となる.つまり,この場合の重みは

$$w_i = \left(\frac{1}{n_{i1}} + \frac{1}{n_{i2}}\right)^{-1} \bigg/ \sum_{s=1}^{I}\left(\frac{1}{n_{s1}} + \frac{1}{n_{s2}}\right)^{-1} \tag{12.11}$$

となる.もし,$n_{i1} = n_{i2} = n_i$ であれば,重みは単純に,

$$w_i = \frac{n_i}{\sum_{s=1}^{I} n_s} \tag{12.12}$$

となり,さらに,$n_i = n$ (balanced design) であれば,

$$w_i = \frac{1}{I} \tag{12.13}$$

つまり,各施設毎の治療効果の単純平均値となる.

したがって,全体としての治療効果の期待値と標準誤差の推定値は

$$\hat{\Delta} = \hat{\beta}_1 - \hat{\beta}_2 + \sum_{i=1}^{I} w_i(\hat{\gamma}_{i1} - \hat{\gamma}_{i2}) \tag{12.14}$$

$$\hat{SE}(\hat{\Delta}) = \frac{\hat{\sigma}_E}{\sqrt{\sum_{i=1}^{I}\left(\frac{1}{n_{i1}} + \frac{1}{n_{i2}}\right)^{-1}}} \tag{12.15}$$

となり，その 95%信頼区間は

$$\hat{\Delta} \pm t_{\mathrm{df}}(0.025)\hat{\mathrm{SE}}(\hat{\Delta}) \qquad (12.16)$$

で計算できる．ここに，df は誤差分散 $\hat{\sigma}_E^2$ の自由度で，$t_{\mathrm{df}}(0.025)$ は自由度 df の t 分布の上側 2.5% 点である．

次に，混合効果モデルの立場に立てば，

$$\alpha_i \sim N(0, \sigma_\alpha^2) \qquad (12.17)$$

$$\gamma_{ij} \sim N(0, \sigma_\gamma^2) \qquad (12.18)$$

と考えるのが通常である．そうすると，

$$d_i \sim N\left(\beta_1 - \beta_2,\ 2\sigma_\gamma^2 + \left(\frac{1}{n_{i1}} + \frac{1}{n_{i2}}\right)\sigma_E^2\right) \qquad (12.19)$$

となる．したがって，混合効果モデルの場合の重みは

$$w_i = \left\{2\hat{\sigma}_\gamma^2 + \left(\frac{1}{n_{i1}} + \frac{1}{n_{i2}}\right)\hat{\sigma}_E^2\right\}^{-1} \bigg/ \sum_{s=1}^{I}\left\{2\hat{\sigma}_\gamma^2 + \left(\frac{1}{n_{s1}} + \frac{1}{n_{s2}}\right)\hat{\sigma}_E^2\right\}^{-1} \qquad (12.20)$$

である．混合効果モデルの下での治療効果の期待値と標準誤差の推定値は

$$\hat{\Delta} = \hat{\beta}_1 - \hat{\beta}_2 \qquad (12.21)$$

$$\hat{\mathrm{SE}}(\hat{\Delta}) = \frac{1}{\sqrt{\sum_{i=1}^{I}\left\{2\hat{\sigma}_\gamma^2 + \left(\frac{1}{n_{i1}} + \frac{1}{n_{i2}}\right)\hat{\sigma}_E^2\right\}^{-1}}} \qquad (12.22)$$

となる．

さて，これまでは，式 (12.1) の単純な線形モデルで他の共変量を含まないモデルについて説明してきた．しかし，共変量 $(x_1, \ldots, x_p)$ を含むモデル

$$y_{ijk} = \mu + \sum_{r=1}^{p}\theta_r x_{r(ijk)} + \alpha_i + \beta_j + \gamma_{ij} + \epsilon_{ijk} \qquad (12.23)$$

でも同様であり，これまでの議論の中の y_{ijk} を共変量で調整された値に変換すればよい．このモデルは一般に共分散分析 (analysis of covariance) モデルとよばれる．すなわち，

$$y_{ijk} \Longrightarrow y_{ijk} - \sum_{r=1}^{p}\hat{\theta}_r x_{r(ijk)} \qquad (12.24)$$

とすればよい．表 12.1 に示す臨床試験では GPT 値のベースライン値も重要な共変量（交絡因子）であるので調整が必要である．

12.2　balanced data での推測

unbalanced data の場合の推定は問題の本質を理解するうえできわめて不透明なので，balanced data の場合の比較的簡単な問題で解説することにして，unbalanced data に基づく推測の詳細は他のテキスト（例：Searl *et al.*, 1992）に譲る．

まず，推定の構造を理解するために，より一般的な母数効果モデルで出発する．つまり，$j = 1, \ldots, J$ として考える．$n_{ij} = n$ という balanced data の場合にはそれぞれの効果としては

$$\text{施設の効果} : \hat{\alpha}_i = \bar{y}_{i..} - \bar{y}_{...} \tag{12.25}$$

$$\text{治療効果} : \hat{\beta}_j = \bar{y}_{.j.} - \bar{y}_{...} \tag{12.26}$$

$$\text{交互作用} : \hat{\gamma}_{ij} = \bar{y}_{ij.} - \bar{y}_{i..} - \bar{y}_{.j.} + \bar{y}_{...} \tag{12.27}$$

となる．

$$\begin{aligned} y_{ijk} - \bar{y}_{...} &= (\bar{y}_{i..} - \bar{y}_{...}) + (\bar{y}_{.j.} - \bar{y}_{...}) \\ &+ (\bar{y}_{ij.} - \bar{y}_{i..} - \bar{y}_{.j.} + \bar{y}_{...}) + (y_{ijk} - \bar{y}_{ij.}) \end{aligned} \tag{12.28}$$

と分解すると，平方和 (sum of squares) がそれぞれの平方和の和に直交分解できる．

$$\begin{aligned} \sum_{ijk}(y_{ijk} - \bar{y}_{...})^2 &= \sum_{ijk}(\bar{y}_{i..} - \bar{y}_{...})^2 + \sum_{ijk}(\bar{y}_{.j.} - \bar{y}_{...})^2 \\ &+ \sum_{ijk}(\bar{y}_{ij.} - \bar{y}_{i..} - \bar{y}_{.j.} + \bar{y}_{...})^2 + \sum_{ijk}(\bar{y}_{ijk} - \bar{y}_{ij.})^2 \end{aligned}$$

したがって，この場合には表 12.2 のような分散分析表で整理できる．

母数効果モデルの場合には，平均平方和の期待値が表 12.3 のように整理でき，

$$\hat{\sigma}_E^2 = \text{MSE} \tag{12.29}$$

であり，それぞれの効果の有意性は次の F 検定で評価できる．

表 12.2 二元配置分散分析：balanced data で交互作用項を含んだモデル．
$i = 1, \ldots, I;\ j = 1, \ldots, J;\ k = 1, \ldots, n$

要因	自由度	平方和	平均平方和
施設	$I-1$	$\text{SSA} = Jn\sum_{i=1}(\bar{y}_{i\cdots} - \bar{y}_{\cdots})^2$	$\text{MSA} = \frac{\text{SSA}}{I-1}$
治療	$J-1$	$\text{SSB} = In\sum_{j=1}(\bar{y}_{\cdot j\cdot} - \bar{y}_{\cdots})^2$	$\text{MSB} = \frac{\text{SSB}}{J-1}$
施設 × 治療	$(I-1)(J-1)$	$\text{SSAB} = n\sum_{i,j=1}(\bar{y}_{ij\cdot} - \bar{y}_{i\cdots} - \bar{y}_{\cdot j\cdot} + \bar{y}_{\cdots})^2$	$\text{MSAB} = \frac{\text{SSAB}}{(I-1)(J-1)}$
残差	$IJ(n-1)$	$\text{SSE} = \sum_{j,j,k=1}(y_{ijk} - \bar{y}_{ij\cdot})^2$	$\text{MSE} = \frac{\text{SSE}}{IJ(n-1)}$

表 12.3 母数効果モデルでの二元配置分散分析における平均平方和の期待値：balanced data, 交互作用項を含んだモデル．$i = 1, \ldots, I;\ j = 1, \ldots, J;\ k = 1, \ldots, n$

要因	平均平方和の期待値
施設	$E(\text{MSA}) = \frac{Jn}{I-1}\sum_{i=1}(\bar{\alpha}_i - \bar{\alpha}_{\cdot} + \bar{\gamma}_{i\cdot} - \bar{\gamma}_{\cdots})^2 + \sigma_E^2$
治療	$E(\text{MSB}) = \frac{In}{J-1}\sum_{j=1}(\beta_j - \bar{\beta}_{\cdot} + \bar{\gamma}_{\cdot j} - \bar{\gamma}_{\cdots})^2 + \sigma_E^2$
施設 × 治療	$E(\text{MSAB}) = \frac{n}{(I-1)(J-1)}\sum_{i,j=1}(\gamma_{ij} - \bar{\gamma}_{i\cdot} - \bar{\gamma}_{\cdot j} + \bar{\gamma}_{\cdots})^2 + \sigma_E^2$
残差	$E(\text{MSE}) = \sigma_E^2$

表 12.4 混合効果モデルでの二元配置分散分析における平均平方和の期待値：balanced data, 交互作用項を含んだモデル．$i = 1, \ldots, I;\ j = 1, \ldots, J;\ k = 1, \ldots, n$

要因	平均平方和の期待値
施設	$E(\text{MSA}) = Jn\sigma_\alpha^2 + n\sigma_\gamma^2 + \sigma_E^2$
治療	$E(\text{MSB}) = \frac{In}{J-1}\sum_{j=1}(\bar{\beta}_j - \bar{\beta}_{\cdot})^2 + n\sigma_\gamma^2 + \sigma_E^2$
施設 × 治療	$E(\text{MSAB}) = n\sigma_\gamma^2 + \sigma_E^2$
残差	$E(\text{MSE}) = \sigma_E^2$

$$F_A = \text{MSA}/\text{MSE} \sim F_{I-1,\ IJ(n-1)} \tag{12.30}$$

$$F_B = \text{MSB}/\text{MSE} \sim F_{J-1,\ IJ(n-1)} \tag{12.31}$$

$$F_{AB} = \text{MSAB}/\text{MSE} \sim F_{(I-1)(J-1),\ IJ(n-1)} \tag{12.32}$$

ここに F_{ν_1,ν_2} は自由度 (ν_1, ν_2) の F 分布である．

一方，混合効果モデルの場合には平均平方和の期待値が表 12.4 のように整理できる．したがって，混合効果モデルでの治療効果は

$$F_B = \text{MSB}/\text{MSAB} \sim F_{J-1,\ (I-1)(J-1)} \tag{12.33}$$

と交互作用項の分散を基準に検定する．ここで，balanced data で，$J = 2$ の場合には，母数効果モデルで，式 (12.14–15) と式 (12.31)，混合効果モデ

ルで，式 (12.21–22) と式 (12.33) が対応する．つまり，

$$F_B = \left(\frac{\hat{\Delta}}{\hat{\mathrm{SE}}(\hat{\Delta})}\right)^2 \qquad (12.34)$$

となることに注意しよう．

ところで，混合効果モデルでの分散成分の推定法としては，1) 分散分析 (ANOVA) 法，2) 最尤 (ML) 法，3) 制限付き最尤 (REML) 法の三つが代表的な方法である．

12.2.1　分散分析 (ANOVA) 法

モーメント法ともよばれ，計算された平均平方和をその期待値に等しいとして推定する方法である．表 12.2 と表 12.4 の分散分析表からモーメント法を利用して

$$\hat{\sigma}_E^2 = \mathrm{MSE} \qquad (12.35)$$

$$\hat{\sigma}_\alpha^2 = \frac{\mathrm{MSA} - \mathrm{MSAB}}{Jn} \qquad (12.36)$$

$$\hat{\sigma}_\gamma^2 = \frac{\mathrm{MSAB} - \mathrm{MSE}}{n} \qquad (12.37)$$

と推定できる．この推定量は「不偏最小分散」という性質があるが，分散推定量が「負」となる可能性が排除できない．その場合には通常「0」に置き換えて，その分散はきわめて小さいと評価するが，実務家にとっては解釈に困る問題である．そこで ML, REML 法が登場するが，ML 法は不偏ではないこと，また，REML 法は balance data の場合には ANOVA 法に一致する（ただ，ANOVA 法で負となる分散成分は 0 と推定される）ので実質的に ANOVA 法が利用されることが多い．

12.2.2　最　尤 (ML) 法

尤度を構築するために，式 (12.1) をベクトル表現にすると便利である．つまり，

$$\boldsymbol{y} = \boldsymbol{X}\boldsymbol{\theta} + \boldsymbol{Z}_1\boldsymbol{\alpha} + \boldsymbol{Z}_2\boldsymbol{\gamma} + \boldsymbol{e} \qquad (12.38)$$

$$E(\boldsymbol{y}) = \boldsymbol{X}\boldsymbol{\theta} \qquad (12.39)$$

$$\boldsymbol{\Sigma} = \mathrm{Var}(\boldsymbol{y}) = \boldsymbol{Z}_1 \boldsymbol{Z}_1^t \sigma_\alpha^2 + \boldsymbol{Z}_2 \boldsymbol{Z}_2^t \sigma_\gamma^2 + \boldsymbol{J} \sigma_E^2 \qquad (12.40)$$

となる．ここで，

$$\boldsymbol{\theta} = (\mu, \beta_1, \dots, \beta_J)^t \qquad (12.41)$$

であり，$\boldsymbol{X}, \boldsymbol{Z}_1, \boldsymbol{Z}_2$ はそれぞれの design 行列で，$\boldsymbol{J}$ はすべての要素が 1 である正方行列である．すると最尤推定量は $N = nIJ$ として，次の尤度を最大にすることにより求められる．

$$L(\boldsymbol{\theta}, \boldsymbol{\Sigma} \mid \boldsymbol{y}) = \frac{\exp\left\{-\frac{1}{2}(\boldsymbol{y} - \boldsymbol{X}\boldsymbol{\theta})^t \boldsymbol{\Sigma}^{-1} (\boldsymbol{y} - \boldsymbol{X}\boldsymbol{\theta})\right\}}{(2\pi)^{\frac{1}{2}N} \mid \boldsymbol{\Sigma} \mid^{\frac{1}{2}}} \qquad (12.42)$$

対数尤度は

$$l = -\frac{N}{2} \log 2\pi - \frac{1}{2} \log \mid \boldsymbol{\Sigma} \mid -\frac{1}{2}(\boldsymbol{y} - \boldsymbol{X}\boldsymbol{\theta})^t \boldsymbol{\Sigma}^{-1}(\boldsymbol{y} - \boldsymbol{X}\boldsymbol{\theta}) \qquad (12.43)$$

であるから，次の尤度連立方程式を

$$\sigma_E^2 > 0, \ \sigma_\alpha^2 \geq 0, \ \sigma_\gamma^2 \geq 0 \qquad (12.44)$$

の条件の下に解くことになる．

$$\frac{\partial l}{\partial \boldsymbol{\theta}} = \boldsymbol{X}^t \boldsymbol{\Sigma}^{-1}(\boldsymbol{y} - \boldsymbol{X}\boldsymbol{\theta}) = 0 \qquad (12.45)$$

$$\frac{\partial l}{\partial \sigma_\alpha^2} = -\frac{1}{2}\mathrm{tr}(\boldsymbol{\Sigma}^{-1} \boldsymbol{Z}_1 \boldsymbol{Z}_1^t) + \frac{1}{2}(\boldsymbol{y} - \boldsymbol{X}\boldsymbol{\theta})^t \boldsymbol{\Sigma}^{-1} \boldsymbol{Z}_1 \boldsymbol{Z}_1^t \boldsymbol{\Sigma}^{-1}(\boldsymbol{y} - \boldsymbol{X}\boldsymbol{\theta}) = 0$$
$$(12.46)$$

$$\frac{\partial l}{\partial \sigma_\gamma^2} = -\frac{1}{2}\mathrm{tr}(\boldsymbol{\Sigma}^{-1} \boldsymbol{Z}_2 \boldsymbol{Z}_2^t) + \frac{1}{2}(\boldsymbol{y} - \boldsymbol{X}\boldsymbol{\theta})^t \boldsymbol{\Sigma}^{-1} \boldsymbol{Z}_2 \boldsymbol{Z}_2^t \boldsymbol{\Sigma}^{-1}(\boldsymbol{y} - \boldsymbol{X}\boldsymbol{\theta}) = 0$$
$$(12.47)$$

$$\frac{\partial l}{\partial \sigma_E^2} = -\frac{1}{2}\mathrm{tr}(\boldsymbol{\Sigma}^{-1} \boldsymbol{J}) + \frac{1}{2}(\boldsymbol{y} - \boldsymbol{X}\boldsymbol{\theta})^t \boldsymbol{\Sigma}^{-1} \boldsymbol{J} \boldsymbol{\Sigma}^{-1}(\boldsymbol{y} - \boldsymbol{X}\boldsymbol{\theta}) = 0 \qquad (12.48)$$

少々厄介な計算が必要となるが，balanced data の場合の最尤推定量は次の closed form で与えられる．

$$\hat{\sigma}_E^2 = \mathrm{MSE} \qquad (12.49)$$

$$\hat{\sigma}_\alpha^2 = \left(1 - \frac{1}{I}\right) \cdot \frac{\mathrm{MSA} - \mathrm{MSAB}}{Jn} \qquad (12.50)$$

$$\hat{\sigma}_\gamma^2 = \frac{(1 - 1/I)\mathrm{MSAB} - \mathrm{MSE}}{n} \qquad (12.51)$$

$\hat{\sigma}_E^2$ を除いて明らかに不偏ではない.

12.2.3 制限付き最尤 (REML) 法

REML とは「モデルの母数効果のパラメータに関する尤度を除いた部分の尤度を最大にする最尤法」で restricted ML, residual ML, marginal ML などとよばれる. 言い換えれば, 母数効果の推定に必要な自由度を考慮した推定法といえる. 例えば, 最も簡単な例として $(Y_1, \ldots, Y_n) \sim N(\mu, \sigma^2)$ の場合の分散 σ^2 の推定の問題を考えてみるのがわかりやすい. 最尤推定量は $\hat{\sigma}^2 = \sum_{i=1}^n (Y_i - \bar{Y})^2 / n$ であり不偏ではない. そこで, 尤度を変形してみると,

$$L(\mu, \sigma^2 \mid \boldsymbol{y}) = \left(\frac{1}{2\pi\sigma^2}\right)^{\frac{n}{2}} \exp\left\{-\frac{1}{2\sigma^2} \sum_{i=1}^n (y_i - \mu)^2\right\}$$

$$= \left(\frac{1}{2\pi[\sigma^2/n]}\right)^{\frac{1}{2}} \exp\left\{-\frac{1}{2(\sigma^2/n)} (\bar{y} - \mu)^2\right\}$$

$$\times \frac{1}{\sqrt{n}} \left(\frac{1}{2\pi\sigma^2}\right)^{\frac{n-1}{2}} \exp\left\{-\frac{1}{2\sigma^2} \sum_{i=1}^n (y_i - \bar{y})^2\right\}$$

$$= L(\mu \mid \bar{y}) \cdot L(\sigma^2 \mid SS) \qquad (12.52)$$

となる. つまり, 平均値 μ に関する尤度と分散に関する尤度に分解できることがわかる. このケースでは, REML 法は平均値に関する尤度は無視し, 分散に関する尤度を最大にする方法となる. 全体の尤度と分散の尤度を比較すれば, 計算をするまでもなく, 分散の REML 推定値は

$$\tilde{\sigma}^2 = \frac{SS}{n-1} = \frac{\sum_{i=1}^n (y_i - \bar{y})^2}{n-1}$$

と不偏分散となることがわかる. ところで, 尤度の変形の過程をみると

$$y_i - \mu = (\bar{y} - \mu) + (y_i - \bar{y})$$

とに分解して後者の残差 (residual) の部分の尤度を最大にした方法と考えることができる. この意味で残差最尤法 (residual maximum likelihood) とよぶこともできる. さらに, 式 (12.52) は

$$L(\sigma^2 \mid SS) = \int L(\mu, \sigma^2 \mid \boldsymbol{y}) d\mu \qquad (12.53)$$

と表現できることから，REML は周辺最尤法 (marginal maximum likelihood) ともいえる．

さて，式 (12.38) から母数効果の部分を除去するために次の分解を考えよう．

$$y_{ijk} - \mu - \beta_j = (\bar{y}_{...} - \mu) + (\bar{y}_{.j.} - \bar{y}_{...} - \beta_j) + (\bar{y}_{i..} - \bar{y}_{...})$$
$$(\bar{y}_{ij.} - \bar{y}_{i..} - \bar{y}_{.j.} + \bar{y}_{...}) + (y_{ijk} - \bar{y}_{ij.}) \quad (12.54)$$

最初の 2 項は母数効果の部分であるから，残差は残り三つの項からなる．つまり，式 (12.42) の尤度を残差の三つだけの二次形式に分解して変形していくと MSE, MSA, MSAB の関数で表現でき，尤度方程式を解くと式 (12.35)–(12.37) の ANOVA 法と同じ推定量が得られる．

このことを統一的に解説するために，ベクトル・行列を利用してみよう．残差だけを考えるということは母数効果のパラメータを消す変換ベクトル $\boldsymbol{a}^t \boldsymbol{y}$ を探すことにほかならない．つまり，

$$\boldsymbol{a}^t \boldsymbol{y} = \boldsymbol{a}^t \boldsymbol{X} \boldsymbol{\theta} + \boldsymbol{a}^t (\boldsymbol{Z}_1 \boldsymbol{\alpha} + \boldsymbol{Z}_2 \boldsymbol{\gamma} + \boldsymbol{e}) \quad (12.55)$$

において

$$\boldsymbol{a}^t \boldsymbol{X} \boldsymbol{\theta} = 0, \quad \text{任意の } \boldsymbol{\theta} \text{ に対して} \quad (12.56)$$

つまり，

$$\boldsymbol{a}^t \boldsymbol{X} = 0 \quad (12.57)$$

となるコントラスト (contrast) である．このようなコントラスト $\boldsymbol{a}$ は次の形で与えられる．

$$\boldsymbol{a}^t = \boldsymbol{c}^t \left[\boldsymbol{I} - \boldsymbol{X}(\boldsymbol{X}^t \boldsymbol{X})^- \boldsymbol{X}^t \right] \quad (c \text{ は任意}) \quad (12.58)$$

ここに $\boldsymbol{X}^-$ は $\boldsymbol{X}$ の一般化逆行列 (generalized inverse) である．このようなコントラスト $\boldsymbol{a}$ は $r = \text{rank}(\boldsymbol{X})$ 個独立に存在するから，それらを利用して

$$\boldsymbol{A} = (\boldsymbol{a}_1, \ldots, \boldsymbol{a}_r) \quad (12.59)$$

とおけば，求める残差の分布は

$$\boldsymbol{A}^t \boldsymbol{y} \sim N(0, \boldsymbol{A}^t \boldsymbol{\Sigma} \boldsymbol{A}) \quad (12.60)$$

となり，対数尤度は

$$l = -\frac{r}{2} \log 2\pi - \frac{1}{2} \log |\boldsymbol{A}^t \boldsymbol{\Sigma} \boldsymbol{A}| - \frac{1}{2} \boldsymbol{y}^t \boldsymbol{A} (\boldsymbol{A}^t \boldsymbol{\Sigma} \boldsymbol{A})^{-1} \boldsymbol{A}^t \boldsymbol{y} \quad (12.61)$$

で構成される．尤度連立方程式は ML 法と同様である．

12.3 unbalanced data での推測の留意点

まず，母数効果モデルの場合を考えよう．balanced data の分散分析モデルでは各要因が「直交」し，それぞれの要因が寄与する平方和 (sum of squares) が一意に決まったが，unbalanced data では unbalance ゆえに，それぞれの要因が直交せず，平方和が一意に定まらない．言い換えれば，モデルにフィットされた順番によって，変わってくるのである．例えば，

$$Y = A + B + TREATMENT$$
$$Y = TREATMENT + B + A$$

では三つの要因それぞれの効果の平方和が変化する．したがって，注目したい要因効果を検討するときには他の変数とのあてはめる順番を考える必要がある．一般的に認められているルールは

$$Y = X_1 + \cdots + X_p + TREATMENT$$

のように，他のすべての変数を先にフィットさせてから注目する変数 TREATMEN をフィットさせることである．ただし，例外があって，注目すべき変数が含まれている交互作用項は後にフィットさせなければならない．

$$Y = X_1 + \cdots + X_p + TREATMENT$$
$$+ TREATMENT * X_1$$

もちろん，母数効果のパラメータ推定はダミー変数を適当に定義して一般正規線形モデルを利用する．

[例題 12.1] 式 (12.14)–(12.16) の交互作用効果の重み付き平均をとった推定値は通常の一般正規線形モデルを利用し，交互作用項のないモデル

$$\text{OUTCOME} = \text{CENTER} + \text{TREATMENT} \qquad (12.62)$$

の TREATMENT 効果の推定値に一致することを証明せよ．
[解答] 省略するが，この問題は重要である．

最後に，unbalanced data での分散成分の推定には，ANOVA 法に代わって REML 法を利用することが多い．その理由のいくつかを列挙しよう．

1) unbalance ゆえに，ANOVA 法にも数種類の方法があり，どの方法が

良いとは一概にいえない．また，最尤法に比して不偏性以外の性質は良くない．
2) ML 法は漸近的であるものも推定量として漸近的には最良の性質をもつ．
3) しかし，ML 法は不偏ではない．
4) REML 法は最尤法の漸近的な性質をもつと同時に，ANOVA 法のように，母数効果を推定するのに必要な自由度を考慮して分散成分の推定量を導出してくれる．特に，balanced data の場合には ANOVA 法と一致した不偏推定量となる．この性質は，ANOVA に慣れている実務家にとっては解釈が容易である．

12.4 解析例

さて，表に示したデータの統計モデルは

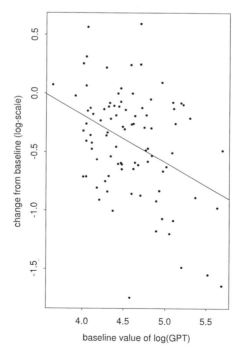

図 12.5 GPT のベースライン値と GPT 値の減少量 (log 変換)

$$\log(\text{GPT}_{6\text{week}}/\text{GPT}_{2\text{week}})_{ijk} = \mu + \theta_1 \text{GPT}_{2\text{week}}$$
$$+ \text{Center}_i + \text{Treatment}_j$$
$$+ (\text{Center} \times \text{Treatment})_{ij} + \epsilon_{ijk}$$

と表現できる．図 12.5 に示すように，GPT のベースライン値（投与後 2 週間後）は改善とはきわめて高度の負の相関 ($r = -0.388$, $p < 0.0001$) が観察されているので調整変数として必要である．このモデルは S-Plus では

S-Plus program：表 12.5–表 12.7

lgdif ← log(gpt6)-log(gpt2)

aov(lgdif ~ gpt2 + center + treatment + center*treatment)

glm(lgdif ~ gpt2 + center + treatment + center*treatment)

aov(lgdif ~ gpt2 + center + treatment)

glm(lgdif ~ gpt2 + center + treatment)

で実行する．その結果は表 12.5–表 12.7 に示すとおりである．

解析結果は問題となる治療と施設との交互作用効果の存在は認められていない．治療効果の推定値は交互作用項を含めないモデルから

表 12.5 Treatment × Center 交互作用項のない母数効果モデルの分散分析表

Factor	Df	Sum of Sq	Mean Sq	F Value	Pr(F)
GPT2	1	2.79864	2.798638	17.24645	0.0000824
Center	11	1.96859	0.178962	1.10285	0.3702741
Treatment	1	1.02034	1.020337	6.28777	0.0142077
Residuals	79	12.81959	0.162273		

表 12.6 Treatment × Center 交互作用項を入れた母数効果モデルの分散分析表

Factor	Df	Sum of Sq	Mean Sq	F Value	Pr(F)
GPT	1	2.79864	2.798638	17.32952	0.0000905
Center	11	1.96859	0.178962	1.10816	0.3686951
Treatment	1	1.02034	1.020337	6.31806	0.0143252
Center*Treatment	11	1.83790	0.167082	1.03459	0.4266927
Residuals	68	10.98169	0.161495		

表 12.7 Treatment × Center 交互作用項のないを母数効果モデルの推定値

Factor	Estimate	Std. Error	t value
Intercept(μ)	0.9355951	0.4950983	1.8897158
θ	−0.3375999	0.1056844	−3.1944162
Center1	0.0000000		
Center2	−0.2404069	0.2267119	−1.0604070
Center3	0.1187528	0.1992630	0.5959602
Center4	0.1633976	0.2325928	0.7025049
Center5	−0.0730677	0.2192834	−0.3332113
Center6	0.0714860	0.1973377	0.3622521
Center7	0.1366355	0.1981946	0.6894009
Center8	0.3863224	0.3324134	1.1621746
Center9	0.4053792	0.2453450	1.6522824
Center10	−0.01372664	0.2857552	−0.04803635
Center11	0.21568558	0.2454037	0.87890120
Center12	0.08944268	0.2189142	0.40857411
Treatment1	0.00000000		
Treatment2	0.21261127	0.0847887	2.50754254

$$\hat{\Delta} = -0.2126 \ (p = 0.0142)$$

であり，その 95% 信頼区間は

$$-0.2126 \pm 1.99 \times 0.08479 = (-0.0439 \sim -0.3813)$$

であった．この結果は調整なしのモデル "lgdif ∼ treatment" での p 値 0.0130 とほとんど変わっていない．

次に混合効果モデルは S-Plus の "Varcomp" 関数を利用し，REML を利用して推定する．

S-Plus program：表 12.8

sat.df ← data.frame(treatment,center,gpt2,lgdif)

is.random(mino.df) ← c(F,T)

summary(varcomp(lgdif ∼ center + gpt2 + treatment
　　+ center*treatment, data= sat.df, method="reml"))

推定結果は表 12.8 に示すとおりで，交互作用項の分散推定値は $\hat{\sigma}_\gamma^2 =$

表 12.8 混合効果モデルでの推定結果 (S-Plus)

```
Variance Estimates:
                   Variance
       centc  2.495829e-011
  centc:grpc  4.202876e-011
   Residuals  1.639891e-001

Method: reml

Coefficients:
   (Intercept)      lgbas      grpc
      1.266141  -0.3921825  0.2128391

Approximate Covariance Matrix of Coefficients:
              (Intercept)       lgbas        grpc
(Intercept)     0.2064138  -0.0441564  -0.0055390
      lgbas    -0.0441564   0.0096158   0.0004126
       grpc   -0.0055390   0.0004126   0.0070783
```

4.203 ± 10^{-11} ときわめて小さい. 治療効果の推定値と標準誤差は

$$\hat{\Delta} = -0.2128 \pm \sqrt{0.0070783} = -0.2128 \pm 0.0841$$

であった. また漸近的な 95% 信頼区間は

$$-0.2128 \pm 1.96 * 0.0841 = (-0.0479 \sim -0.3777)$$

であった.

練習問題

[問題 12.1] 式 (12.49)–(12.51) の最尤推定値が導かれることを証明せよ.

[問題 12.2] 一元配置変量効果モデル

$$y_{ij} = \mu + \alpha_i + \epsilon_{ij}$$

$$\alpha_i \sim N(0, \sigma_\alpha^2), \ \epsilon_{ij} \sim N(0, \sigma_E^2), \ i = 1, \ldots, a; j = 1, \ldots, r$$

$$\mathrm{MSA} = r \sum_{i=1}^{a} (\bar{y}_{i\cdot} - \bar{y}_{\cdot\cdot})^2 / (a-1) = \mathrm{SSA}/(a-1)$$

$$\mathrm{MSE} = \sum_{i,j} (y_{ij} - \bar{y}_{i\cdot})^2 / a(r-1) = \mathrm{SSE}/a(r-1)$$

$$\mathrm{MST} = \sum_{ij} (y_{ij} - \bar{y}_{\cdot\cdot})^2 / (ar-1) = \mathrm{SST}/(ar-1)$$

において次の命題を証明せよ.

1) 尤度の分解

$$L(\mu, \sigma_\alpha^2, \sigma_E^2 \mid \boldsymbol{y}) = L(\mu \mid \bar{y}_{\cdot\cdot}) L(\sigma_\alpha^2, \sigma_E^2 \mid \mathrm{SSA}, \mathrm{SSE})$$

2) 尤度の第 2 項を最大化する REML 推定値:

a) MSA > MSE である場合には ANOVA 推定値, $\hat{\sigma}_\alpha^2 = $ (MSA − MSE)$/r$, $\hat{\sigma}_E^2 = $ MSE, に一致する.

b) MSA $\leq$ MSE である場合には, ANOVA 推定値に一致せず, $\hat{\sigma}_E^2 = $ MST, $\hat{\sigma}_\alpha^2 = 0$.

[問題 **12.3**] 式 (12.1) の二元配置で混合効果モデルかつ balanced data の場合の REML 推定値が式 (12.35)–(12.37) の ANOVA 推定値に一致することを証明せよ.

13

トピックスV：
疾病地図と疾病集積性

　本章では統計モデルの応用例として，疾病の地域分布，地域集積性に関する問題を考える．図13.1はミズーリ州（男性，45-64歳，1972-1981年）の胃がん死亡率の市別データである．この図は，死亡率が人口に反比例し，人口が減るにつれて死亡率が増加することを示している．そんなばかな！

13.1　は　じ　め　に

　近年，食事，生活習慣，生活環境中の環境汚染などに起因する健康影響へ

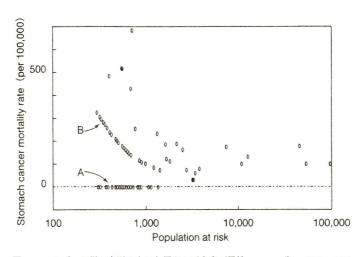

図 13.1　ミズーリ州の市別の人口と胃がん死亡率（男性，45-64歳，1972-1981）

の関心が高まっている．1998年の所沢産の野菜のダイオキシン騒動，2011年3月11日に発生した東日本大震災により炉心溶融（メルトダウン）等一連の放射性物質の放出を伴った福島第一原子力発電所事故はその典型であろう．しかし，偏った生活習慣，微量・日常量程度の環境汚染物質，などに長期に曝露することにより発現する健康影響の評価は容易ではない．個人レベルの曝露量の推定が可能な例はきわめて稀であり，曝露量と相関する代替指標を上手に利用せざるを得ない．この意味で地域に偏在（集積）した健康影響を早期に発見することは重要である．公衆衛生分野では，市区町村別の健康状況，疾病状況を比較検討するために，ある疾患の年齢調整死亡率（有病率），標準化死亡比等を数区分に色分けして視覚的に表示した疾病地図 (disease map) がよく利用されてきた．また，ある疾患の年齢調整死亡率を被説明変数，市区町村毎の社会経済的指標，環境変数等を説明変数とした回帰分析等もよく行われてきた．しかし，これらの「日常的な行為」が実は統計学的に適切でないことはほとんど知られていない．

本章では，いわゆる小地域 (small areas) に対する疾病地図の問題点と，その解決に向けた代表的な方法論を紹介する．

13.2　問 題 の 所 在

図 13.1 に示した「直線 A」は

$$y = \frac{0}{x} = \frac{0}{\log_{10}(人口)} = 0$$

であり，図 13.1 の「曲線 B」は関数

$$y = \frac{1}{\log_{10}(人口)}$$

を x 軸を対数目盛りで描いたものである．つまり，単純な，誰でも計算できる死亡率

$$r = \frac{d}{n} \times 100,000, \quad d:死亡数，\ n:人口$$

をそのまま使用している点が実は大きな落とし穴で，

> 各地域の人口の変動が大きいと，対象としている k 個の地域毎に計算した率 $(r_1, r_2, \ldots, r_k)$ が，地域間の死亡率の大きさを比較するのに適切な指標とならない

のである．当然のことながら，死亡率 r_i は，人口の少ない地域では，わずかな死亡数の増減の影響が大きく反映され，不安定な指標となってしまう．人口の大きさに起因する精度を有する死亡率で地図を作成する「行為」は，「k 種類の精度の異なる物差しの測定結果を同じレベルで比較すること」と等価であり，サイエンスの世界では到底考えられない．しかし，死亡率の精度というと，次のような反論が出るかもしれない．

> 疾病地図で問題にしている死亡率は，通常，各地域毎の全数調査（人口動態統計）で「計算」されたものであり，標本調査（random sampling）により「推定」された死亡率ではない．したがって，当該地域を母集団とした標本抽出によるサンプリング誤差は考えられない．つまり，計算された地域毎の死亡率 $r_i = d_i/n_i$ は，その地域の真の死亡率（母数）と考えられる．

さて，この反論に対しては次のように解答することが可能である．
1) ある期間のある地域における死亡率が p であるとは，この地域の一人一人がこの期間で死亡する平均的確率が p であると考えられる．
2) 一人一人の死亡は互いに独立な確率現象と考えると，この期間での死亡数は確率的に変動する変量となり，観測死亡数はその実現値である．

具体的には，人口 n 人の地域で，この期間に d 人死亡する確率は 1 よりきわめて小さいので，次の Poisson 分布に近似される．

$$f(d \mid n, p) = \frac{(np)^d \exp(-np)}{d!}$$

このとき，$r = d/n$ と計算される死亡率 r の期待値と標準偏差は $E(r) = p$，$SD(r) = \sqrt{\frac{p}{n}}$ となり，不偏推定量であるものの，そのバラツキは人口サイズの平方根に逆比例する．すなわち，人口の小さいところでは指標のバラツ

キが大きいという「当たり前」のことがわかる．バラツキが大きいということは，本当は全国平均と比べて差がないのに，あるときは高度に死亡率が大きくなったり（危険地域，赤で表示されることが多い），あるときはきわめて死亡率が低くなる（安全地域，青で表示）という見かけ上の変動で悩まされることになる．現実の疾病地図をみるとこのような現象は少なくない．

13.3 年齢調整でも不十分

もちろん，地域間比較においては，単純な「率」ではなく，年齢・性などの分布の違いを調整した指標がよく利用される．代表的な指標として，直接法として知られる年齢調整死亡率 DAR(directly age-adjusted death rate)

$$DAR_k = \sum_{j=1}^{J} \frac{N_j}{N} \frac{d_{kj}}{n_{kj}}, \quad k=1,\ldots,K; \ j=1,\ldots,J \quad (13.1)$$

ここで，

d_{kj} : k 地域，j 年齢階級の観察死亡数

n_{kj} : k 地域，j 年齢階級の人口（正確には人年）

N_j : 標準人口の j 年齢階級の人口

$N = N_1 + \cdots + N_J$

である．この指標は直接に観測死亡率 d_{kj}/n_{kj} を利用しているので，すでに述べた理由に加えて年齢階級の人口の分布の影響もあり，「地域比較の指標としては不適当な指標」である．その異常な性質の具体的例については丹後 (1988) を参照されたい．これに対して，間接法とよばれる標準化死亡比 SMR(standardized mortality ratio)

$$SMR_k = \hat{\theta}_k = \frac{d_k}{\sum_{j=1}^{J} n_{kj} P_{0j}} = \frac{d_k}{e_k}, \quad k=1,\ldots,K \quad (13.2)$$

P_{0j} : 標準人口における第 j 年齢階級の死亡率

d_k : k 地域の観測総死亡数 ($= d_{k1} + \cdots + d_{kJ}$)

e_k : k 地域の期待死亡数

は年齢調整死亡率ほどは人口の変動の影響は受けにくいが，それでも

$$SMR_k = \frac{1}{\sum_{j=1}^{J} q_{kj} P_{0j}} \frac{d_k}{n_k}, \quad k = 1, \ldots, K \qquad (13.3)$$

$$q_{kj} = \frac{n_{kj}}{n_k}, \quad n_k = n_{k1} + \cdots + n_{kJ}$$

と変形すればわかるように，地域全体の人口が相対的に小さければやはり粗死亡率 (crude mortality rate) d_k/n_k の関数であるからやはり人口の影響は大きい．その例として図 13.2(a) に高知県の 53 の市町村別男性の結腸・直腸がんの SMR(1987–1996 年) を利用した疾病地図を示す（今井，1998）．図 13.3(左) には，人口を x 軸（常用対数）に SMR を y 軸にしてプロットした．人口の少ない市町村で SMR が高低に激しく変動していることがわかるだろう．人口の最大は高知市の 1,476,788 人，最小は大川村の 3440 人であり，その比はほぼ 430:1 である．さて，SMR の最大値は赤岡町の 250(死亡者数 7 人)，最小値は死亡者 0 の 5 町村であった．これらのデータは表 13.1 に示した．このような図をみると，このような地域に対して次のような回帰分析がいかに馬鹿げているか理解できるだろう．

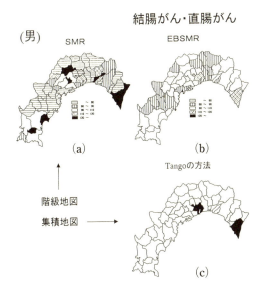

図 **13.2** 1987–1996 年の高知県の市町村別男性の結腸・直腸がんの疾病地図 (a) SMR, (b) empirical Bayes SMR, (c) Tango の集積性の検定で検出された市町村（今井，1998）

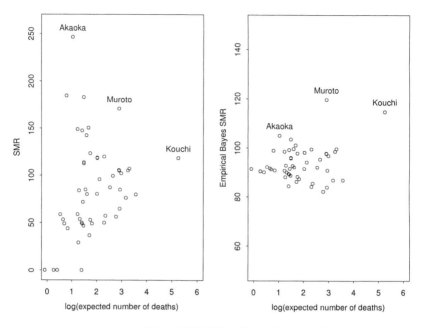

図 13.3　1987–1996 年の高知県の市町村別男性の結腸・直腸がんの期待死亡数と SMR の関連

$$SMR_k = \beta_0 + \beta_1 x_{1k} + \cdots + \beta_m x_{mk} + 誤差$$

このように，地域の比較を行うためには，「人口の大きさを調整」しなければならない．一つの簡単な方法は重み付き回帰分析

$$\log SMR_k = \beta_0 + \beta_1 x_{1k} + \cdots + \beta_m x_{mk} + 誤差 \qquad (13.4)$$

$$\hat{\mathrm{Var}}(\log SMR_k) = 1/d_k \qquad (13.5)$$

を実施することである．もっとも，現在の行政区域を無視してでも，人口の変動を調整する一番簡単な方法は，各地域の人口がほぼ等しくなるように地域の再編成をしてから疾病地図を描くことであろう．例えば，日本全国での比較においては，二次医療圏の疾病地図であれば人口の変動は少ないので人口の影響は小さい．

13.3 年齢調整でも不十分

表 13.1 高知県の市町村別人口,男性の結腸・直腸がんの死亡数,期待死亡数,SMR, empirical Bayes SMR(今井,1998)

地域	総人口 (1987~1996) 男	女	結腸がん・直腸がん(男) 総死亡数	期待死亡数	死亡指標 SMR	EBSMR
高知県	3,868,896	4,345,571	632	632.0	100.0	100.0
高知市	1,476,788	1,692,957	225	189.6	118.7	114.7
室戸市	107,442	119,874	31	18.2	170.8	119.6
安芸市	110,621	124,533	16	18.8	85.0	90.8
南国市	226,985	247,962	28	35.1	79.8	86.8
土佐市	150,732	162,630	27	25.6	105.3	98.6
須崎市	145,739	152,767	18	23.6	76.3	86.8
中村市	166,894	187,313	29	27.0	107.3	99.6
宿毛市	121,362	135,319	20	19.6	102.3	96.8
土佐清水市	95,792	111,445	19	18.0	105.8	97.8
東洋町	20,101	22,415	6	4.1	147.6	99.2
奈半利町	20,674	23,955	8	4.4	183.0	103.5
田野町	16,880	19,307	5	3.4	149.0	98.5
安田町	19,098	20,911	2	3.7	53.8	90.0
北川村	7,914	9,022	1	2.0	49.0	91.3
馬路村	6,475	6,469	0	1.3	0.0	90.4
芸西村	20,745	24,657	0	4.0	0.0	84.4
赤岡町	17,412	19,966	7	2.8	246.5	105.0
香我美町	30,092	31,318	7	5.7	123.5	97.8
土佐山田町	105,541	120,294	12	18.5	64.9	83.9
野市町	67,610	75,795	6	10.5	57.3	85.5
夜須町	21,803	24,733	5	4.4	112.8	95.8
香北町	26,984	31,137	9	7.6	119.1	98.2
吉川村	10,017	10,990	1	1.7	58.8	92.2
物部村	17,005	19,234	4	4.7	84.9	92.7
本山町	24,777	26,905	3	5.7	53.0	88.2
大豊町	36,092	39,774	5	10.0	50.0	84.2
鏡村	8,235	8,936	1	1.9	53.3	91.7
土佐山村	6,762	6,769	0	1.5	0.0	90.1
土佐町	25,999	28,584	3	6.1	49.1	87.3
大川村	3,440	3,714	0	0.9	0.0	91.4
本川村	5,967	4,742	0	1.3	0.0	90.5
伊野町	114,861	124,344	19	18.1	105.1	97.6
池川町	12,335	14,253	2	4.0	50.0	89.4
春野町	70,556	80,093	11	12.6	87.3	92.1
吾川村	16,583	18,727	5	4.4	114.0	96.0
吾北町	19,265	20,755	7	4.9	142.5	99.6
中土佐町	37,011	41,955	9	7.6	118.5	98.1
佐川町	73,603	82,151	14	14.1	99.5	95.4
越知町	37,995	43,305	8	8.3	95.9	94.2
窪川町	75,698	86,043	9	16.0	56.4	82.2
梼原町	24,006	25,689	2	5.5	36.7	86.2
大野見村	8,489	9,478	1	2.3	43.9	90.8
東津野村	14,477	16,195	2	3.4	58.9	90.7
葉山村	23,025	24,980	4	5.0	80.1	92.1
仁淀村	14,195	15,940	3	3.6	84.0	92.9
日高村	29,451	32,395	8	5.3	150.5	101.1
佐賀町	22,566	24,828	3	4.2	71.9	91.5
大正町	17,568	18,902	1	3.5	29.0	88.1
大方町	49,848	56,561	12	10.0	120.1	99.5
大月町	36,560	41,405	6	7.5	80.5	91.5
十和村	19,505	20,853	2	4.1	48.9	89.2
西土佐村	19,764	21,963	2	4.3	46.7	88.7
三原村	9,557	10,329	4	2.2	184.6	98.9

13.4 Bayesian approach

ところで，死亡率には地域差があり，全体としてある滑らかな連続分布に従うということは，決して不自然な考え方ではないだろう．したがって，地域毎の母標準化死亡比 $(\theta_1,\ldots,\theta_K)$ も，滑らかな連続分布（事前分布）に従うと考えられる．さて，ここで，「連続分布」を事前分布として仮定するということは，「推定される標準化死亡比 $\hat{\theta}_k$ が，極端に高いまたは低い値をもたないようにバラツキの大きさを制御する」ことを意味する．さて，事前分布を $g(\theta \mid \boldsymbol{\eta})$ としよう．ここに $\boldsymbol{\eta}$ は分布を規定するパラメータである．観測死亡数 d_k は期待死亡数 e_k をもつ Poisson 分布

$$f(d_k \mid \theta, e_k) = \frac{(\theta e_k)^{d_k} \exp(-\theta e_k)}{d_k!} \tag{13.6}$$

に近似できるから，θ_k の事後分布は Bayes の定理より

$$h(\theta_k \mid e_k, d_k, \boldsymbol{\eta}) = \frac{g(\theta_k \mid \boldsymbol{\eta}) f(d_k \mid \theta_k, e_k)}{\int_0^\infty g(\theta \mid \boldsymbol{\eta}) f(d_k \mid \theta, e_k) d\theta} \tag{13.7}$$

と計算できる．したがって，SMR$(=\theta)$ の推測は，事後分布からの期待値

$$\hat{\theta}_k \Leftarrow E(\theta_k \mid e_k, d_k, \boldsymbol{\eta}) = \int_0^\infty \theta h(\theta \mid e_k, d_k, \boldsymbol{\eta}) d\theta \tag{13.8}$$

$$= \frac{\int_0^\infty \theta g(\theta \mid \boldsymbol{\eta}) f(d_k \mid \theta_k, e_k) d\theta}{\int_0^\infty g(\theta \mid \boldsymbol{\eta}) f(d_k \mid \theta, e_k) d\theta} \tag{13.9}$$

で行う (10.4 節参照)．

13.4.1 empirical Bayes

さて，Bayesian inference の問題は事前分布のパラメータ $\boldsymbol{\eta}$ の設定である．一つのアプローチは，死亡数 d_k の周辺尤度

$$\prod_{k=1}^K Pr\{d_k \mid e_k, \boldsymbol{\eta}\} = \prod_{k=1}^K \int_0^\infty g(\theta \mid \boldsymbol{\eta}) f(d_k \mid \theta, e_k) d\theta \tag{13.10}$$

に基づく最尤推定法で推定する empirical Bayes 推定である．中でも，最も簡単で，かつ，解釈も容易な方法は，$\boldsymbol{\eta} = (\alpha, \beta)$ としたガンマ分布

13.4 Bayesian approach

$$g(\theta \mid \alpha, \beta) = \frac{\alpha(\alpha\theta)^{\beta-1}\exp(-\alpha\theta)}{\Gamma(\beta)} \quad (13.11)$$

$$E(\theta) = \frac{\beta}{\alpha} \quad (13.12)$$

$$\mathrm{Var}(\theta) = \frac{\beta}{\alpha^2} \quad (13.13)$$

を仮定することである.なぜなら,Bayes の定理より

$$h(\theta_k \mid e_k, d_k, \alpha, \beta) = g(\theta_k \mid \alpha + e_k, \beta + d_k) \quad (13.14)$$

と事後分布もガンマ分布に従うからである (ガンマ分布は Poisson 分布に対して共役な事前分布). この場合,死亡数 d_k の周辺尤度は負の二項分布 (negative binomial distribution)

$$\Pr\{d_k \mid e_k, \alpha, \beta\} = \frac{\Gamma(\beta + d_k)}{\Gamma(\beta)d_k!}\left(\frac{\alpha}{\alpha + e_k}\right)^{\beta}\left(\frac{e_k}{\alpha + e_k}\right)^{d_k} \quad (13.15)$$

となる. その期待値と分散は

$$E(d_k) = \frac{e_k \beta}{\alpha}$$

$$\mathrm{Var}(d_k) = \frac{e_k(e_k + \alpha)\beta}{\alpha^2}$$

で与えられる. まず,(α, β) のモーメント推定値は

$$E\left\{\sum_{k=1}^{K}\frac{1}{K}\frac{d_k}{e_k}\right\} = \frac{\beta}{\alpha}$$

$$E\left\{\sum_{k=1}^{K}\left(\frac{d_k}{e_k} - \frac{\alpha}{\beta}\right)^2 \bigg/ K\right\} = \frac{\beta^2}{\alpha} + \frac{\beta}{\alpha}\frac{1}{K}\sum_{k=1}^{K}\frac{1}{e_k}$$

となるので,

$$\text{SMR の標本平均} = \frac{\beta}{\alpha}$$

$$\text{SMR の標本不偏分散} = \frac{\beta^2}{\alpha} + \frac{\beta}{\alpha}\frac{1}{K}\sum_{k=1}^{K}\frac{1}{e_k}$$

を解けばよい.次に,(α, β) の最尤推定値は,モーメント推定値を初期値とした Newton–Raphson 法で計算する.必要な項は下に整理する.

$$l(\alpha,\beta) = \sum_{k=1}^{K}\sum_{s=0}^{d_k-1}\log(\beta+s) + K\beta\log\alpha - \beta\sum_{k=1}^{K}\log(\alpha+e_k)$$
$$-\sum_{k=1}^{K}\{d_k\log e_k + d_k\log(\alpha+e_k)\}$$
$$\frac{\partial l}{\partial\alpha} = K\frac{\beta}{\alpha} - \sum_{k=1}^{K}\frac{\beta+d_k}{\alpha+e_k}$$
$$\frac{\partial l}{\partial\beta} = \sum_{k=1}^{K}\sum_{s=0}^{d_k-1}\frac{1}{\beta+s} - \sum_{k=1}^{K}\log\left(1+\frac{e_k}{\alpha}\right)$$
$$\frac{\partial^2 l}{\partial^2\alpha} = -\frac{K\beta}{\alpha^2} + \sum_{k=1}^{K}\frac{\beta+d_k}{(\alpha+e_k)^2}$$
$$\frac{\partial^2 l}{\partial^2\beta} = -\sum_{k=1}^{K}\sum_{s=0}^{d_k-1}\frac{1}{(\beta+s)^2}$$
$$\frac{\partial^2 l}{\partial\alpha\partial\beta} = \frac{K}{\alpha} - \sum_{k=1}^{K}\frac{1}{\alpha+e_k}$$

結局,Bayes 推定値は

$$\hat{\theta}_{EB,k} = \frac{\hat{\beta}+d_k}{\hat{\alpha}+e_k} = \frac{e_k}{\hat{\alpha}+e_k}\frac{d_k}{e_k} + \frac{\hat{\alpha}}{\hat{\alpha}+e_k}\frac{\hat{\beta}}{\hat{\alpha}} \tag{13.16}$$

となる.この式の形から $\hat{\theta}_{EB,k}$ は

1) 人口が大きい場合には ($e_k \to$ 大),通常の標準化死亡比 $\hat{\theta}_k = d_k/e_k$ に近づき,

2) 人口が少ない場合には ($e_k \to$ 小),地域全体の平均値 $\hat{\beta}/\hat{\alpha}$ に近づく,

という性質をもつことがわかる.

図 13.4 には図 13.1 のミズーリ州のデータの empirical Bayes 推定値を示した.この場合は SMR ではなく死亡率 $r_k = d_k/n_k$ であるから,上記の計算を

$$n_k \leftarrow e_k$$

と置き換えたものである.人口の少ないところはほとんど一定であることがわかる.高知県のデータの empirical Bayes 推定値が図 13.2(b),図 13.3(右) である.最高の「120–」の階級に入る市町村が SMR では 10 もあったのに対

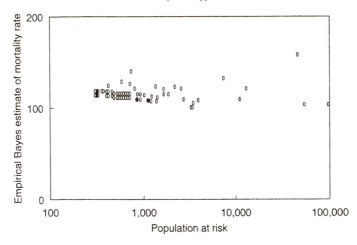

図 13.4　ミズーリ州の市別の人口と胃がん死亡率の empirical Bayes 推定値 (丹後，1988)

し，empirical Bayes 推定ではそのような地域は一つもなくなっている．また最低の「−80」の階級に属する市町村の数も「25 → 0」と激減している．empirical Bayes 推定では，室戸市 (EBSMR=119.6)，高知市 (EBSMR=114.7) の二つの市が高いが他は一塊で特に差はみられない．

[例題 13.1]　式 (13.14), (13.15) を導出せよ．

[解答]　式 (13.8) より

$$g \circ f = \frac{e_k^{d_k} \alpha^\beta}{d_k! \Gamma(\beta)} \theta^{\beta + d_k - 1} \exp\{-(e_k + \alpha)\theta\}$$

となるから，死亡数 d_k の周辺尤度（確率分布）は

$$\Pr\{d_k \mid e_k, \alpha, \beta\} = \int_0^\infty g \circ f \, d\theta$$

ここで，変数変換 $(e_k + \alpha)\theta = y$ を行って，

$$\Pr\{d_k \mid e_k, \alpha, \beta\} = \frac{e_k^{d_k} \alpha^\beta}{d_k! \Gamma(\beta)} \int_0^\infty \left(\frac{y}{e_k + \alpha}\right)^{\beta + d_k - 1} \exp(-y) \frac{1}{e_k + \alpha} dy$$

$$= \frac{\Gamma(\beta + d_k)}{\Gamma(\beta) d_k!} \left(\frac{\alpha}{e_k + \alpha}\right)^\beta \left(\frac{e_k}{e_k + \alpha}\right)^{d_k}$$

すなわち，これは負の二項分布である．そこで，θ_k の事後分布は

$$h(\theta_k \mid e_k, d_k, \alpha, \beta) = \frac{g \circ f}{\int_0^\infty g \circ f dp} \tag{13.17}$$

$$= \frac{\alpha^*(\alpha^*\theta)^{\beta^*-1}\exp(-\alpha^*\theta)}{\Gamma(\beta^*)} \tag{13.18}$$

ここで,

$$\alpha^* = \alpha + e_k$$
$$\beta^* = \beta + d_k$$

である.つまり,SMR ($= \theta_k$) の事後分布もまたパラメータ $(\alpha + e_k, \beta + d_k)$ をもつガンマ分布となる.

13.4.2 Bayesian hierarchical model

前項の empirical Bayes 推定では人口の調整だけを考慮に入れたが,疾病指標に基づいた実際の解析では,地域毎の共変量を説明変数とした回帰分析,また,近接地域は類似の死亡率(有病率)であると仮定できる場合には,それを考慮に入れた空間平滑化 (spatial smoothing) のモデルを導入したり,といろいろな解析が必要となることがある.このような場合には,empirical Bayes 推定値を被説明変数とした回帰分析が可能であるが,第 10 章で説明した Bayesian 階層的 Poisson 回帰モデル (Bayesian hierarchical Poisson regression model) で議論するのがより精密である.例えば,共変量 $(x_1, \ldots, x_m)$ による説明と,近接地域の類似性を考慮に入れたモデルの一つとして条件付き自己回帰モデル (conditional autoregressive model)

$$\log E(d_k) \stackrel{\text{def}}{=} \log \mu_k = \log e_k + \beta_1 x_{1k} + \cdots + \beta_m x_{mk} + \eta_k + \phi_k \tag{13.19}$$

$$d_k \sim \text{Poisson 分布(期待値}: \mu)$$
$$\eta_k \sim N(0, \sigma^2) \quad (: 標準化死亡比 SMR の地域差)$$
$$\phi_k \mid \phi_{h \neq k} \sim N\left(\bar{\phi}_k, \frac{1}{n_{h\sim k}}\tau^2\right) : 空間 smoothing$$
$$n_{h\sim k} = 地域\ k\ の近接地域の数$$
$$\bar{\phi}_k = \frac{1}{n_{h\sim k}}\sum_{h\sim k}\phi_h$$

が考えられる.このモデルでは *SMR* が

$$S\hat{M}R_k \stackrel{\text{def}}{=} \hat{\theta}_k = \frac{\hat{\mu}_k}{e_k} \qquad (13.20)$$

と推定される．このモデルは10.6節の[例10]で紹介しているがこの種のBayesモデルの統計解析には第11章で解説したGibbs samplingに基づくMCMC法を利用すると便利である．

13.5 疾病の集積性

前節までは，疾病地図の適切な解釈には人口の規模，他の共変量を調整する重要性とその方法論としてのBayesian approachを議論してきた．ところで，どんな推定値であれ，小さい順に並べれば必ず最低と最高が存在する．したがって，本当に健康状況が思わしくない地域はどの辺なのか？という疾病の地域集積性 (disease clustering) を検討する必要がある．ここでは，

1) focused test

ごみ焼却・危険物廃棄・原子力発電施設などの，事前に定まっている地点の周辺に居住する地域住民に関連する疾病の集積性があるか否かを検討する方法．

2) global test

対象地域における疾病の地域集積性
 a) 特定の地域（未知）に集積している
 b) 感染性疾患のように特定の地域に集積しているのでなく，集積がいたるところで発生している

の有無を統計学的に検定し，有意な集積性が認められた場合に，上記のa)の検討が目的であれば，その地域はどこか？を教えてくれる方法．

の二つに分けて解説する．まず，次のfocused testの仮説を考えよう．

帰無仮説 H_0：調査地域に集積性はない

対立仮説 H_1：地域 k_0 の周辺に集積している

簡単のために，最初は年齢などの交絡因子は無視しよう．そうすると，帰無仮説は，各地域の死亡数 d_k は人口 n_k に比例する期待値をもつPoisson分布に従う：

$$H_0 : d_k \sim \text{Poisson}(E(d_k))$$

$$E(d_k) = \tau n_k, \quad k = 1, \ldots, K \quad (13.21)$$

帰無仮説の下では，$d = d_1 + \cdots + d_K$ が未知のパラメータ τ の十分統計量であるから τ に依存しない検定統計量は観測された d の条件付き推論により与えられる．つまり，総死亡数 d が一定という条件の下では

$$(d_1, d_2, \ldots, d_K)$$

は多項分布

$$\boldsymbol{p}^t = (p_1, \ldots, p_K), \quad p_k = \frac{n_k}{\sum_{k=1}^{K} n_k}, \quad k = 1, \ldots, K \quad (13.22)$$

に従うサンプルサイズ d の無作為標本と考えられる．したがって，$E_{H_0}(d_k) = p_k d$ となり，τ の最尤推定量は

$$\hat{\tau} = \frac{d}{\sum_{k=1}^{K} n_k} \quad (13.23)$$

で与えられる．さて，「地域 k_0 の影響を受けてその周辺に疾病が集積している」ことを表現する加法超過リスクモデル (additive excess risk model) は

$$H_1 : E(d_k) = \tau n_k (1 + w_{k,k_0} \theta), \quad k = 1, \ldots, K \quad (13.24)$$

である．ここに，w_{k,k_0} は地域 k における地域 k_0 からの汚染物質への曝露量であり，曝露量に比例して死亡が増加するモデルである．曝露量に関する情報がほとんどない場合には，曝露量の代替変数で置き換えざるを得ない．中心地点からの距離に反比例して曝露量が減衰すると仮定しても不自然ではない場合には，対立仮説 H_1 は

$$H_2 : E(d_k) = \tau n_k (1 + a_{k,k_0} \theta), \quad k = 1, \ldots, K \quad (13.25)$$

と置き換えられる．ここに，$a_{k,h}$ は 2 地域 k, h の近さの尺度で，いろいろな関数が考えられるが，ここでは，

$$a_{kh}(\lambda) = \exp\left\{-4\left(\frac{d_{kh}}{\lambda}\right)^2\right\} \quad (13.26)$$

$$d_{kh} = 2 \text{ 地域 } (k, h) \text{ 間の距離} \quad (13.27)$$

を考える．関数 $a_{kh}(\lambda)$ の形状は図 13.5 に示すとおりで，ほぼ半径 λ の円の内部が集積地域を表すモデルとなっている．二つの仮説 H_0, H_2 はしたがっ

13.5 疾病の集積性

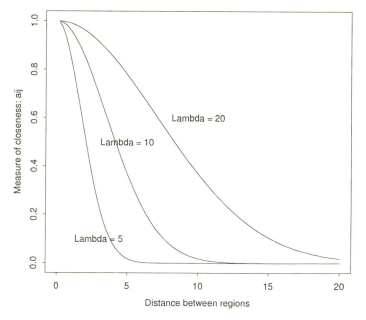

図 13.5 近さの尺度を表す関数 $a_{kh}(\lambda)$ の形状

て,
$$H_0 : \theta = 0, \quad H_2 : \theta > 0 \tag{13.28}$$

と再表現できる. 帰無仮説 H_0 の対立仮説 H_2 に対するエフィシェント・スコアは

$$\begin{aligned} U_{k_0} &= \sum_{k=1}^{K} a_{k_0,k}(\lambda)(d_k - E(d_k)) \\ &= d \sum_{k=1}^{K} a_{k_0,k}(\lambda)(r_k - p_k) \end{aligned} \tag{13.29}$$

となる. ここで,

$$\boldsymbol{r} = (d_1, d_2, \ldots, d_K)^t / d \tag{13.30}$$

である. 帰無仮説の下では, スコア U_{k_0} の分散は Fisher 情報量であるから,

$$\mathrm{Var}(U_{k_0}) = d \left\{ \sum_{k=1}^{K} p_k a_{k_0,k}^2(\lambda) - \left(\sum_{k=1}^{K} p_k a_{k_0,k}(\lambda) \right)^2 \right\} \tag{13.31}$$

となる．したがって，スコア検定統計量は

$$Z = \frac{\sum_{k=1}^{K} a_{k_0,k}(r_k - p_k)}{\sqrt{\left\{\sum_{k=1}^{K} p_k a_{k_0,k}^2(\lambda) - \left(\sum_{k=1}^{K} p_k a_{k_0,k}(\lambda)\right)^2\right\}\bigg/ d}} \sim N(0,1) \tag{13.32}$$

となる．この検定は「Poisson trend 検定」といわれている．このスコアを利用すると，次の2種類の集積性の検定統計量が構成できる (Tango, 1995)：

$$C = \sum_{k_0=1}^{K} w_{k_0} \sum_{k=1}^{K} a_{k_0,k}(\lambda)(r_k - p_k) \tag{13.33}$$

もし，事前にわかっている危険地域が m 地域

$$\Omega = \{k_0, k_1, \ldots, k_{m-1}\} \tag{13.34}$$

あれば，それぞれの危険地域の重み（例えば，ごみ焼却施設であれば，煙突からの総排出量に比例した量）を w_k ($k \in \Omega$) と設定し，それ以外は，$w_k = 0$ とするとこの統計量は一つの focused test となる．一方，

$$w_k = r_k - p_k, \quad k = 1, \ldots, K \tag{13.35}$$

と観測相対度数と期待相対度数の単純な差をとると一つの global test

$$C = \sum_{k=1}^{K} \sum_{h=1}^{K} a_{k,h}(\lambda)(r_k - p_k)(r_h - p_h) \tag{13.36}$$

となる．さて，これらを統一的にベクトル表現で整理してみると，次のようになる．その前に，

$$\boldsymbol{A}_\lambda = (a_{k,h}(\lambda))$$

$$\boldsymbol{w} = (w_1, w_2, \ldots, w_K)^t \tag{13.37}$$

とおく．まず，漸近的に

$$\sqrt{d}(\boldsymbol{r} - \boldsymbol{p}) \sim N(\boldsymbol{0}, \boldsymbol{V}_p), \quad d \to \infty \tag{13.38}$$

となる．ここで，

$$\boldsymbol{V}_p = \Delta(\boldsymbol{p}) - \boldsymbol{p}\boldsymbol{p}^t \tag{13.39}$$

$\Delta(\boldsymbol{p})$：ベクトル $\boldsymbol{p}$ を対角成分とする対角行列

が成立する．

13.5 疾病の集積性

1) focused test

$$C_\lambda = \boldsymbol{w}^t \boldsymbol{A}_\lambda (\boldsymbol{r} - \boldsymbol{p}) \quad (13.40)$$

$$\mathrm{Var}(C_\lambda) = \boldsymbol{w}^t \boldsymbol{A}_\lambda \boldsymbol{V}_p \boldsymbol{A}_\lambda \boldsymbol{w}/d \quad (13.41)$$

$$Z = C_\lambda / \mathrm{Var}(C_\lambda) \sim N(0,1) \quad (13.42)$$

2) global test

$$C_\lambda = (\boldsymbol{r} - \boldsymbol{p})^t \boldsymbol{A}_\lambda (\boldsymbol{r} - \boldsymbol{p})$$
$$= \sum_{k=1}^{K} \left\{ \sum_{h=1}^{K} a_{kh}(\lambda)(r_k - p_k)(r_h - p_h) \right\} = \sum_{k=1}^{K} U_k(\lambda) \quad (13.43)$$

p 値は次の近似式で計算できる (Tango, 1990).

$$p(\lambda) = \mathrm{Pr}\{C_\lambda > c_\lambda \mid H_0, \lambda\}$$
$$\approx \mathrm{Pr}\left\{ \chi_\nu^2 > \nu + \sqrt{2\nu}\left(\frac{c_\lambda - E(C_\lambda)}{\sqrt{\mathrm{Var}(C_\lambda)}} \right) \Bigg| \lambda \right\} \quad (13.44)$$

ここに，χ_ν^2 は自由度 ν の χ^2 分布に従う確率変数であり，

$$E(dC_\lambda) = \mathrm{tr}(\boldsymbol{A}_\lambda \boldsymbol{V}_p) \quad (13.45)$$

$$\mathrm{Var}(dC_\lambda) = 2\,\mathrm{tr}(\boldsymbol{A}_\lambda \boldsymbol{V}_p)^2 \quad (13.46)$$

$$\nu = 8/(\sqrt{\beta_1(C_\lambda)})^2 \quad (13.47)$$

$$\sqrt{\beta_1(C_\lambda)} = 2\sqrt{2}\mathrm{tr}(\boldsymbol{A}_\lambda \boldsymbol{V}_p)^3 / \{\mathrm{tr}(\boldsymbol{A}_\lambda \boldsymbol{V}_p)^2\}^{1.5} \quad (13.48)$$

である (Searle, 1971). ここまでは年齢などの交絡因子は無視してきたが，その調整のためには，上記の式で，次のように置き換えればよい．交絡因子の第 j 層において，

$$\boldsymbol{p}_j^t = (p_{1j}, \ldots, p_{Kj}), \quad p_{kj} = \frac{n_{kj}}{\sum_{k=1}^{K} n_{kj}} = \frac{n_{kj}}{n_{+j}} \quad (13.49)$$

$$k = 1, \ldots, K; j = 1, \ldots, J \quad (13.50)$$

とし，次のようにすればよい．

$$\boldsymbol{p} = \sum_{j=1}^{J} \frac{d_{+j}}{d} \boldsymbol{p}_j \quad (13.51)$$

$$\boldsymbol{V}_p = \sum_{j=1}^{J} \frac{d_{+j}}{d} (\Delta(\boldsymbol{p}_j) - \boldsymbol{p}_j \boldsymbol{p}_j^t) \quad (13.52)$$

ここで，パラメータ λ は，クラスター（集積がみられる地域群）の大きさ（ほぼ最大距離）の尺度であり，それ以上の距離にある任意の二つの地域はクラスターとは考えない．したがって，λ を小さく設定すれば大きなクラスターは検出力が低く，反対に λ を大きく設定すれば小さなクラスターは検出力が低くなる．実際，事前に存在するクラスターの大きさを予想できるわけがなく（データをみた後でクラスターの大きさを見積もって検定を適用することは事前の選択バイアスによる検定の誤用である），したがって，λ の値をいく通りかに変えて適用することになるが，ここに検定の多重性が問題となる．この問題を回避するためには λ を連続的に動かして，λ の関数としてのプロファイル p 値の曲線を計算しその最小値 $P_{\min}$ を検定統計量とすることが考えられる (Tango, 2000):

$$P_{\min} = \min_{\lambda} \Pr\{C_\lambda > c_\lambda \mid H_0, \lambda\}$$
$$= \Pr\{C_\lambda > c_\lambda \mid H_0, \lambda = \lambda^*\} \quad (13.53)$$

ここに c_λ はある λ に対する統計量の実現値であり，λ^* が最小値を達成する値である．実際の計算には λ を小刻みに変化させて最小値を探す一次元探索法で簡単に計算できる．$P_{\min}$ の帰無仮説の下での分布はモンテカルロシミュレーションにより計算する．なお，λ の値は

$$0 < \lambda \leq \frac{d_{\max}}{4} \quad (d_{\max} = 調査地域間の最大距離) \quad (13.54)$$

の範囲で変化させれば十分であろう．

もし，global test で有意な集積性が認められた場合には，クラスターの中心として（最も）疑われる地域は

$$U_k(\lambda^*) = \sum_{h=1}^{K} \{a_{kh}(\lambda^*)(d_k - e_k)(d_h - e_h)\}/d^2 \quad (13.55)$$

または，

$$\frac{U_k(\lambda^*)}{C_{\lambda^*}} \times 100(\%) \quad : k \text{ 地域の寄与率} \quad (13.56)$$

の値が他に比べて，大きく飛び離れていることが期待される．

さて，global test を高知県の表 13.1 のデータに適用してみよう．地域間の最大距離は 160 km 程度あったので，160/4 = 40 を最大値とし，$\lambda =$

13.5 疾病の集積性

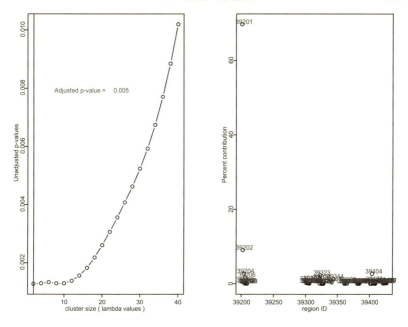

図 13.6 高知県の表 13.1 のデータに Tango の集積性の検定を適用した結果．左の図は x 軸を λ にしたプロファイル p 値であり，右の図は，各地域（region ID が x 軸）の寄与率 (%) を表示する図．

$2, 4, 6, \ldots, 38, 40$ と動かして p 値のプロファイルを計算し最小の p 値を求めよう．

$$P_{\min} = \min_{\lambda \in \{2,4,\ldots,40\}} \Pr\{C_\lambda > c_\lambda \mid H_0, \lambda\}$$

帰無仮説の下での最小の p 値の分布はモンテカルロシミュレーション（繰り返し数は 999）で求めた．統計ソフト S-Plus を利用して解析した結果を図 13.6 に示す[*1]．左の図は x 軸を λ にしたプロファイル p 値であり，クラスターの半径に相当する λ の値が最小値 $\lambda = 2\,\mathrm{km}$ のときに p 値が最小値 $P_{\min} = 0.00128$ をとっている．つまり，クラスターの地域の広がりがほとんどなく，一地域に集積していることを示している．なお，この p 値は 999 個のモンテカルロ p 値を加えた 1000 個の中で 5 番目であったので，調整 p 値は

[*1] この S-Plus，あるいは，R プログラムは http://www.medstat.jp/downloadmeet.html からダウンロードできる．

$$\text{adjusted } p = \frac{1}{999+1} = 0.005$$

と計算され，高度に有意な集積性の存在を示唆している．右の図は，各地域 (region ID が x 軸) の寄与率 (%) を表示している．region ID=39201(高知市) だけが高度に飛び離れており，集積性が高知市に集中していることを示している．また，region ID=39202(室戸市) も少々飛び離れ，集積性の存在を示している．この結果は図 13.2(c) に示したとおりである．なお，疾病の集積性に関する最近の他の研究は 丹後他 (2007)，Tango (2010) を参照されたい．

練習問題

[問題 **13.1**] 式 (13.5) を導け：
$$\hat{\text{Var}}(\log SMR_k) = 1/d_k$$

[問題 **13.2**] 式 (13.28) の仮説 H_0 の H_2 に対するスコア検定が式 (13.32) で与えられることを示せ．

[問題 **13.3**] 式 (13.45)–(13.48) を導け．

[問題 **13.4**] 式 (13.43) の global test の検定統計量は rural area の集積性の検出力が小さく，urban area の集積性には検出力が大きいことを示せ．

[問題 **13.5**] 疾病集積性の focused test において，式 (13.24) の対立仮説 H_1 で仮定した各地域の相対危険度 $(= 1 + w_{k,k_0}\theta)$ が，実は既知で，それを，$(\lambda_{11}, \ldots, \lambda_{1K})$ とすれば，帰無仮説 $H_0 : \lambda_{01} = \cdots = \lambda_{0K} = 1$ に対する最強力検定は
$$\sum_{k=1}^{K} d_k \log(\lambda_{1k}) \geq c$$
の型となることを証明せよ（ヒント：Neyman–Pearson lemma 利用）．

付録A：最　尤　推　定

A.1　尤度に基づくモデル

　尤度に基づくモデルとは，観測されるデータの同時確率密度関数が指定されている統計モデルをさす．いま，観測されたデータ (確率変数) $y_i, i = 1, \ldots, n$ はそれぞれ独立であり，確率分布 (密度関数) $f(y_i; \boldsymbol{\theta})$ が仮定されているとしよう．これはパラメータ

$$\boldsymbol{\theta} = (\theta_1, \ldots, \theta_q)$$

を固定した下での y の関数と考えたものである．この関係を逆にして y を固定してパラメータ $\boldsymbol{\theta}$ の関数と考えたものを尤度 (likelihood)，尤度関数 (likelihood function) とよび一般に $L(\boldsymbol{\theta})$ と表す．

　まず，1 組の独立なデータ $\boldsymbol{y} = (y_1, \ldots, y_n)$ が与えられる同時確率密度は

$$\prod_{i=1}^{n} f(x_i; \theta)$$

となるから，尤度関数は

$$L(\boldsymbol{\theta}) = \prod_{i=1}^{n} f(y_i; \boldsymbol{\theta}) \tag{A.1}$$

となる．この尤度関数を最大にするパラメータ $\boldsymbol{\theta}$ の値 $\hat{\boldsymbol{\theta}}$ は最尤推定量 (maximum likelihood estimator) とよばれる．

　最尤推定量を実際に求めるには，尤度関数を直接取り扱うことが面倒であるため，対数をとった対数尤度関数の最大値を考える．

$$l(\boldsymbol{\theta}) = \log L(\boldsymbol{\theta}) \tag{A.2}$$

最尤推定量はいわゆる正則条件 (regularity conditions) が満たされる場合に漸近的な正規性，一致性を有し，かつ，その分散が Cramer–Rao の下限値に一致するなど，最良の性質をもつ推定量としてよく利用される．主な正則条件を以下に示す．

1) 確率密度関数は識別可能である，すなわち，$\boldsymbol{\theta}_1 \neq \boldsymbol{\theta}_2$ であれば，
$$f(y \mid \boldsymbol{\theta}_1) \neq f(y \mid \boldsymbol{\theta}_2)$$
である．

2) パラメータ空間は有限次元，閉集合，かつ，コンパクトである．言い換えれば，境界上で起こる面倒な問題を除外する条件である．

3) 三次までの対数尤度の偏微分は連続で有界である．

4) 尤度の偏微分において，微分と積分の順序が変更可能であること．つまり，データ y が $\boldsymbol{\theta}$ に依存するような場合を除外する条件である．データがパラメータに依存している応用例は第 2 章で議論されている．

ここでは，最尤推定値 $\hat{\boldsymbol{\theta}}$ がパラメータ空間の内点 (interior point) であり，境界上にはない場合だけを考える．そのとき，それは次の連立偏微分方程式
$$\frac{\partial l(\boldsymbol{\theta})}{\partial \theta_1} = \cdots = \frac{\partial l(\boldsymbol{\theta})}{\partial \theta_q} = 0$$
の解として求められる．この連立方程式をベクトル表示で表現すると
$$U(\boldsymbol{\theta}) = \frac{\partial l(\boldsymbol{\theta})}{\partial \boldsymbol{\theta}} = \sum_{i=1}^{n} \frac{\partial \log f_i}{\partial \boldsymbol{\theta}} = \boldsymbol{0} \tag{A.3}$$

となる．ここに，$U(\boldsymbol{\theta})$ はエフィシェント・スコア (efficient score) という．最尤推定量には，上記の正則条件の下で，真のパラメータ $\boldsymbol{\theta}_0$ への漸近正規性かつ一致性 (consistency)，
$$\sqrt{n}(\hat{\boldsymbol{\theta}} - \boldsymbol{\theta}_0) \xrightarrow{\mathrm{d}} N(\boldsymbol{0}, n \boldsymbol{I}_F^{-1}(\boldsymbol{\theta}_0)), \quad n \to \infty \tag{A.4}$$
がある．ここに
$$\boldsymbol{I}_F(\boldsymbol{\theta}_0) = -E \left[\frac{\partial^2 l(\boldsymbol{\theta})}{\partial \boldsymbol{\theta} \partial \boldsymbol{\theta}^t} \right]_{\boldsymbol{\theta}_0} = -E \left[\sum_{i=1}^{n} \frac{\partial^2 \log f_i}{\partial \boldsymbol{\theta} \partial \boldsymbol{\theta}^t} \right]_{\boldsymbol{\theta}_0} \tag{A.5}$$

は Fisher 情報行列 (Fisher information matrix) という. 実際の計算にはこの一致推定量が必要となるが，それには，

1) 最尤推定値 $\hat{\boldsymbol{\theta}}$ で評価した Fisher 情報量 $\boldsymbol{I}_F(\hat{\boldsymbol{\theta}})$
2) 期待値を外して最尤推定値 $\hat{\boldsymbol{\theta}}$ で評価した Hessian 推定量 $H(\hat{\boldsymbol{\theta}})$

の二つがよく利用される．また，連立方程式の解，すなわち，最尤推定値は一般には非線形方程式となる．その場合には，一次までの Taylor 展開によって得られる反復計算の分散推定に Hessian 推定量を用いた Newton–Raphson 法，

$$\hat{\boldsymbol{\theta}}^{(k+1)} = \hat{\boldsymbol{\theta}}^{(k)} + H(\hat{\boldsymbol{\theta}}^{(k)})^{-1} U(\hat{\boldsymbol{\theta}}^{(k)}) \tag{A.6}$$

もしくは，Fisher 情報量を用いた Fisher のスコア法 (score method)，

$$\hat{\boldsymbol{\theta}}^{(k+1)} = \hat{\boldsymbol{\theta}}^{(k)} + I_F(\hat{\boldsymbol{\theta}}^{(k)})^{-1} U(\hat{\boldsymbol{\theta}}^{(k)}) \tag{A.7}$$

で求めるのが一般的である．

A.2 漸近的に同等な三つの検定統計量

尤度に基づくモデルに関する仮説検定に関してはその理論がよく知られている．中でも三つの漸近的に同等な検定法「尤度比検定，Wald 検定，スコア検定」はよく利用される．ここでは，仮説をより一般化して次のものを考えよう．

$$H_0 : \boldsymbol{a}(\boldsymbol{\theta}) = \boldsymbol{0} \tag{A.8}$$
$$H_1 : \boldsymbol{a}(\boldsymbol{\theta}) \neq \boldsymbol{0} \tag{A.9}$$

ここに，$\boldsymbol{a}$ は $r \times 1$ $(r < q)$ のベクトルである．ここで，$r \times q$ 行列である $\partial \boldsymbol{a}(\boldsymbol{\theta})/\partial \boldsymbol{\theta}^t$ の rank は，帰無仮説のパラメータに課せられた r 個の制約が独立である必要から，

$$\mathrm{rank}\left(\frac{\partial \boldsymbol{a}(\boldsymbol{\theta})}{\partial \boldsymbol{\theta}^t}\right) = r \tag{A.10}$$

でなければならない．例えば，$q = 4, r = 2$ で，

$$\theta_1 = 0, \quad \theta_3 = 0$$

という 2 個の制約を入れる場合には

$$\boldsymbol{a}(\boldsymbol{\theta}) = (\theta_1, \theta_3)^t$$

$$\frac{\partial \boldsymbol{a}(\boldsymbol{\theta})}{\partial \boldsymbol{\theta}^t} = \begin{pmatrix} 1 & 0 & 0 & 0 \\ 0 & 0 & 1 & 0 \end{pmatrix}$$

となる．ここで，後の説明のために，

$\tilde{\boldsymbol{\theta}}_r$： r 個の独立な制約が課せられた帰無仮説の下での最尤推定量
としよう．

さて，以下に説明する三つの検定統計量はいずれも漸近的に自由度 r の χ^2 分布に従う．

1) 尤度比検定 (likelihood ratio test) 統計量

帰無仮説の下での尤度と対立仮説の下での尤度（制約のない）との比を考える：

$$\lambda = \frac{L(\tilde{\boldsymbol{\theta}}_r)}{L(\hat{\boldsymbol{\theta}})} \tag{A.11}$$

帰無仮説が正しければ，この比はほぼ 1 に近づく．尤度比検定統計量とはこの比の対数をとって，(-2) 倍した統計量である：

$$X_{LR}^2 = -2(l(\tilde{\boldsymbol{\theta}}_r) - l(\hat{\boldsymbol{\theta}})) \tag{A.12}$$

2) Wald 検定 (Wald test) 統計量

この統計量は帰無仮説が正しければ，対立仮説の下で（制約なしに）推定された $\boldsymbol{a}(\hat{\boldsymbol{\theta}})$ でも $\boldsymbol{0}$ に近くなることが期待される性質に注目したものである．つまり，漸近的に平均 $\boldsymbol{0}$ 分散 V（次式の $\{\}$ の中）の正規分布に従う性質を利用したものである．

$$X_W^2 = \boldsymbol{a}^t(\hat{\boldsymbol{\theta}}) \left\{ \frac{\partial \boldsymbol{a}}{\partial \boldsymbol{\theta}^t} \boldsymbol{I}_F^{-1}(\hat{\boldsymbol{\theta}}) \frac{\partial \boldsymbol{a}^t}{\partial \boldsymbol{\theta}} \right\}_{\hat{\theta}}^{-1} \boldsymbol{a}(\hat{\boldsymbol{\theta}}) \tag{A.13}$$

モデルによっては，分散推定の Fisher 情報量 $\boldsymbol{I}_F(\hat{\boldsymbol{\theta}})$ が Hessian 推定量 $H(\hat{\boldsymbol{\theta}})$ に置き換えられる．この統計量の特徴は対立仮説の下での最尤推定量だけで計算できる点である．つまり，最大モデルの制約なしの最尤推定値を計算しておけば，いろいろな検定仮説の計算が便利である．

3) スコア検定 (score test) 統計量

この統計量は，制約のない最尤推定量が

$$U(\boldsymbol{\theta}) = \mathbf{0}$$

を満たすのであれば，帰無仮説が正しい場合には，その制約付きの最尤推定量 $\tilde{\boldsymbol{\theta}}_r$ においても上のスコア・ベクトルは $\mathbf{0}$ に近くなると期待されることに注目している．つまり，$U(\tilde{\boldsymbol{\theta}}_r)$ が漸近的に平均 0，分散 $\boldsymbol{I}_F(\tilde{\boldsymbol{\theta}}_r)$ の正規分布に従う性質を利用したものである．

$$X_{\mathrm{SC}}^2 = U^t(\tilde{\boldsymbol{\theta}}_r) \boldsymbol{I}_F^{-1}(\tilde{\boldsymbol{\theta}}_r) U(\tilde{\boldsymbol{\theta}}_r) \tag{A.14}$$

この統計量の特徴は帰無仮説の下の最尤推定量だけで計算できる点が便利である．

この三つの検定統計量の中では，帰無仮説の下での推定量だけで構成できるスコア検定の応用範囲は実に広く，多くの検定手法が生まれている．例えば，Cochran–Armitage 検定，Mantel–Haenszel 検定，log-rank 検定などはその一例である．薬剤の非劣性を検証する臨床試験 (non-inferiority trials) が近年話題となっているが，エフィシェント・スコアを用いて，非劣性に関連した検定の提案が日本から発信されている．例えば，著者に関連したものだけでも，Yanagawa et al. (1994), Tango (1998), Sumi and Tango (2010), Hida and Tango (2011, 2013, 2018), Saeki and Tango (2011, 2014), Saeki et al. (2017), 等があげられる．

A.3 信 頼 区 間

最尤法による信頼区間 (confidence interval) の構成法はいくつか考えられるが，最も簡単なのが最尤推定量の漸近正規性を利用した Wald の方法であり，例えば，母数 θ_j の 95% 信頼区間が

$$\hat{\theta}_j \pm 1.96 \mathrm{SE}(\hat{\theta}_j) \tag{A.15}$$

で推定できる．対数尤度曲線を直接用いて信頼区間を構成する方法が「profile 尤度 (profile likelihood) による信頼区間」とよばれる方法で，Wald 法より小標本で性質がよい．この方法の詳細と応用例が第 2 章で紹介されているので参照されたい．

この他の方法としては，エフィシェント・スコアを利用する方法，局外母数に対する十分統計量を利用した条件付き尤度を構成する方法，bootstrapによる方法などがあるが，これらはここでは省略する．McCullagh and Nelder(1989), Efron(1987) などを参照されたい．

A.4 デルタ法

統計学的推測において，ある推定値の関数として定義される統計量の漸近分布，漸近分散を導出することは重要である．そのツールとしてデルタ法 (δ method) はよく利用される．最尤推定値に限ることなく，式 (A.4) と同様な漸近正規性

$$\sqrt{n}(\hat{\boldsymbol{\theta}} - \boldsymbol{\theta}_0) \xrightarrow{d} N(\boldsymbol{0}, \boldsymbol{\Sigma}(\boldsymbol{\theta}_0)), \ n \to \infty \tag{A.16}$$

が成立すれば，微分可能な関数 ($K \times q$ 行列) $\boldsymbol{f}(\boldsymbol{\theta}) = (f_1(\boldsymbol{\theta}), \ldots, f_K(\boldsymbol{\theta}))^t$ に対して，Taylor 展開の一次近似を利用して，次の漸近正規性が成立することを利用するものである．

$$\sqrt{n}(\boldsymbol{f}(\hat{\boldsymbol{\theta}}) - \boldsymbol{f}(\boldsymbol{\theta}_0)) \xrightarrow{d} N\left(\boldsymbol{0}, \ \left\{\frac{\partial \boldsymbol{f}}{\partial \boldsymbol{\theta}^t}\boldsymbol{\Sigma}(\boldsymbol{\theta})\frac{\partial \boldsymbol{f}^t}{\partial \boldsymbol{\theta}}\right\}_{\boldsymbol{\theta}_0}\right), \ n \to \infty \tag{A.17}$$

付録B: R, S-Plus プログラム他

B.1

```
#   appendix B.1 (Figure 2.2, 2.3)
#
#   Input: ts   = data vector
#          sta  = starting date
#          xmin = min of x-axix
#          xmax = max of x-axis
#          dens = max of y-axis
#          hh   = width adjustment factor for line search
#   ------------------------ Example ---------------------------------
# H8 Okayama ken
ts<-c(rep(24,6),rep(25,43),rep(26,56),rep(27,87),rep(28,60),rep(29,50),
     rep(30,16),rep(31,31),rep(32,27),rep(33,11),rep(34,26), rep(35,5))
sta<-19; xmin<-20 ; xmax<-40; dens<-0.3; hh<- 10
# ----------------------------------------------------------------
par(mfrow=c(1,2))
jj<-floor(min(ts*hh))-1; st<- sta*hh; q<-st:jj
ind<-(st:jj)/hh; n<-length(ts)
for (s in st:jj){
    ss<- s/hh; y<-log(ts-ss); m1<-mean(y); v<-var(y)
    q[s-st+1]<-n*(log(v)+2*m1)*(-1/2) }
plot(ind,q,type="b",pch=1,xlab=" gamma ", ylab="log L**(gamma) ")
abline(h=max(q)-1.92); sol<- ind[q==max(q)]; pos<-(max(q)+min(q))/2
x1<-st+(jj-st)/5*2; x1<-x1/hh
x2<-st+(jj-st)/5*3.5; x2<-x2/hh
text(x1,pos, "Exposure time ="); text(x2,pos, sol)
low95<-  min( ind[q>max(q)-1.92] ); upp95<-   max( ind[q>max(q)-1.92] )
w<-(max(q)-pos)/6
 text(x1,pos-w, "95% lower bound="); text(x2,pos-w, low95)
 text(x1,pos-w*2,"95% upper bound="); text(x2,pos-w*2,upp95)
sk<- sum( (ts-mean(ts))^3 )/(sum( (ts-mean(ts))^2 ))^1.5 * sqrt(n)
mu<-mean(log(ts-sol))
sigma<-sqrt( var(log(ts-sol))*(n-1)/n )
linf<- -n/2 * log( var(ts)*(n-1)/n )
lgn<-max(q)-n/2*(1+log(2*3.141593))
soln<- floor(sol*10)+1
#
```

```
z<-(soln:(xmax*10))/10
plot(z,dlnorm(z-sol,mu,sigma),type="l",xlim=c(xmin,xmax),ylim=c(0,dens),
   ylab="relative frequency(%)",xlab=" date ")
w<-(xmin:xmax)+0.5; h<-1
r<-hist(ts,breaks=w,plot=F); k<-xmax-xmin
for (i in 1:k) {
  a<-c(w[i],w[i],w[i+1],w[i+1],w[i])
  b<-c(0,r$count[i],r$count[i],0,0); lines(a,b/n/h) }
qqnorm(log(ts-sol),ylab="log(x-gamma)")
```

B.2

```
#  appendix B.2 ( Table 4.1)
#
--------------------------------------------
CITY    RAIN EDUC POPD NONW NOX SO2 MORT
--------------------------------------------
akronOH   36 11.4 3243  8.8  15  59  921.9
albanyNY  35 11.0 4281  3.5  10  39  997.9
allenPA   44  9.8 4260  0.8   6  33  962.4
atlantGA  47 11.1 3125 27.1   8  24  982.3
baltimMD  43  9.6 6441 24.4  38 206 1071.0
birmhmAL  53 10.2 3325 38.5  32  72 1030.0
bostonMA  43 12.1 4679  3.5  32  62  934.7
bridgeCT  45 10.6 2140  5.3   4   4  899.5
bufaloNY  36 10.5 6582  8.1  12  37 1002.0
cantonOH  36 10.7 4213  6.7   7  20  912.3
chatagTN  52  9.6 2302 22.2   8  27 1018.0
chicagIL  33 10.9 6122 16.3  63 278 1025.0
cinnciOH  40 10.2 4101 13.0  26 146  970.5
clevelOH  35 11.1 3042 14.7  21  64  986.0
colombOH  37 11.9 4259 13.1   9  15  958.8
dallasTX  35 11.8 1441 14.8   1   1  860.1
daytonOH  36 11.4 4029 12.4   4  16  936.2
denverCO  15 12.2 4824  4.7   8  28  871.8
detrotMI  31 10.8 4834 15.8  35 124  959.2
flintMI   30 10.8 3694 13.1   4  11  941.2
ftwortTX  31 11.4 1844 11.5   1   1  891.7
grndraMI  31 10.9 3226  5.1   3  10  871.3
grnborNC  42 10.4 2269 22.7   3   5  971.1
hartfdCT  43 11.5 2909  7.2   3  10  887.5
houstnTX  46 11.4 2647 21.0   5   1  952.5
indianIN  39 11.4 4412 15.6   7  33  968.7
kansasMO  35 12.0 3262 12.6   4   4  919.7
lancasPA  43  9.5 3214  2.9   7  32  844.1
losangCA  11 12.1 4700  7.8 319 130  861.8
louisvKY  30  9.9 4474 13.1  37 193  989.3
memphsTN  50 10.4 3497 36.7  18  34 1006.0
miamiFL   60 11.5 4657 13.5   1   1  861.4
milwauWI  30 11.1 2934  5.8  23 125  929.2
minnplMN  25 12.1 2095  2.0  11  26  857.6
nashvlTN  45 10.1 2082 21.0  14  78  961.0
newhvnCT  46 11.3 3327  8.8   3   8  923.2
```

```
neworlLA 54  9.7 3172 31.4  17    1 1113.0
newyrkNY 42 10.7 7462 11.3  26  108  994.6
philadPA 42 10.5 6092 17.5  32  161 1015.0
pittsbPA 36 10.6 3437  8.1  59  263  991.3
portldOR 37 12.0 3387  3.6  21   44  894.0
provdcRI 42 10.1 3508  2.2   4   18  938.5
readngPA 41  9.6 4843  2.7  11   89  946.2
richmdVA 44 11.0 3768 28.6   9   48 1026.0
rochtrNY 32 11.1 4355  5.0   4   18  874.3
stlousMO 34  9.7 5160 17.2  15   68  953.6
sandigCA 10 12.1 3033  5.9  66   20  839.7
sanfrnCA 18 12.2 4253 13.7 171   86  911.7
sanjosCA 13 12.2 2702  3.0  32    3  790.7
seatleWA 35 12.2 3626  5.7   7   20  899.3
springMA 45 11.1 1883  3.4   4   20  904.2
syracuNY 38 11.4 4923  3.8   5   25  950.7
toledoOH 31 10.7 3249  9.5   7   25  972.5
uticaNY  40 10.3 1671  2.5   2   11  912.2
washDC   41 12.3 5308 25.9  28  102  968.8
wichtaKS 28 12.1 3665  7.5   2    1  823.8
wilmtnDE 45 11.3 3152 12.1  11   42 1004.0
worctrMA 45 11.1 3678  1.0   3    8  895.7
yorkPA   42  9.0 9699  4.8   8   49  911.8
youngsOH 38 10.7 3451 11.7  13   39  954.4
------------------------------------------
CITY : アメリカ合衆国 60の主要都市名
RAIN : 年平均降雨量
EDUC : 25歳以上の人の学歴年数の中央値
POPD : 人口密度
NONW : 人口に占める非白人の割合
NOX  : 平均一、二酸化窒素濃度
SO2  : 平均二酸化硫黄濃度
MORT : 全死因年齢調整死亡率 (/100,000人)
```

B.3

```
# appendix B.3  ( Figure 4.1 )
#
par(mar=c(10,10,10,10))
# full model regression
n<-60
p<-6
out1<-glm(mort ~ rain+educ+popd+nonw+lnox+lso2)
res<-sum( out1$residual^2 )
tau2<-res/(n-p-1)
#
# 3-independent-variables regression
p<-3
out2<-glm(cp$mort ~ educ+nonw+lso2)
mat<-cbind(educ,nonw,lso2)
hate<- hat( mat )
#
# residual sum of squares
res<-sum( out2$residuals^2 )
```

```
# unbiased error variance
s2<-res/(n-p-1)
# standardized residuals
stres<-out2$residuals/sqrt(s2)
# plot: y value vs. fitted y value
plot(mort, out2$fitted.value,xlim=c(800,1200),
     ylim=c(800,1200),pch=1,
     xlab="MORT",ylab="Fitted value of MORT")
abline(0,1)
# Mallows's  Cp
xcp<-res/tau2 + 2*(p+1) - n
# Akaike's AIC
xaic<-n*log(res/n)+2*(p+1)
# R^2
xr2<-1-res/var(mort)/(n-1)
# adjusted R^2
xrs2<-1-s2/var(mort)
# Allen's cross validation
xcv<-sum( (( mort-out2$fitted.value)/(1-hate))^2)/n
# display the results on the plot
text(830,1180,"R^2 =");text(880,1180,xr2)
text(960,1180,"adjusted R^2 =");text(1040,1180,xrs2)
text(830,1150,"Mallows Cp=");text(900,1150,xcp)
text(970,1150,"Akaike AIC=");text(1030,1150,xaic)
text(1100,1150,"Allen CV=");text(1160,1150,xcv)
```

B.4

```
# appendix B.4 ( Figure 5.1, 5.2, 5.3)
#

kana<-scan("hand.s",list(x=0,y=0))
par(mar=c(6,9,6,9))
indx <- 1:20
sx2<-var(kana$x)
sy2<-var(kana$y)
sxy<-var(kana$x,kana$y)
mx<-mean(kana$x)
my<-mean(kana$y)
beta0<-(sy2-sx2 + sqrt((sy2-sx2)^2 + 4*sxy*sxy))/2/sxy
alpha0<-my-mx*beta0
plot(kana$x,kana$y,pch=1,xlim=c(0,40),ylim=c(0,40),
xlab="Heelstick Method", ylab="Umbilical Catheter Method")
abline(alpha0,beta0,lty=1,col=2)


beta<-rep(0,nb)
alpha<-rep(0,nb)
for (i in 1:nb){
  ind<-sample(indx,replace=T)
  xx<-kana$x[ind]
  yy<-kana$y[ind]
```

```
    sx2<-var(xx)
    sy2<-var(yy)
    sxy<-var(xx,yy)
    mx<-mean(xx)
    my<-mean(yy)
    beta[i]<-(sy2-sx2 + sqrt((sy2-sx2)^2 + 4*sxy*sxy))/2/sxy
    alpha[i]<-my-mx*beta[i]
    abline(alpha[i],beta[i],lty=i,col=i)
     }
cx<-qnorm(length(beta[beta<=beta0])/nb)
p1<-pnorm(-1.96+2*cx)
p2<-pnorm( 1.96+2*cx)
betaL<-quantile(beta,p1)   # confidence limits for beta
betaU<-quantile(beta,p2)
#
cx<-qnorm(length(alpha[alpha<=alpha0])/nb)
p1<-pnorm(-1.96+2*cx)
p2<-pnorm( 1.96+2*cx)
alphaL<-quantile(alpha,p1)  # confidence limits for alpha
alphaU<-quantile(alpha,p2)
```

B.5

```
# appendix B.5 ( Figure 8.3 )
#
#   Newton Raphson method : Weibul distribution censored case
#
# u <- g(x)       : dLog(L)/d beta
# v <- dg(x)/dx   : d^2Log(L)/d^2 beta
#
# Variables: cans(= c), eta
#
par(mar=c(7,10,7,10))
tt<-surv$day[surv$st==1]   # event 発生のケースの生存時間
zz<-surv$day; z<-zz
#
r<-length(tt); n0<-length(zz)
eps<-0.0001; x0<-1; x1<-2; x<-x0
yy<-matrix(0,20,2); fpp<-matrix(0,2,2)
i<-0
while(  abs( (x1-x0)/x0 ) > eps  ) {
i<-i+1
a<- sum(zz^x); b<- sum(zz^x * log(zz)) ; ap<-b
bp<-sum(zz^x * log(zz)*log(zz))
h<-1/x+mean(log(tt))-b/a; hp<- -1/x/x - bp/a + (b/a)^2
#
x0<- x; x <- x - h/hp; x1<- x
e<-(sum(zz^x)/r)^(1/x)
ff<- r*log(x/e)+(x-1)*sum( log(tt/e) )  - sum( (zz/e)^x )
yy[i,1]<-x1; yy[i,2]<-ff         }
#
cans<-x; g<-x; eta<-(sum(zz^x)/r)^(1/x); e<-eta
fpp[1,1]<- -r/g/g- sum(  (z/e)^g * (log(z/e))^2 )
```

```
fpp[1,2]<- -r/e + sum(  (z/e)^g * (1/e+g/e*log(z/e)) )
fpp[2,1]<-fpp[1,2]
fpp[2,2]<-r*g/e/e - sum( g*(g+1)/e/e*(z/e)^g )
v<-solve(-fpp); var<-c(v[1,1],v[2,2])
#
se<-sqrt(var) # s.e. of estimates

ouf<-surv.fit(surv$day,surv$st)
plot.surv.fit(ouf,conf.int=F)
li<-(1:195)*8/365
lines(li,exp(-(li/eta)^cans),lty=2)
text(600/365,0.6,"Weibull survival curve")
text(300/365,0.35,"Kaplan-Meier survival curve")
```

B.6

```
# appendix B.6 ( Figure 8.4)
#
#    Newton Raphson method :
#         Weibul proportional hazard model
#
# u <- g(x)        : dLog(L)/d beta
# v <- dg(x)/dx    : d^2Log(L)/d^2 beta
#
#    Variables: g( = c), e (=eta) , b (=beta)
#
r<-length(surv$day[surv$st==1])
tj<- surv$day[surv$st==1]
xj<- surv$grp[surv$st==1]
x<-surv$grp; z<-surv$day
#
eps<-0.0001; nn<-150; fold<-c(0.5, 2, 0.2); fpp<-matrix(0,3,3)
xx<-matrix(0,nn,4); fp<-1:3
for (i in 1:nn){
#
g<-fold[1]; e<-fold[2]; b<-fold[3]
fp[1]<- r/g+sum(log(tj/e))-sum( exp(b*x)*(z/e)^g*log(z/e) )
fp[2]<- -r*g/e + sum( exp(b*x)*g/e*(z/e)^g )
fp[3]<- sum(xj)-sum(x*exp(b*x)*(z/e)^g )
fpp[1,1]<- -r/g/g- sum( exp(b*x) * (z/e)^g * (log(z/e))^2 )
fpp[1,2]<- -r/e + sum( exp(b*x) * (z/e)^g * (1/e+g/e*log(z/e)) )
fpp[1,3]<- -sum( x*exp(b*x)*(z/e)^g * log(z/e) )
fpp[2,1]<-fpp[1,2]
fpp[2,2]<-r*g/e/e - sum( exp(b*x) *g*(g+1)/e/e*(z/e)^g )
fpp[2,3]<- - sum(x*exp(b*x)*(g/e)* (z/e)^g)
fpp[3,1]<-fpp[1,3]
fpp[3,2]<-fpp[2,3]
fpp[3,3]<- -sum( x*x*exp(b*x)*(z/e)^g )
fnew <- fold - solve(fpp)%*%fp*0.2
ff<- r*log(g/e)+(g-1)*sum( log(tj/e) ) + sum( b*xj ) - sum(exp(b*x) * (z/e)^g)
xx[i,1]<-fnew[1]; xx[i,2]<-fnew[2]; xx[i,3]<-fnew[3]; xx[i,4]<-ff
fold<-fnew
}
g<-fnew[1]; e<-fnew[2]; b<-fnew[3]
```

```
ouf<-surv.fit(surv$day, surv$st, surv$grp)
plot.surv.fit(ouf, conf.int=F)
li<-(1:100)*8/365
lines(li, exp(-(li/e)^g), lty=2)
li<-(1:195)*8/365
lines(li, (exp(-(li/e)^g))^exp(b), lty=2)
text(3.4, 0.5, "Treatment Group")
text(3, 0.2, "Placebo Group")
```

B.7

```
#   appendix B.7 ( Figure 10.6, 10.7)
#
#   There are 3 functions: lga(), lgb(), arsal()
#
par(mfrow=c(3,2))
# data input
x<-c(1.691, 1.724, 1.755, 1.784, 1.811, 1.837, 1.861, 1.884)
z<-(x-mean(x))/sqrt(var(x))
n<-c(59, 60, 62, 56, 63, 59, 62, 60)
m<-c(4, 10, 19, 31, 52, 53, 60, 60)
# FUNCTION: log-likelihood for alpha
lga<-function(alp, bet, sda, z, n, m){
 th<- alp+bet*z
 sum( m*th - n*log(1+exp(th)) ) -(alp^2)/2/sda/sda
}
# FUNCTION: log-likelihood for beta
lgb<-function(alp, bet, sdb, z, n, m){
 th<- alp+bet*z
 sum( m*th - n*log(1+exp(th)) ) -(bet^2)/2/sdb/sdb
}
# FUNCTION : adaptive rejection sampling for alpha
# initial abscissae : ( mu, xab(i), i=1,..., mu )
arsal<-function(mu, xab, pb, sd, z, n, m){
jk<-0; u2<-1; rat<-0
while(u2 > rat){
jk<-jk+1 ; h<-1:mu
st<-1:(mu-1)  ; ss<-1:(2*mu-2); xc<-1:(2*mu-3)
yy<-1:(2*mu-3); cu<-1:(2*mu-2); ff<-1:(2*mu-2)
#
xx<-sort(xab)
for (i in 1:mu){
   h[i]<-lga(xx[i], pb, sd, z, n, m) }
 for (i in 1:(mu-1)){
   st[i]<-(h[i]-h[i+1])/(xx[i]-xx[i+1]) }
 ss[1]<-st[1]; ss[2]<-st[2]
 for (i in 2:(mu-2)){
     ss[2*i-1]<- st[i-1]
     ss[2*i]<-   st[i+1] }
 ss[2*mu-3]<- st[mu-2]; ss[2*mu-2]<- st[mu-1]
#
 xc[1]<-xx[1]
 for (i in 2:(mu-2)){
 xc[2*i-2]<-xx[i]
 xc[2*i-1]<-(h[i+1]-h[i]+st[i-1]*xx[i]-st[i+1]*xx[i+1])/
```

```
                (st[i-1]-st[i+1]) }
  xc[2*mu-4]<-xx[mu-1]; xc[2*mu-3]<-xx[mu]
#
  cu[1]<-h[1]-st[1]*xx[1] ; cu[2]<-h[2]-st[2]*xx[2]
  for (i in 2:(mu-2)){
  cu[2*i-1]<-h[i]-st[i-1]*xx[i]
  cu[2*i]   <-h[i+1]-st[i+1]*xx[i+1] }
  cu[2*mu-3]<-h[mu-1]-st[mu-2]*xx[mu-1]
  cu[2*mu-2]<-h[mu]-st[mu-1]*xx[mu]
#
  yy[1]<-st[2]*xx[1]+cu[2]
  for (i in 2:(mu-2)){
   yy[2*i-2]<-h[i]
   yy[2*i-1]<-ss[2*i-1]*xc[2*i-1]+cu[2*i-1] }
   yy[2*mu-4]<-h[mu-1]
   yy[2*mu-3]<-ss[2*mu-3]*xx[mu]+cu[2*mu-3]
#
  s<-0
  ff[1]<- exp(ss[1]*xc[1]+cu[1])/ss[1]
  for (i in 2:(2*mu-3)){
  ff[i]<- exp(cu[i])*(exp(ss[i]*xc[i])-exp(ss[i]*xc[i-1]))/ss[i]
  s<-s+ff[i] }
  ff[2*mu-2]<-  -exp(ss[2*mu-2]*xc[2*mu-3]+cu[2*mu-2])/ss[2*mu-2]
  s<-s + ff[1]+ff[2*mu-2]
  for (i in 1:(2*mu-2)){
  ff[i]<-ff[i]/s }
  fg<-rep(0,2*mu-2)
  for (i in 1:(2*mu-2)){
  for (j in 1:i){
  fg[i]<-fg[i]+ff[j] }
                      }
#
  u<-runif(1,0,1); xprob<-0; i<-0
  while(u > xprob) { i<-i+1; xprob<-fg[i] }
  k<-i
  ud<- ifelse(k>1,u-fg[k-1],u)
  aaa<-ifelse(k>1,exp(ss[k]*xc[k-1]),0)
  xget<-log(aaa+s*ud*ss[k]/exp(cu[k]))/ss[k]
  u2<-runif(1,0,1)
  t1<- lga(xget,pb,sd,z,n,m)
  t2<- ss[k]*xget+cu[k]
  rat<-exp(t1-t2)
#
#   plot only for Figure 10.7
#
  xid<-c(xc,1.5)
  plot(xid,fg,pch=1,type="b")
  text(1.0,0.5," Uniform U      = ")
  text(1.5,0.5,  u2)
  text(1.0,0.4," g / Env(g)     = ")
  text(1.5,0.4, ratio)
  text(1.0,0.3," Random sample = ")
  text(1.5,0.3, xget)
  plot(xx,h,pch=1,type="b",ylim=c(-230,-150))
  lines(xc,yy,pch=2)
  text(1.0,-220,jk,col=2)
#
```

```
xab<-c(xab,xget)
mu<-mu+1
xget
}
}


# main program
mu<-6; xab<-1:mu
xab[1]<- -0.5; xab[2]<- 0.0; xab[3]<- 0.5
xab[4]<- 1.0; xab[5]<- 1.5; xab[6]<- 2.0
# initial values for alp, bet, sda(sd of alpha)
sda<- 1.0; alp<- 2; bet<- 2.5
#
galp<-arsal(mu,xab,bet,sda,z,n,m)
```

B.8

```
# appendix B.8 ( Figure 10.8 )
#
# input (a0, sda, b0, sdb)
start<-date()
niter<-2000; mg<-500; mgg<-1500
k<-25; batchs<-20; id<-1:niter
fa1<-matrix(0,k,batchs); fa2<-matrix(0,k,batchs)
fb1<-matrix(0,k,batchs); fb2<-matrix(0,k,batchs)
mfa1<-rep(0,k); mfa2<-rep(0,k)
mfb1<-rep(0,k); mfb2<-rep(0,k)
a<-rep(0,niter); b<-rep(0,niter)
a[1]<-a0; b[1]<-b0 ; alp<-a0; bet<-b0
x<-c(1.691, 1.724, 1.755, 1.784, 1.811, 1.837, 1.861, 1.884)
z<-(x-mean(x))/sqrt(var(x))
n<-c(59,60,62,56,63,59,62,60)
m<-c(4,10,19,31,52,53,60,60)
xab<-1:4; mua<-4; yab<-1:5; mub<-5
xab[1]<- -1.0; xab[2]<- 0.0; xab[3]<- 1.0; xab[4]<- 2.0
yab[1]<- 0.0; yab[2]<- 1.0; yab[3]<- 2.0; yab[4]<- 3.0; yab[5]<- 4.0
#
for (i in 2:niter){
alp<-arsal(mua,xab,bet,sda,z,n,m)
a[i]<-alp
bet<-arsbe(mub,yab,alp,sdb,z,n,m)
b[i]<-bet
}
par(mfrow=c(2,2))
plot(id,a,type="l",ylab="alpha",xlab="iteration")
ga<-a[id]>=mg+1]; hist(ga,30)
plot(id,b,type="l",ylab="beta",xlab="iteration")
gb<-b[id]>=mg+1]; hist(gb,30)
be<- mean(gb)/sqrt(var(x)); al<- mean(ga)-be*mean(x)
#
for (j in 1:k){
  for (s in 1:batchs){
    fa1[j,s]<-a[s+(j-1)*batchs+mg]; fa2[j,s]<-a[s+(j-1)*batchs+mgg]
    fb1[j,s]<-b[s+(j-1)*batchs+mg]; fb2[j,s]<-b[s+(j-1)*batchs+mgg] }}
```

```
    for (j in 1:k){
        mfa1[j]<-mean(fa1[j,]); mfa2[j]<-mean(fa2[j,])
        mfb1[j]<-mean(fb1[j,]); mfb2[j]<-mean(fb2[j,]) }
    ea1<-mean(mfa1); va1<-var(mfa1); ea2<-mean(mfa2); va2<-var(mfa2)
    eb1<-mean(mfb1); vb1<-var(mfb1); eb2<-mean(mfb2); vb2<-var(mfb2)
    z1<-(ea1-ea2)/sqrt((va1+va2)/k); z2<-(eb1-eb2)/sqrt((vb1+vb2)/k)
    end<-date()
```

B.9

```
#   appendix B.9 ( This is a S-Plus function for disease clustering )
#
cluster.test<-function(freq, p, mc ){
# -------------------------------------------------------
# input = freq : Observed frequency
#           For example, you can set : freq<-c(4, 3, 4, 4, 4, 7,  2, 3, 11, 9, 8, 3)
#           for time clustering.
# input = p : Multinomial parameter vector under null hypothesis
#           Default values are "equal probabilities".
# input = mc : User defined closeness measure A
#           See paper (Tango, Statistics in Medicine 14, 2323-2334, 1995).
#           Defaut values are set only for time clustering and they are
#           Exp(-| i-j |).
#           Usually, Exp( -4 (dij/lambda)^2 ) or Exp( -dij/lambda )
#           can be recommended for spatial clustering problems.
#           However, the selection of "lambda" is not so easy and depends
#           on the cluster size to be investigated.
# output variables are as follows
#   $c.stat      C for temporal clustering (Tango, 1984, 1990)
#   $c.pval      Prob{C > c}
#   $g.stat      G for temporal and spatial clustering ( Tango, 1995 )
#   $g.pval      Prob{G > g}
#
    nn<-sum(freq); lenn<-length(freq)
    if (missing(p)) p<-rep(1/lenn, lenn)
    if (missing(mc)){
        mc<-matrix(0, lenn, lenn)
        for (i in 1:lenn) { for (j in 1:lenn)
        mc[i, j]<- exp( -abs(i-j) ) }
                     }
    ac<-mc; pp<-matrix(p); w<-diag(p)-pp%*%t(pp); q<-freq/nn
# ... Tango(1984) + Tango(1990).... Test for temporal clustering
# ................................. in homogeneous populations
    g<- q%*%ac%*%t(q)
    eg<- p%*%ac%*%t(p)+sum(diag( ac%*%w ))/nn
    vg<-( 4* p%*%ac%*%w%*%ac%*%t(p) + 2/nn*sum(diag( ac%*%w%*%ac%*%w )) )/nn
    skew<-8*( 3* p%*%ac%*%w%*%ac%*%w%*%ac%*%t(p) +
    + (1/nn)*sum(diag(ac%*%w%*%ac%*%w%*%ac%*%w)) ) / sqrt(nn) / (nn*vg)**1.5
    df<-8/skew**2
    tc<-(g-eg)/sqrt(vg)
    pval<- 1-pgamma((df+tc*sqrt(2*df))/2, df/2)
# .... Tango(1995) ..... Test for temporal and spatial clustering
# ...................... in heterogeneous populations
```

```
g2<-(q-p)%*%ac%*%(q-p)
eg2<- +sum(diag( ac%*%w ))/nn
vg2<- 2/nn*sum(diag( ac%*%w%*%ac%*%w ))/nn
skew2<-8*((1/nn)*sum(diag(ac%*%w%*%ac%*%w%*%ac%*%w)))/sqrt(nn)/(nn*vg2)**1.5
df2<-8/skew2**2
tc2<-(g2-eg2)/sqrt(vg2)
pval2<- 1-pgamma((df2+tc2*sqrt(2*df2))/2,df2/2)
list(c.stat=tc, c.pval=pval, g.stat=tc2, g.pval=pval2, p=p)  }
```

文　献

1) Agresti, A. *Categorical Data Analysis*, John Wiley & Sons, New York (1990).
2) Akaike, H. Information theory and an extension of the maximum principle. *Proc. 2nd Int. Symp. Information Theory*, Akademia Kiado, Budapest, 267–281 (1973).
3) Allen, D.M. Mean square error of prediction as a criterion of selecting variables. *Technometrics*, **13**, 469–475 (1971).
4) Altman, D.G. Construction of age-related reference centiles using absolute residuals. *Stat. Med.*, **12**, 917–924 (1993).
5) Becker, R.A., Chambers, J.M. and Wilks, A.R. *The New S Language*, Chapman & Hall, London (1988).
6) Bland, J. M., Peacock, J. L., Anderson, H. R. and Brook, O. G. The adjustment of birthweight for very early gestational ages: two related problems in statistical analysis. *Appl. Stat.*, **39**, 229–239 (1990).
7) Bishop, Y.M.M., Fienberg, S.E. and Holland, P.W. *Discrete Multivariate Analysis*, MIT Press, Cambridge, MA (1975).
8) Bowman, A.W. and Azzalini, A. *Applied Smoothing Techniques for Data Analysis*, Oxford Science Publications, London (1997).
9) Breiman, L. The little bootstrap and other methods for dimensionality selection in regression: x-fixed prediction error. *J. Amer. Stat. Assoc.*, **87**, 738–754 (1992).
10) Breslow, N.E. Covariance analysis of censored survival data. *Biometrics*, **30**, 89–99 (1974).
11) Breslow, N.E. and Clayton, D.G. Approximate inference in generalized linear mixed models. *J. Amer. Stat. Assoc.*, **88**, 9–25 (1993).
12) Chinn, S. A new method for calculation of height centiles for preadolescent children. *Ann. Human Biology*, **19**, 221–232 (1992).
13) Chitty, L.S., Altman, D.G., Henderson, A. and Campbel, S. Charts of fetal size: 2. head measurements. *Br. J. Obstet. Gynaecol.*, **101**, 35–43 (1994).
14) Cleveland, W.S. Robust locally-weighted regression and smoothing scatterplots. *J. Am. Stat. Assoc.*, **74**, 829–836 (1979).
15) Cohen, A.C. Three-parameter estimation. In *Lognormal Distribution—Theory and Applications*, eds. E.L. Crow and K. Shimizu, Marcel Dekker, New York, 113–137 (1988).
16) Cole, T. J. Fitting smoothed centile curves to reference data (with discussion). *J. R. Stat. Soc. Ser. A*, **151**, 385–418 (1988).
17) Cole, T. J. and Green, P. J. Smoothing reference centile curves: the LMS method and penalized likelihood. *Stat. Med.*, **11**, 1305–1319 (1992).
18) Cook, R.D. Influential observations in linear regression. *J. Am. Stat. Assoc.*, **74**, 169–174 (1979).
19) Cox, D.R. Regression models and life tables (with discussion). *J. R. Stat. Soc., Ser. B*, **34**, 187–220 (1972).
20) Cox, D.R. Partial likelihood. *Biometrika*, **62**, 269–276 (1975).

21) de Boor, C. *A Practical Guide to Splines*, Springer-Verlag, New York (1978).
22) Efron, B. Bootstrap methods: another look at the jackknife. *Ann. Stat.*, **7**, 1–26 (1979).
23) Efron, B. Better bootstrap confidence intervals (with discussion). *J. Am. Stat. Assoc.*, **82**, 171–200 (1987).
24) Efron, B. and Tibshirani, R.J. *An Introduction to the Bootstrap*, Chapman & Hall, London (1993).
25) Fleming, T.R. and Harrington, D.P. *Counting Process and Survival Analysis*, John Wiley & Sons, Hoboken, NJ (1991).
26) Friedman, J.H. and Stuetzle, W. Projection pusuit regression. *J. Am. Stat. Assoc.*, **76**, 817–823 (1981).
27) Gail, M. and Simon, R. Testing for qualitative interactions between treatment effects and patient subsets. *Biometrics*, **41**, 361–372 (1985).
28) Gelman A. and Rubin, D.B. Inference from iterative simulation using multiple sequences. *Stat. Sci.*, **7**, 457–472 (1992).
29) Gilks, W.R. and Wild, P. Adaptive rejection sampling for Gibbs sampling. *Appl. Stat.*, **41**, 337–348 (1992).
30) Gilks, W.R., Richardson, S. and Spiegelhalter, D.J. (eds). *Markov Chain Monte Carlo in Practice*, Chapman & Hall, London (1996).
31) Hardle, W. and Bowman, A.W. Bootstrapping in nonparametric regression: local adaptive smoothing and confidence bands. *J. Am. Stat. Assoc.*, **83**, 102–110 (1988).
32) Hardle, W. and Marron, J.S. Bootstrap simultaneous error bars for nonparametric regression. *Ann. Stat.*, **19**, 778–796 (1991).
33) Hastie, T. and Tibshirani, R. *Generalized Additive Models*, Chapman & Hall, London (1990).
34) Hastings, W.K. Monte Calro sampling methods using Markov chains and their applications. *Biometrika*, **57**, 97–109 (1970).
35) Hida, E. and Tango, T. On the three-arm non-inferiority trial including a placebo with a prespecified margin. *Stat. Med.*, **30**, 224–231 (2011).
36) Hida, E. and Tango, T. Three-arm noninferiority trials with a prespecified margin for inference of the difference in the proportions of binary endpoints. *J. Biopharm. Stat.*, **23**, 774–789 (2013).
37) Hida, E. and Tango, T. Design and analysis of a 3-arm noninferiority trial with a prespecified margin for the hazard ratio. *Pharm. Stat.*, **17**, 489–503 (2018).
38) Hjorth, U. Model selection and forward validation. *Scand. J. Stat.*, **9**, 95–105 (1982).
39) Hjorth, U. On model selection in the computer age. *J. Stat. Plan. Inference*, **23**, 101–115 (1989).
40) Iino, S., Tango, T., Matsushima, T. *et al.* Therapeutic effect of stronger neo-minophagen C by different doses on chronic hepatitis and liver cirrhosis. *Hepatol. Res.*, **19**, 31–40 (2000).
41) Kalbfleisch, J.D. and Prentice R.L. *The Statistical Analysis of Failure Time Data*,

John Wiley & Sons, New York (1980).
42) Kaplan, E.L. and Meier, P. Nonparametric estimator from incomplete observations. *J. Am. Stat. Assoc.*, **53**, 457–481 (1958).
43) Kulldorff, M. and Nagarwalla, N. Spatial disease clusters: detection and inference. *Stat. Med.*, **14**, 799–810 (1995).
44) Lawson, A. et al. *Disease Mapping and Risk Assessment for Public Health*, John Wiley & Sons, London (1999)
45) Mallows, C.L. Some remarks of C_p. *Technometrics*, **15**, 661–675 (1973).
46) McCullagh, P. and Nelder, J.A. *Generalized Linear Models*, 2nd ed., Chapman & Hall, London (1989).
47) Metropolis, N., Rosenbluth, A.W., Rosenbluth, M.N., Teller, A.H. and Teller E. Equations of state calculations by fast computing machine. *J. Chem. Phys.*, **21**, 1087–1091 (1953).
48) Nelder, J.A. and Wedderburn R.W.M. Generaliyed linear models. *J.R. Stat. Soc. Ser. A*, **135**, 370–384 (1972).
49) Peto, R. and Pike, M.C. Conservatism of the approximation $(O-E)^2/E$ in the log rank test for survival data on tumor incidence data. *Biometrics*, **29**, 579–584 (1973).
50) Rossiter, J. E. Calculating centile curves using kernel density estimation methods with application to infant kidney lengths. *Stat. Med.*, **10**, 1693–1701 (1991).
51) Royston, P. Constructing time-specific reference ranges. *Stat. Med.*, **10**, 675–690 (1991).
52) Saeki, H. and Tango, T. Non-inferiority test and confidence interval for the difference in correlated proportions in diagnostic procedures based on multiple raters. *Stat. Med.*, **30**, 3313–3327 (2011).
53) Saeki, H. and Tango, T. Statistical inference for non-inferiority of a diagnostic procedure compared to an alternative procedure,based on the difference in correlated proportions from multiple raters. In *Developments in Statistical Evaluation of Clinical Trials*, eds. K. van Montfort, J. Oud and W. Ghidey, Springer-Verlag, Berlin Hidelberg, 119–137 (2014).
54) Saeki, H., Tango, T. and Wang, J. Statistical inference for noninferiority of difference in proportions of clustered matched-pair data from multiple raters. *J. Biopharm. Stat.*, **27**, 70–83 (2017).
55) Samanta, T. Non-parametric estimation of conditional quantiles. *Stat. Probab. Lett.*, **7**, 407–412 (1989).
56) Searle, S.R. *Linear Models*, John Wiley & Sons, New York (1971).
57) Searle, S.R., Casella, G. and McCulloch, C.E. *Variance Components*, John Wiley & Sons, London (1992).
58) Spiegelhalter, D.J., Dawid,A.P., Lauritzen, S.L. and Cowell, R.G. Bayesian analysis in expert systems(with discussion). *Stat. Sci.*, **8**, 219–283 (1993).
59) Spiegelhalter, D.J., Thomas, A., Best, N. and Gilks, W.R. *BUGS: Bayesian Inference Using Gibbs Sampling*, Version 0.50, Medical Research Council Biostatistics Unit, Institute of Public Health, Cambridge University (1995).

60) Stone, M. An asymptotic equivalence of choice of models by cross-validation and Akaike's criterion. *J. R. Stat. Soc. Ser. B*, **39**, 44–47 (1977).
61) Stone, R.A. Investigation of excess environmental risks around putative sources: statistical problems and proposed test, *Stat. Med.*, **7**, 649–660 (1988).
62) Stuart, A. and Ord, K. *Kendall's Advanced Theory of Statistics*, Vol. 1, 5th ed., Griffin, London (1987).
63) Stuart, A. and Ord, K. *Kendall's Advanced Theory of Statistics*, Vol. 2, 5th ed., Griffin, London (1991).
64) Sumi, M. and Tango, T. Inference on the rate ratio of recurrent events for the matched pairs design. *Stat. Med.*, **29**, 3186–3193 (2010).
65) Tango, T. A class of tests for detecting 'general' and 'forcused' clustering of rare diseases. *Stat. Med.*, **14**, 2323–2334 (1995).
66) Tango, T. Equivalence test and confidence interval for the difference in proportions for the paired-sample design. *Stat. Med.*, **17**, 891–908 (1998).
67) Tango, T. Comparison of general tests for disease clustering. In *Disease Mapping and Risk Assessment for Public Health*, eds. A. Lawson *et al.*, John Wiley & Sons, London, 111–117 (1999).
68) Tango, T. A test for spatial disease clustering adjusted for multiple testing. *Stat. Med.*, **19**, 191–204 (2000).
69) Tango, T. *Statistical Methods for Disease Clustering*, Springer-Verlag, New York (2010).
70) Yanagawa, T., Tango, T. and Hiejima, Y. Mantel–Haenszel type tests for testing equivalence or more than equivalence in comparative clinical trials. *Biometrics*, **50**, 859–864 (1994).
71) 今井　淳. 高知県における疾病の地域集積性について—死亡指標の評価と疾病地図への応用—，平成10年度国立公衆衛生院特別課程疫学統計コース・調査研究報告書，57–96 (1998).
72) 小児基準値研究班編. 日本人小児の臨床検査基準値. 日本公衆衛生協会 (1996).
73) ダイオキシン類関連健康調査検討委員会，茨城県保健福祉部，城取清掃工場周辺住民のダイオキシン類関連健康調査報告書，平成11年9月 (1999).
74) 丹後俊郎. 死亡指標の経験的ベイズ推定量について—疾病地図への適用—. 応用統計学, **17**, 81–96 (1988).
75) 丹後俊郎. 測定誤差を考慮にいれた線形関係式—測定法の比較のための統計学的方法—, 臨床病理, **36**, 1101–1108 (1988).
76) 丹後俊郎，山岡和枝，髙木晴良. 新版ロジスティック回帰分析—SASを利用した統計解析の実際—(統計ライブラリー), 朝倉書店 (2013).
77) 丹後俊郎. 潜伏期間に対数正規分布を仮定した集団食中毒の曝露時点の最尤推定法，日本公衛誌, **45**, 129–141 (1998).
78) 丹後俊郎，横山徹爾，高橋邦彦. 空間疫学への招待—疾病地図と疾病集積性を中心として—(医学統計学シリーズ7), 朝倉書店 (2007).
79) 丹後俊郎，松井茂之編. 新版医学統計学ハンドブック, 朝倉書店 (2018).

索 引

A

accelerated bias corrected percentile method 29
acceptance probability 172
adaptive rejection sampling from 184
adjusted odds ratio 87
Akaike の AIC 規準 44
Allen の CV 規準 50
analysis of covariance 202
analysis of deviance 83
ANOVA 法 205, 210
attenuation factor 68
avas 120

B

balanced data 203
balanced design 201
bandwidth 94
baseline hazard function 139
Bayes の定理 155, 223
Bayes モデル 168
Bayesian 154, 220
Bayesian 階層的 Poisson 回帰モデル 226
BC パーセンタイル法 28
BC_a 法 29
bias corrected percentile method 28
bootstrap 18, 68, 74, 102
bootstrap 信頼区間 26
bootstrap sample 21

bootstrap simulation 21
Box–Cox 変換 79
burn-in sample 178, 181

C

canonical link function 78
canonical parameter 77
censored data 129
censoring 128
central limit theorem 20
complementary log-log 変換 79
conditional autoregressive model 226
confidence interval
　— bootstrap 26
　— profile likelihood 11, 239
　— Wald 法 239
consistency 169, 236
constant systematic error 63
Cox のモデル 143
critical value 4
cross validation 50
crude mortality rate 218
cubic spline 99

D

DAG 159
DAR 218
data-driven mothod 93
delta method 119
deviance 82

directed acyclic graph 159
directly age-adjusted death rate 218
disease clustering 227
disease map 216
dispersion parameter 77

E

efficient score 145, 236
empirical Bayes 156, 222
ergodic average 171
error 62
expected life 130
expected residual life 130

F

Fisher 情報量 134, 146, 229, 237
Fisher information matrix 237
fixed-effects (model) 154, 169, 200, 201
focused test 227, 231
frequentist 153, 169
full conditional distribution 180

G

GAM 106, 109, 120
generalized additive model 109, 120
generalized inverse 208
generalized linear model: GLIM 75
Gibbs sampling 182, 188
global test 227, 231
Greenwood の公式 137

H

hazard ratio 140
heavy tailed 178
Hessian 推定量 237
hierarchical conditional independent model 158
Hjorth の CMV 規準 54, 55

hyper paremeter 156

I

improper prior 156
independence sampler 174
informative censoring 129
interaction 195
interpolation 99
irreducible 171

J

jackknife 推定値 29

K

Kaplan–Meier 推定値 136
kernel smoother 94
knots 99

L

law of large numbers 169
LD50 75
light tailed 177
likelihood 8, 235
likelihood function 235
likelihood ratio test 10, 238
linear *functional* relationship 67
linear predictor 78
linear relationship line 66
linear *structural* relationship 67
link function 78
locally weighted average 94
locally weighted linear regression 96
loess 97
log-normal distribution 8
log-rank 検定 148, 149
loss function 157
lowess 97

M

Mallows の C_p 規準　40
Mantel–Haenzsel 検定　148
marginal maximum likelihood　208
Markov 連鎖　169
Markov chain Monte Carlo　172
maximum likelihood estimator　9, 235
MCMC　172
mean square error　104
median lethal dose　75
meta-analysis　163
Metropolis–Hastings アルゴリズム　172
Metropolis sampler　174
mixed-effects (model)　163, 169, 201
mixing rate　174
ML 法　205, 210
moving average　93

N

natural conjugate prior　157
negative binomial distribution　223
Newton–Raphson 法　133, 141, 146, 237
node　159
non-informative censoring　129
noninformative prior　156
normal range　115
nuisance parameter　77, 143
number of patients at risk　131
numerical standard errors　171

O

over-dispersion　85, 165, 180, 186

P

partial likelihood　144
penalized residual sum of squares　99
Poisson 回帰　76, 89

Poisson 分布　217, 222, 227
Poisson trend 検定　230
posterior distribution　154
prior distribution　154
profile likelihood　10
proportional systematic error　63
proportionality　149

Q

qualitative interaction　197, 199
quasi-likelihood approach　85

R

random-effects model　154, 169, 200
random walk sampler　175
reference category　86
reference range　114
regularity conditions　236
rejection sampling　183
relative hazard　140
REML 法　205, 207, 210
residual　207
residual maximum likelihood　207
residual sum of squares　39
RSS_p (residual sum of squres)　39
running mean　93
running median　93

S

sampler　172, 174
scaled deviance　81
scatterplot　93
scatterplot smoother　93
scatterplot smoothing　93
score test　238
secant method　184
sensitivity analysis　60
single-component Metropolis–Hastings　180

smoother 93
　　——の自由度 96
smoothing 93, 165
smoothing splines 98
SMR 219
spatial smoothing 226
standard error 18
standardized mortality ratio 165, 218
survival analysis 129
survival time 127

T

tie 144

U

unbalanced data 196, 203, 209

V

variance function 77
variance-stabilizing transformation
　　model 119

W

Wald test（検定） 146, 238
Weibull 分布 17, 132

ア　行

一致性 169
一般化加法モデル 106, 109, 120
一般化逆行列 208

打ち切りデータ 129

エフィシェント・スコア 145, 147, 229, 236, 239
エルゴード平均 171

重み付き回帰分析 219

カ　行

階層的条件付き独立モデル 158
感度分析 60
ガンマ分布 222

擬似尤度法 85
基準カテゴリー 86
規準ハザード関数 139
基準範囲 114
期待死亡数 218
共分散分析 202
共変量 202
局所重み付き線形回帰 96
局所重み付き平均 94

空間 smoothing 226
空間平滑化 226
クラスター 232
クロス・バリデーション 50, 104
クロス・モデル・バリデーション 55

交互作用 195, 197, 211
交絡因子 231
誤　差 62
50%致死量 75
混合効果モデル 163, 169, 201

サ　行

再帰的 171
採択確率 172
最尤推定量 9, 235
最尤法 205
残　差 207
残差最尤法 207
残差平方和 39

事後分布 154, 222
指数分布 132

索　引

施設間差　195
自然共役　157
事前分布　154, 222
質的交互作用　199
疾病地図　216, 218
疾病の地域集積性　227
死亡率　217
自由度調整寄与率　45
自由度調整重相関係数　45
周辺最尤法　208
周辺尤度　222, 225
条件付き自己回帰モデル　226
信頼区間　11

スコア検定　230, 238
スコア法　237
裾が重くなる　178

制限付き最尤法　207
正準母数　77
正常範囲　115
正則条件　236
生存関数　129
生存時間　127
節　99
線形関係　66
線形予測子　78

相対ハザード　140
粗死亡率　219
損失関数　157

タ　行

タイ　144
対称 sampler　174
対数正規分布　8
対数の法則　169
正しくない事前分布　156

中央値　18
中心極限定理　20

調整オッズ比　87
超パラメータ　156
散らばりの母数　77
治療と施設との交互作用　195

デルタ法　119

独立 sampler　174

ナ　行

年齢調整死亡率　218

ノード　159
ノンパラメトリック回帰モデル　93

ハ　行

ハザード関数　129
ハザード比　140

標準化死亡比　165, 218
標準誤差　18
比例ハザード回帰モデル　139
比例ハザード性　149
頻度論者　169

負の二項分布　223
部分尤度　144
フル条件付き分布　180, 190
プロビット変換　79
プロファイル p 値　232
プロファイル対数尤度　10
分散安定化変換モデル　119
分散関数　77
分散分析　203
分散分析法　205
分布の裾がより軽い　177

平均 2 乗誤差　103
平均寿命　130
平均余命　130

ペナルティ付き残差平方和　99
変量効果モデル　154, 169, 200

補間　99
母数効果モデル　154, 169, 201

　　　　マ　行

無情報事前分布　156

　　　　ヤ　行

尤度　235

尤度関数　235
尤度比検定　10, 199, 238

　　　　ラ　行

離散分布　4
量的交互作用　197
臨床参考範囲　115
臨床試験　194

ロジスティック回帰分析　76, 88, 168, 188

著者略歴

丹後俊郎
（たんご　としろう）

1950年　北海道に生まれる
1975年　東京工業大学大学院理工学研究科修了
　　　　国立保健医療科学院・技術評価部部長を経て
現　在　医学統計学研究センター長
　　　　医学博士

医学統計学シリーズ2
新版 統計モデル入門　　　　　定価はカバーに表示

2000年 2月20日　初版第1刷
2013年 7月30日　第9刷
2019年 3月20日　新版第1刷

著　者　丹　後　俊　郎
発行者　朝　倉　誠　造
発行所　株式会社　朝　倉　書　店
　　　　東京都新宿区新小川町 6-29
　　　　郵便番号 162-8707
　　　　電　話 03(3260)0141
　　　　FAX 03(3260)0180
　　　　http://www.asakura.co.jp

〈検印省略〉

© 2019〈無断複写・転載を禁ず〉　　三美印刷・渡辺製本

ISBN 978-4-254-12883-3　C3341　　Printed in Japan

JCOPY　〈(社)出版者著作権管理機構 委託出版物〉

本書の無断複写は著作権法上での例外を除き禁じられています．複写される場合は，
そのつど事前に，出版者著作権管理機構（電話 03-5244-5088, FAX 03-5244-5089,
e-mail: info@jcopy.or.jp）の許諾を得てください．

医学統計学研究センター 丹後俊郎・名大 松井茂之編

新版 医学統計学ハンドブック

12229-9 C3041　　A 5 判 868頁 本体20000円

全体像を俯瞰し，学べる実務家必携の書[内容]統計学的視点／データの記述／推定と検定／実験計画法／検定の多重性／線形回帰／計数データ／回帰モデル／生存時間解析／経時的繰り返し測定データ／欠測データ／多変量解析／ノンパラ／医学的有意性／サンプルサイズ設計／臨床試験／疫学研究／因果推論／メタ・アナリシス／空間疫学／衛生統計／調査／臨床検査／診断医学／オミックス／画像データ／確率と分布／標本と統計的推測／ベイズ推測／モデル評価・選択／計算統計

医学統計学研究センター 丹後俊郎著
医学統計学シリーズ1
統計学のセンス
——デザインする視点・データを見る目——
12751-5 C3341　　A 5 判 152頁 本体3200円

データを見る目を磨き，センスある研究を遂行するために必要不可欠な統計学の素養とは何かを説く．[内容]統計学的推測の意味／研究デザイン／統計解析以前のデータを見る目／平均値の比較／頻度の比較／イベント発生までの時間の比較

医学統計学研究センター 丹後俊郎著
医学統計学シリーズ4
新版 メタ・アナリシス入門
——エビデンスの統合をめざす統計手法——
12760-7 C3371　　A 5 判 280頁 本体4600円

好評の旧版に大幅加筆．[内容]歴史と関連分野／基礎／手法／Heterogeneity／Publication bias／診断検査とROC曲線／外国臨床データの外挿／多変量メタ・アナリシス／ネットワーク・メタ・アナリシス／統計理論

医学統計学研究センター 丹後俊郎著
医学統計学シリーズ5
新版 無作為化比較試験
——デザインと統計解析——
12881-9 C3341　　A 5 判 264頁 本体4500円

好評の旧版に加筆・改訂．[内容]原理／無作為割り付け／目標症例数／群内・群間変動に係わるデザイン／経時的繰り返し測定／臨床的同等性・非劣性／グループ逐次デザイン／複数のエンドポイント／ブリッジング試験／欠測データ

丹後俊郎・横山徹爾・高橋邦彦著
医学統計学シリーズ7
空間疫学への招待
——疾病地図と疾病集積性を中心として——
12757-7 C3341　　A 5 判 240頁 本体4500円

「場所」の分類変数によって疾病頻度を明らかにし，当該疾病の原因を追求する手法を詳細にまとめた書．[内容]疫学研究の基礎／代表的な保健指標／疾病地図／疾病集積性の検定／症候サーベイランス／統計ソフトウェア／付録

医学統計学研究センター 丹後俊郎・Taeko Becque著
医学統計学シリーズ8
統計解析の英語表現
——学会発表，論文作成へ向けて——
12758-4 C3341　　A 5 判 200頁 本体3400円

発表・投稿に必要な統計解析に関連した英語表現の事例を，専門学術雑誌に掲載された代表的な論文から選び，その表現を真似ることから説き起こす．適切な評価を得られるためには，の視点で簡潔に適宜引用しながら解説を施したものである．

医学統計学研究センター 丹後俊郎・Taeko Becque著
医学統計学シリーズ9
ベイジアン統計解析の実際
——WinBUGSを利用して——
12759-1 C3341　　A 5 判 276頁 本体4800円

生物統計学，医学統計学の領域を対象とし，多くの事例とともにベイジアンのアプローチの実際を紹介．豊富な応用例では，例→コード化→解説→結果という統一した構成．[内容]ベイジアン推測／マルコフ連鎖モンテカルロ法／WinBUGS／他

医学統計学研究センター 丹後俊郎著
医学統計学シリーズ10
経時的繰り返し測定デザイン
——治療効果を評価する混合効果モデルとその周辺——
12880-2 C3341　　A 5 判 260頁 本体4500円

治療への反応の個人差に関する統計モデルを習得すると共に，治療効果の評価にあたっての重要性を理解するための書．[内容]動物実験データの解析／分散分析モデル／混合効果モデルと臨床試験への混合効果モデル／潜在クラスモデル／他

丹後俊郎・山岡和枝・高木晴良著
統計ライブラリー
新版 ロジスティック回帰分析
——SASを利用した統計解析の実際——
12799-7 C3341　　A 5 判 296頁 本体4800円

SASのVer.9.3を用い新しい知見を加えた改訂版．マルチレベル分析に対応し，経時データ分析にも用いられている現状も盛り込み，よりモダンな話題を付加した構成．[内容]基礎理論／SASを利用した解析例／関連した方法／統計的推測

上記価格（税別）は2019年2月現在